음악,

그리고
음악치료

Music, and Music Therapy

김성기 지음

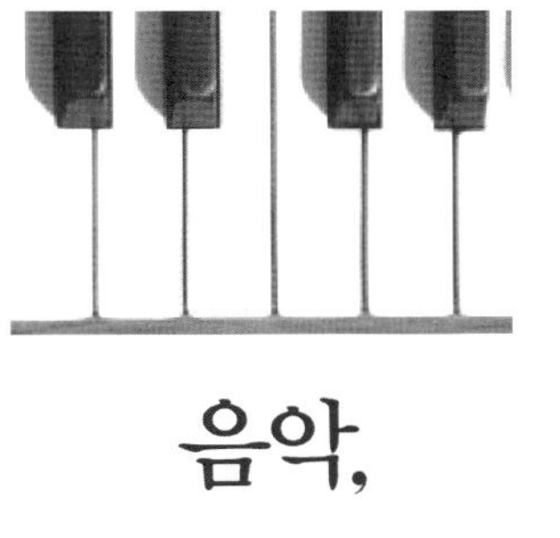

음악,

그리고

음악치료

Music, and Music Therapy

김성기 지음

지식공감

저자의 말

　음악치료라는 영역의 책을 접하다보면 음악치료가 가진 많은 가능성들이 제시되어지고 있다. 하지만 이는 음악이 가지는 막연한 그리고 상식적인 현상적 기능을 기준으로 음악치료가 가능함을 간혹 주장하는 경향이 있는데 필자는 좀 더 구체적으로 접근하고자 노력하였다. 이러한 노력으로는 먼저 우리의 뇌 안에서의 일어나는 조화와 균형을 향한 상보적이고 복합적인 특성들을 알아보고, 음악을 통해서 전달된 정보를 받아들여서 어떻게 이해되며 가공되어 의식적 또는 무의식적 행동으로 까지 나타나게 되는지, 음악이 가지고 있는 조화와 균형을 향한 상보적이고 복합적인 특성, 그리고 이들 뇌와 음악이 가지고 있는 조화와 균형을 향한 상보적이고 복합적인 특성들의 치료적 이용가능성과 타당성을 제시하고자 했다.

　이 책을 읽다보면 실험에 의한 검증된 사실들을 많이 접할 수 있을 것인데, 항상 조화와 균형이라는 말을 염두하고 이 책을 접하였으면 하는 바람이다. 그리고 이 조화와 균형을 바탕으로 자신만의 이해가 발생되기를 희망한다. 이 책의 감정과 기억에 관한 단원에서 보면 남성은 여성보다 한 옥타브 낮게 말하고 노래하기 때문에 남성들의 소리는 여성의 소리보다 자궁에 더 잘 들어간다는 내용이 있다. 이에 대한 실험 역시 당연히 기술되었다. 이러한 사실을 근거로 필자의 희망대로 자신만의 이해가 발생되었다면, 태교음악을 선정하는데 있어서 오류를 범하지 않게 될 것이다. 왜냐하면 우리가 지금까지 흔히 접한 태교음악은 일반적으로 밝고 높은음들로 구성된 음악을 선정하는데 이는 어른입장에서 어른의 기준으로 선정한 것이지 태아에게는 전혀 효과가 없기 때문이다.

음악치료에 있어서는 내담자들에게 열린 그리고 유연한 도움이 되는 것이 중요하기 때문에 기법마다가지고 있는 틀을 축소하려고 노력하였다. 이는 치료기법을 무시하는 것이 아니라 증상에 따라 얼마든지 필요한 방법들을 차용하여 사용할 수 있고 더 나아가 창의적인 치료 방법이 사용되어질 수 있다는 것으로 이해되어지기를 희망하기 때문이다.

미미하지만 이 책을 통해서 많은 독자들에게 부정적인 이해를 통한 긍정적 발전과 긍정적인 이해를 통한 폭넓은 발전이 이루어지기를 간절히 소망하는 바이다.

끝으로 무엇보다 지금까지 버둥거림 속에서 살아남을 수 있게 해주신 하나님께 무한 감사드리며, 김미경, 김도현, 안병헌, 오정률, 지식공감의 김재홍 대표님 이외 많은 배려를 해준 분들께 감사의 마음을 전하고 싶다.

차 례

일상생활에서 음악을 통한 다양한 느낌이 우리에게 어떤 작용을 하는지 알기 위해서는 청각기관과 뇌에 관한 기초이해가 필요하다. 그리고 이에 더 나아가 음악 활동과 관계하는 반응은 모든 능력의 종합된 결과물로 이해하기에 심리적 과정의 이해가 필요하다. 그러므로 이 책에서는 다소 생소하고 지루한 감이 있을 수 있음에도 불구하고 음악과 음악치료에 관하여 알아보기 전에 먼저 뇌의 성장 그리고 이 성장에 따른 뇌의 구조, 이 뇌 구조와 음악과의 생리적·심리적인 작용관계를 알아보도록 하겠다.

들어가기 전에 필자의 바람은 아래의 단순한 사실적인 나열 속에서, 예를 들어 뇌의 경우 각 부분들 간의 상호관계나 뇌척수액의 작용, 시냅스 작용 그리고 신경교세포의 작용 등을 통해서 독자들이 이 각각의 부분들 간의 조화와 균형 그리고 상보관계 사실들을 발견하는 것임을 밝혀 둔다.

01

뇌의 성장과 구조

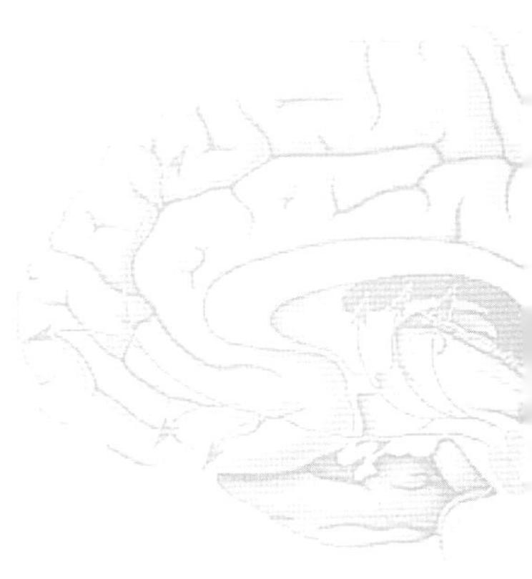

뇌의 성장과 구조

인간의 뇌는 보수(保守)와 진보(進步)를 동시에 어우르면서 존재하는 복합체이며, 동시에 뇌를 구성하는 각 부분들의 독립성이 인정되면서, 이들 각각의 부분들 간의 상호관계가 존중되는 통일체이다. 이러한 이해는 생리적인 관점에서 뿐만 아니라 Freud의 심리적인 관점, 형태심리학적인 관점에서도 중요하다.

먼저 일반적으로 뇌의 성장은 신경세포의 수초화(myelination)를 말한다. 즉 신경세포의 수초화가 계속적으로 진행되면서 신경관이 생성되는데, 이 신경세포들로 구성되어 있는 신경관의 분화를 통해서, 그리고 이들 신경관 벽의 두꺼워짐, 즉 협착과 확장을 통하여 위쪽으로는 대뇌피질로 발달하게 되는 종뇌(telencephalon)와 대표적으로 시상(thalamus)과 시상하부(hypothalamus)들이 있는 간뇌(diencephalon)를 포함하는 전뇌(prosencephalon)로, 또한 대표적으로 변연계(limbic system)를 포함하는 중뇌(mecencephalon)로 그리고 아래쪽으로 소뇌(cerebellum)와 뇌교(pons)를 포함하는 후뇌와 연수(medulla oblongata), 망상체(reticular formation)등을 포함하게 되는 수뇌(myelencephalon)로 각각 발달된다. 그리고 이 수뇌는

음악,
그리고 음악치료

척주(脊柱)와 바로 연결되는데 척주의 관속에 있는 신경중추로 뇌와 말초신경 사이의 자극 전달과 반사기능을 담당하는 척수(脊髓)가 있다.

뇌를 단면으로 볼 때 뇌와 두개골 사이의 세포외공간이 넓어져서 만들어진 뇌실, 사고나 판단 그리고 감정 등을 담당하는 피질로서 신경세포가 모여 있는 회백질, 신경섬유에 의한 흥분의 통로로서 정보를 전달하는 수질인 축삭돌기다발로 구성된 백질을 볼 수가 있다. 뇌실(Ventrikel)의 경우 뇌의 분화에 따라 대뇌반구중 우반구의 측뇌실을 제1뇌실, 좌반구의 측뇌실을 제2뇌실이라고 하고, 간뇌 중에 있는 것을 제3뇌실, 중뇌 중에 있는 뇌실을 제4뇌실이라고 한다. 이 뇌실은 신경세포와 신경교세포를 둘러싸 뇌가 충격을 받지 않도록 완충작용을 하며, 혈관과 뇌 조직 간의 물질교환 즉 이온 또는 분자교환을 중계하는 뇌척수액(cerebrospinal fluid)으로 채워지는데 이 뇌척수액의 양은 대략 123ml 정도이며, 뇌와 두개골 사이의 공간에 일정한 압력으로 유지되고 있다. 여기서 우리는 신경세포들 사이에는 직접적인 물질의 교환이 이루어지지 않음을 알 수 있다.

앞서 뇌가 복합체이자 통일체란 언급이 있었는데 이를 설명하면, 뇌는 초기 신경관에 기초를 두고 있는 전뇌, 분화가 거의 되지 않은 중뇌 그리고 후뇌로 구성된 무의식적이고 반사적인 반응에 관계하는 舊구조 또는 구피질, 이러한 구피질의 후기 구성인 종뇌의 분화에 따른 대뇌피질과 간뇌, 후뇌의 분화에 따른 소뇌, 뇌교 그리고 연수를 포함해 의식과 사고에 관계하는 新구조 또는 신피질로 구성되어 있다.[1]

이러한 사실은 의식 활동에 있어서 신피질의 독단적인 작용을 의미하는 것이 아니라 구피질과의 상호관계 속에서 우세하다는 말이지 구피질과 독립되어서 작용한다는 말은 아니다. 여기서 중요한 점은 전뇌의 종뇌와 간뇌의 분화 그리고 후뇌와 수뇌의 분화는 순차적으로 이루

---

1) Fühlen, Denken, Handeln, Gerhard Roth. p.444

어지는 것이 아니라 Freud가 말하는 Es, 자아, 초자아의 발달과 비슷하게 발달 시작은 같으나 이후 이들의 발달 속도에 차이가 있을 뿐이라는 주장과 일치한다.

구피질과 신피질에 대해서 좀 더 알아보면, 전뇌에 해당하는 포유류의 대뇌피질의 경우 구피질과 신피질로 구성되는데, 구피질을 변연피질이라고 한다. 이들은 기본적 생명현상의 중추로 정동(情動), 욕구, 본능, 자율신경계 기능을 조절 또는 통제한다. 또한 변연피질로 구성된 변연계는 모든 감각정보에 대한 영향을 받고, 시상하부, 뇌 줄기, 척수를 거쳐 자율신경계를 통과하는 경로 및 신경투사와 순환에 의해 뇌하수체에 작용하여 내분비계(호르몬)를 통해 전신(全身)에 작용한다.

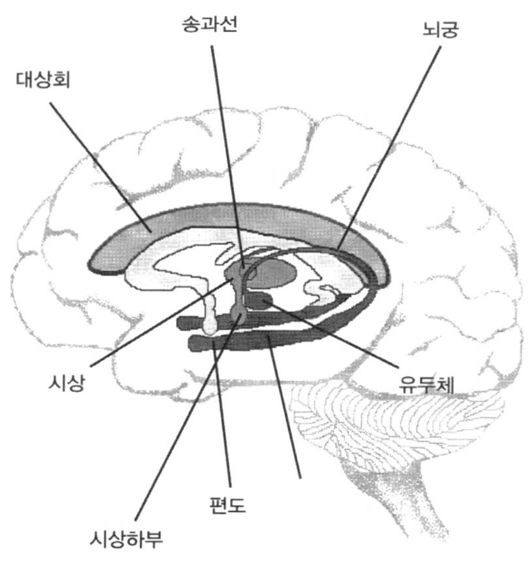

이러한 변연계는 해마, 편도핵, 뇌량, 기저핵, 대상회, 시상 그리고 시상하부를 포함한다. 신피질은 추가적으로 점점 더 커지고 이들은 사방으로 팽창한다. 이 결과 뇌의 모든 부분이 뇌피질로 덮이게 되는

음악,
그리고 음악치료

데 이러한 신피질을 대뇌피질이라고 한다. 따라서 뇌의 주름은 한정된 공간에서 신피질의 진화 때문에 생긴 것으로 이해할 수 있다. 그러나 단순히 뇌의 크기가 커지는 것만을 의미하는 것일 뿐 아니라 더 나아가 뇌의 기능이 발달함에 따라 새로운 구조가 나타남을 의미한다.

그리고 앞서 언급했듯이 새로운 구조의 획득은 기존구조를 없애는 것이 아니라 함께 공존한다. 신피질의 새로운 구조형성을 좀 더 살펴보면, 신피질이라고도 하는 대뇌피질은 표면상 위치에 따라서 자발적인 운동 및 사고와 관계하는 전두엽, 청각과 관계하는 측두엽, 시각과 관계하는 후두엽 그리고 신체 감각에 대한 정보처리와 관계하는 두정엽으로 나뉘는데, 이들 4가지 엽은 신생아 때는 미숙한 상태이지만, 전두엽의 뉴런이 수초화되고 첫 1년 동안 시냅스가 증가하면서 영아는 생리적 상태를 조절하는 능력이 발달하고 반사를 보다 잘 통제할 수 있게 된다.

또한 대뇌의 바깥층을 이루면서 지각, 언어, 학습, 사고와 같은 지적인 기능에 결정적인 역할을 담당하는 대뇌피질의 두정엽을 중심으로 1차 감각영역과 1차 운동영역 그리고 2차 감각영역과 운동영역, 이후 이성(理性)기능과 창조기능을 담당하는 연합영역으로 구성되면서 완성된다. 그런데 여기서 말하는 완성은 형태가 완성된다는 의미며 성장이 끝났다는 것을 의미하는 것은 아니다. 신피질의 성장은 느린 속도를 갖지만 계속된다.[2]

이러한 관점에서 후천적인 학습이란 시냅스 활성변화에 따른 신경망의 구성이라고 볼 수 있고, 더 나아가 학습할수록 시냅스의 변화가 온다. 즉 시냅스 형태의 변화는 기억, 감정, 생각의 변화에 따라 달라진다. 그리고 대뇌피질은 시냅스의 변화에 따라 좀 더 발전된 새로운 구조를 형성할 수 있게 된다.

---

2) Fühlen, Denken, Handeln, Gerhard Roth. p.86~87, 387, 389~390

뇌의 신경세포

불과 20~30년 전까지만 하더라도 뇌는 정지상태의 기관이었지만 오늘날 뇌에 대한 이해에 따르면 우리의 뇌는 정지상태의 기관이 아니라 끊임없이 환경의 조건들과 사건들에 적응, 순응 그리고 학습하는 매우 입체적이며 유연한 기관이다.[3] 그리고 뇌는 다른 기관들과 똑같이 계속적으로 주변 환경을 탐지하고, 이에 따라 세포의 활동과 필요에 따른 구성이 이루어지며, 다른 세포와 통용되는 화학, 기체, 단백질, 빛 등 생화학적, 물리적 그리고 역학적인 운동 신호를 교환함으로써 의사소통을 하는 핵막(membrane)을 가지고 있는 진핵세포(eukaryotic cell)들로 구성된다. 이 단세포인 진핵세포들이 모여 유전적으로 모두 동일한 다세포 동물이 되는데, 이 과정 중에서 진핵세포들이 모여 구성된 세포 덩어리들은 신체의 어떤 조직이나 기관들에 해당하게 된다. 이들 조직이나 기관들 상호간에는 소통을 통한 조화로운 운동을 위해서 자극이나 정보의 소통에 관계하는 특별한 세포인 신경세포가 나타난다.

여기에서 앞서 언급한 신경세포들의 수초화(髓鞘化)기능이 중요한 역할을 한다. 수초화란 신경섬유 주위를 단백질과 지방질로 둘러싸고 있는 피막인 수초(myelin)에 의해 막이 덮여가는 과정을 말하는데 이때 수초화는 연속적으로 뻗어가는 것이 아니라 작은 단위의 분절을 만들면서 뻗어가며 수초의 분절과 분절 사이는 Ranvier절이라고 한다. 여기

---

3) Musik im Kopf, Manfred Spitzer, p.174

서 수초의 유무에 따라 신경전달물질과 관계하는 유수신경세포와 흔히 호르몬의 전달에 관계하는 무수신경세포로 나누어지는데, 무수신경세포들은 정보전달과정에서 속도가 느리지만 유수신경세포들은 정보 집중도가 높고 빠르다. 이 수초가 파괴되면 신경세포의 정보가 빨리 전달되지 못하고 따라서 뇌기능의 장애가 발생한다. 반대의 경우 계속되는 수초화를 통해서 신피질의 발달로 뇌의 의식적인 사고나 종합적인 사고의 활성화가 이루어지게 된다. 이러한 신경세포들은 환경과의 필요에 따라서 변화한다.

다시 말해서 뇌의 적응, 순응 그리고 학습하는 유연함으로 활동과 필요에 따른 구성은 신경세포의 환경과 사건에 관계한 균형과 조화에 따르게 되는데, 보통 큰 신경 집단들의 세포분열은 임신 20주에 끝나지만, 세포이동은 출생 이후까지 계속된다. 초기 동물들의 신경계는 하나의 세포가 감각자극을 받아들이고, 곧바로 반응한다. 하지만 좀 더 진화된 동물들에서 감각만을 전담하는 감각세포와 받아들인 감각을 운동으로 표현하는 운동세포로 분화되고, 좀 더 진화되면 감각세포와 운동세포 사이를 연결해주는 신경세포가 나타나게 된다.

결과적으로 우리의 행동은 뇌 안의 여러 가지 감각세포와 운동세포 사이를 연결해주는 신경세포의 연결망과 연계된 결과로 일어난 것이다. 세포분열과 세포이동을 포함하는 신경세포들의 변화에 대해서 이미 100년 전에 미국의 심리학자 William James가 신경생물학적으로 학습이란 신경세포들 간의 연결강도의 변화를 의미한다고 가정하였다. 고전적 조건형성을 예로 들면, 개는 먹이를 얻으면 동시에 침을 흘린다. 이것은 일반적인 반응과정이다(무의식적 반응이다). 이는 다시 학습을 통해서 변화를 준다. 즉 개가 먹이를 볼 때 종을 울리는 것이다. 나중에 먹이를 제거하고 종을 울리면 개는 침을 흘리게 된다. 종소리를 듣고 침을 흘리는 것은 학습된 것으로 이해하고, 이러한 학습은 세포들 간의 시냅스(Synaps)적인 연결에서 전달강도의 변화에 대한 반응으로 본다.

신경세포들 간의 연결들만이 변하는 것이 아니다.

Kemperman(1997)에 의해서 증명되었는데, 만약 해당되는 기관이 어떤 관심 있는 환경에 있다면, 학습으로 뇌구조에 새로운 내용적 삽입 기관 중의 하나인 해마(Hippocampus)에서 새로운 신경세포가 성장한다고 한다. 역시 Erikson(1998)도 인간의 뇌에서 신경세포의 새로운 형성을 증명하였다. 또한 Gold(1999)그리고 Unger와 Spitzer(2000) 역시 학습과정에서 이러한 신경세포의 새로운 형성과정에 동조하였다. 또한 Scharff(2000)에 의해 한 지저귀는 새에 관한 실험에서도 증명되었는데, 새가 노래하는 데 관여하는 영역의 세포들이 파괴된 후에도 일정한 지저귐 기능이 실행될 수 있었다. 이러한 세포의 이동 또는 발달에 근거한 사실은 Shors(2001)에 의해서도 증명되었다.

특히 중추신경에서 신경세포들이 환경과의 필요에 따라 적응하는 복합적인 과정을 신경의 입체성이라고 표현한다. 외부의 자극은 외피부의 수용기들로부터 입력을 통해서 그리고 척추를 통해서 신피질로 전달된다. 이때 신경들 사이 연결들의 변화 그리고 신경들의 변화에 관한 증명들과 병행해서 신경입체성은 대뇌의 모든 영역에서 나타난다. 이러한 과정적 변화를 살펴보면, 신피질은 이전에 받아들인 입력 정보에 근거한 아주 분명한 내적 구조 그리고 기능방식을 소유한다. 그 때문에 그들에게 들어오는 새로운 입력 정보들은 그대로 받아들여지지 않고 기존의 정보들과 소통을 통한 재표현들을 형성한다.

더욱이 Spitzer(1996, 2002)에 따르면 신피질은 신피질의 구조나 기능방식에 근거해서 신피질에 들어온 자극의 지도를 형성할 수 있다고 한다. 그러나 이 지도들은 미리 설정되어 있는 것이 아니라 단지 그들에게 무엇이 저장되어 있는가에 따라서 구분된다. 이는 앞서 말한 대로 이전에 받아들인 입력정보에 근거한 신피질의 내적구조와 기능방식의 존재를 증명하는 것이다. 따라서 자극의 지도들은 음악의 영역을 위해서도 존재할 수 있음을 말해준다.

우리 인간의 뇌는 가공된 정보에 적응, 순응 더 나아가 학습 하고 이에 따른 새로운 신경세포의 성장까지 이루어진다, 음악에 관계해서는 들었던 그리고 음악 활동에 관계했던 이미 입력된 정보들에 기초한 기존의 그리고 이 기존의 입력정보들을 통해서 형성된 내적구조와 기능 방식이 고착된 결과로 인해 측정가능해진 중추신경으로 새로운 입력정보인 음악의 각 형태(Gestalt)들이 인도된다. 그리고 더 나아가 점진적인 변화까지 기대할 수 있다. 따라서 음악은 음악의 행위나 듣기를 통해서 인간의 육체 속에서 작용할 수 있다.[4]

사실상 인간은 근육이 바깥으로 나오고 뼈가 안으로 들어가 있다. 근육의 움직임을 외부에서 볼 수 있어, 얼굴 근육을 통해 미묘한 표현들의 상호교환이 가능함을 의미한다. 이러한 표현들은 신경세포들과 신경세포들 사이의 상호관계에 기초하여 사고 즉 생각을 대변할 수 있다는 말이기도 하다.[5] 그렇다면 신경세포들 간의 상호관계는 어떻게 일어나게 되는가? 생물들은 발달 초기에서부터 지속적으로 신경세포가 하나로 모이는 과정에서 척추동물이 출현하게 되고, 물론 이때 내장기관이나 그 밖의 기관들도 생긴다.

척추동물의 등뼈이자 척주(脊柱)를 형성하는 뼈 구조인 척추(脊椎, spine) 안에는 신경세포의 집단인 척수(脊髓, nerve cord)가 생겨난다. 신경세포의 자극을 받아들여, 처리하고 방출하는 기본적인 기능은 뇌 속에서도 똑같이 기능을 한다. 신경세포들이 모여 통합되고 집단을 형성하여 척수신경이 발달하게 되고, 우리 신체의 내부와 외부에서 일어나는 여러 정보들을 받아들이고 집중화하여 대뇌로 전달한다. 이때

---

4) Musik im Kopf, Manfred Spitzer, p.179

5) Aus Sicht des Gehirns, Gerhard Roth, p.16

지각, 감각, 운동, 정신작용을 통하여 받아들인 정보를 통합·분석하여 적절하게 신체반응을 하도록 하는 뇌와 척수로 구성된 중추신경계(CNS: cetral nervous system), 말초에서 수용된 자극을 뇌와 척수인 중추신경계로 전달하거나, 여기서 통합·조정된 중추신경계의 반응을 말초인 골격근, 내장근 그리고 각종 분비선으로 전달하는 말초신경계(PNS: peripherial nervous system)가 작용을 한다. 말초신경계는 다시 뇌신경과 척수신경으로 구성된 체신경계(SNS: somatic nervous system)와 교감신경과 부교감신경으로 구성된 자율신경계(ANS: autonomic nervous system)로 구성되어 작용한다. 특히 뇌간의 망상체, 척수, 시상하부, 대뇌피질, 변연계 등과 관계하는 중추신경계는 자율신경계의 조절기능에 관계하며 또한 교감신경은 신체적인 흥분에 관계하여 대사를 촉진시키는데, 부교감신경은 안정 상태를 유지하여 신체의 항상성(homeostasis)을 유지하려고 하는 성질을 갖는다.

이들 모든 신경들은 신경세포들 간의 시냅스(Synaps)적 연결에 의해서 정보교류 또는 작용교류가 이루어진다. 즉 하나의 자극이 어떤 신경세포에서부터 시냅스를 거쳐서 어떤 다른 신경세포에 도달한다. 이때 신경세포들 간의 상호관계를 기초로 얼굴 근육의 움직임을 통한 표현을 체신경계와 관련해서 살펴보면, 체신경계를 구성하는 뇌신경(cranial nerve)이란 뇌에 직접 관여하는 12쌍의 신경들을 말하는데, 1(후각신경), 2(시각신경), 8(内耳신경)뇌신경은 감각 혹은 지각신경이라고 한다. 또한 3, 4, 6, 11, 12 뇌신경은 운동신경 그리고 나머지 5, 7, 9, 10 뇌신경은 혼합신경이라고 한다. 체신경계를 구성하는 또 하나의 신경인 척수신경(spinal)은 척수의 좌우에서 유입되고 방출되는 31쌍의 말초신경이다. 이러한 체신경계는 골격근의 운동과 피부나 피부 감각과 관계하는 반면, 하나의 기관에 대하여 교감신경과 부교감신경을 작용시키는 자율신경계는 내장, 혈관 그리고 분비기관(예를 들어 갑상선)에 관계하면서 각 기관의 기능을 무의식 또는 반사적으로 조절한다. 이러한 과정과 활동을 토대로 안면근육을 통한 표현뿐만 아니라 모든 운동기능 심지어 모든 우리의 행동이 가능하게 된다.

다른 세포들과의 접촉점인 시냅스의 작용[6]과 관계하는 세포체의 세포질로부터 확장되어 특수한 전기화학자극에 반응하며 자극을 세포체에 전도하는 수지상돌기(dendritie) 그리고 정보를 다른 신경세포나 세포로, 특히 근육세포나 분비세포로 전달하는 축삭(axon)으로 구성된 신경세포 외에도 신경세포를 보호하고 영양분을 공급하고, 세포의 노폐물을 제거해 신경세포의 활동에 적합한 화학적 환경을 조성하는 기능을 하는 신경교세포(gliacell)들도 있다.[7] 이 신경교세포의 기능은 신경전달에 관여한다는 것을 의미하는 것이 아니라 단지 신경원(neuron)의 기능을 보조해준다는 것이다.[8] 그리고 또 다른 기능으로 신경교세포는 모세혈관을 에워싸면서 혈뇌장벽(blood-brain barrier)을 형성하는 별모양의 세포인 성상세포(astrocyte)를 만들기도 하는데[9], 이 혈뇌장벽은 혈관으로 들어간 해로운 물질이 신경계로 유입되는 것을 막는 일을 한다.

신경세포들의 정보전달방식에 중요한 역할을 하는 시냅스의 형성은 약 임신 5주 정도에 시작한다. 그리고 수지상 돌기의 형성과 함께 출생 후에 거대하게 증가하여 여러 가지 뇌의 다양한 부분들이 진행된다. 출생 후 2~4달 사이에 시각적 대뇌피질에서 시냅스 밀도의 강화가 시작되며 출생 후 1년이 되면 최대의 수가 된다. 성숙한 수준은 11세 정도에 도달되고 이후 15~16세에는 일정한 휴지 기간이 온다.[10] 이러한

---

6) 세포체로부터 길게 확장된 하나의 돌기로서 축삭들은 흔히 신경섬유라고도 하는데, 축삭은 다른 뇌 부위나 중추신경계와 연결된다. 이때 축삭과 다른 세포간의 연결은 직접적이지 않고 시냅스라고 하는 약간의 간격을 두고 떨어져 있다. 이를 시냅스 틈이라고 한다.

7) 뇌생각의 출현. 박문호. p.137

8) Aus Sicht des Gehirns. Gerhard Roth. p.12

9) 뇌생각의 출현. 박문호. p.137~138

10) Fühlen, Denken, Handeln, Gerhard Roth. p.387

시냅스는 신경세포핵에서 화학반응이 일어나 흥분되고, 이 화학물질들이 어느 수준에 도달하면 막의 정지전위(靜止電位)를 감소시켜, 신경세포의 시냅스부와 이것에 인접하는 다른 부위 사이에 국소전류가 생겨 시냅스 부근의 세포막에 활동전위를 발생시킨다. 즉 신경전달물질이라고 하는 화학물질들이 어느 수준에 도달하면 전기신호가 방출되어 다른 신경세포의 축삭으로 전달된다. 그리고 자극받은 흥분전달 물질인 신경전달물질은 축삭종말의 막을 통과해서 다른 신경원의 수상돌기에 도착한다. 그런데 어떤 신경섬유를 따라 전달되어 온 흥분이 억제성 시냅스에 도달하면 거기에서 억제성 전달물질이 분비되고 이 물질은 시냅스에 접하는 신경세포의 세포막에 작용하여 그 세포의 흥분(활동전위의 발생)을 억제하는 작용이 있기 때문에 억제성 전달물질이 작용하고 있는 동안, 다른 시냅스에 도달한 흥분은 전달되지 않게 된다. 만약 양이온 채널이 열려서 양이온이 신경세포 안으로 들어가면 신경세포가 탈분극되어 흥분성 신경을 전달하고 음이온 통로가 열리면 신경세포가 과분극되어 신경전달이 억제된다.

여기서 결합되는 수용체가 적절한 기능을 하지 못하면 신경정보는 효율적으로 전달되지 못한다. 이처럼 흥분과 억제 사이의 조화를 통한 항상성이 깨질 때 여러 가지 신경정신 질환이 발생한다. 따라서 신경전달물질이 정상적으로 작용할 때 우리의 내장기관이 적절하게 기능을 하고, 더 나아가 우리의 생각이나 행동이 정상적으로 이루어지게 된다. 세포 간의 정보전달은 전달 매개체인 시냅스 틈으로 방출되는 신경전달물질과 혈액, 체액을 따라 이동하는 호르몬으로 이루어진다. 신경입체성의 과정에 따라 신경 또는 세포 간의 상호 연결을 기초로 모든 활동이 이루어지고 신경세포들은 새로이 생성될 수 있다. 또한 대뇌피질의 신경세포들은 끊임없이 가공된 경험들의 도움으로 재편성될 수 있다.

뇌의 구조

뇌와 척수는 신경입체성을 갖는 중추신경계를 구성하는데, 뇌는 연수(medulla oblongata), 소뇌(cerebellum), 뇌교(pons), 중뇌(mesencephalon), 변연계(limbic system), 간뇌(diencephalon), 대뇌(cerebrum)를 포함하고, 중추신경의 또 다른 부분인 신경다발 척수(spinal cord)는 뇌간을 통해서 뇌와 연결되며, 뇌 전체와 우리 몸을 연결한다. 또한 뇌간의 일부와 긴밀하게 협력하여 자율신경계에 관계한다.

이러한 신경계를 구성하는 뇌는 중뇌를 중심으로 상하로 발달을 하는데, 위로는 간뇌, 대뇌 그리고 아래로는 뇌교, 그물망상체(formatio reticularis), 연수, 척수로 발달한다. 보통 간뇌, 중뇌, 뇌교, 그물망상체, 연수를 합해서 뇌간(brain stem)이라고 부르는데 이 뇌간의 뒤쪽으로 소뇌가 자리한다. 그리고 대뇌의 안쪽 아래에 회백질의 대뇌기저핵(basal ganglia)이 있는데 미상핵(caudate nucleus), 회백질 덩어리인 렌즈핵(lenti-form nucleus)[11], 전장(前障, claustrum), 편도핵(amygadal)으로 구성되어 있다.

1) 소뇌(cerebellum)의 경우 뇌 발생학적으로 척수 바로 위에 있는 능뇌에서 분화하여 후뇌의 뒤쪽은(얼굴을 정면으로 보고) 소뇌, 앞쪽은 뇌교

---

11) 안쪽을 담창구(淡蒼球), 바깥쪽을 피각(被殼)이라고 한다. 섬유결합도 이 두 부분이 서로 크게 다르다. 그러나 작용에 있어서는 피각과 담창구는 추체외로계(錐體外路系)에서 중요한 위치를 차지하고 있어서 렌즈핵은 우리가 의식하지 않고 행하는 여러 가지 운동에 큰 역할을 한다.

(pons)로 발달한 것이다. 이렇게 발달한 소뇌는 신피질과 비슷하게 세포적인 구조에서 높은 동일형태성을 나타내고, 대뇌처럼 좌우로 나누어져 있으며 다양한 정보들이 한곳에 모이는 장소이다.

뇌에 가장 많은 신경세포들이 있어 시냅스적인 입체성을 나타내며 모든 근육과 신경의 조화를 유지하면서 무의식적으로 미세한 조절을 한다. 또한 대뇌피질의 영향으로 근육의 정교한 조절에 관계하고, 운동적인 학습의 중추역할을 하며, 전반적으로는 무의식적으로 활동한다.[12] 그리고 언어, 주의집중과 같은 인지적인 실행에도 어느 정도 관계한다.[13] 예를 들어 뇌가 말을 하려고 생각하면, 소뇌는 입술과 혀를 어떻게 움직일지 눈에 띄지 않는 근육의 움직임을 조절한다. 소뇌에는 뇌의 중앙에 가까이 대뇌기저핵이 있는데, 이는 소뇌 활동의 조절기능을 한다.

2) 뇌간(brain stem)은 발생 초기에 형성되는 척수와 대뇌를 연결하는 줄기 모양으로 수많은 회백질이나 백질이 뒤섞인 복잡한 구조물이다. 이는 척추동물들이 갖는 뇌의 기본구조로 동물의 생명유지에 중요한 기능을 하는 중추가 있고, 어류에서 포유동물까지를 포함해서 그 구조에는 거의 차이가 없다. 간뇌, 중뇌, 뇌교, 그물망상체, 연수 등을 포함하는데, 뇌 전체에서 좌우의 대뇌반구 및 소뇌를 제외한 나머지 부분을 말한다. 일부 학자들은 아래쪽은 연수가 척수로 이어지고 대뇌반구의 중심부에 있는 대뇌기저핵은 간뇌 바로 옆에 접해 있으므로 흔히 이것도 간뇌의 일부로 간주한다.

뇌간 중에서 먼저 간뇌(Diencephalon)는 대뇌와 중뇌 사이에 있는 여러 신경 구조들의 복합체로서 뇌간 중에서도 가장 중요한 부분이다. 대뇌

---

12) Fühlen, Denken, Handeln, Gerhard Roth. p.223~224

13) Aus Sicht des Gehirns, Gerhard Roth. p.18

음악,
그리고 음악치료

피질에 근접해 있으며 외형적으로 볼 때 대뇌피질로 싸여 있어 잘 보이지 않는다. 매우 다양한 핵들로 구성된 핵(群)으로 시상(thalamus), 시상상부(epithalamus), 시상하부(hypothalamus), 시상밑부(subthalamus) 이렇게 4부분으로 구분된다. 그리고 이들 대부분의 구심(afferent)섬유들과 원심(efferent)섬유들은 대뇌피질로 이어진다.[14] 그런데 간과하지 말아야 하는 것은 이들의 기능들은 부위별로 독립되어 일대일 대응하는 것이 아니라 복합적으로 그리고 유기적으로 활동하는 가운데 각기 주요 기능을 갖는다는 것이다.

이들 각각의 기능들을 보면, 시상은 각성상태 유지와 주의 집중력, 체온조절, 대뇌피질과 생존을 위한 호흡, 신진대사, 음식섭취, 온도조절, 생체리듬, 면역반응과 같은 자율신경적인 기능들을 위한 하위 중추신경계와 중계역할을 하고, 시상내의 다른 핵들은 특정한 감각 형태와 관련성이 적고 여러 가지 지각 입력을 통합하는 데 많은 관련된 기능을 지니고 있으며, 정서와 관련된 기능을 가지고 있는 것으로 추측된다. 즉 모든 감각계의 중추인 시상은 시냅스작용을 통해 감각기관에서 정보를 받아들이고, 피질과 변연계를 연결하며 여러 가지 신경정보를 통합중계 처리하여 뇌의 다른 영역으로 정보를 중계하고, 대뇌피질의 활동수준을 통제하고 있는 조절신경회로의 중계 장소이기도 하다. 신피질이 발달한 동물의 경우 시상부분은 시각, 청각 및 체감각 정보를 운반하는 감각경로를 신피질 내의 각 목적지까지 도중에서 연결시켜주는 중계자로 작용한다. 특히 청각자극 중에서 음악자극은 다른 두 뇌조직에 도달하기 이전에 간뇌의 시상하부에서 지각되고 수용된다.

이러한 연결로 인해 시상의 중심부들은 부분적으로 감각적 기능들과 운동적 기능들을 갖는다. 이들은 인식적, 대뇌변연계적 기능들에 관계하며 또한 활성화 상태, 의식상태, 집중상태들의 조절에서 중요한

---

14) Aus Sicht des Gehirns, Gerhard Roth. p.19

역할을 한다.[15] 따라서 간뇌의 시상을 자극하는 것은 자동으로 두뇌피질을 자극하는 것으로서 사고나 이해를 포함하는 의식적인 요소들을 처리한다.

영역별로 시각정보를 운반하는 신경섬유는 시상의 외측슬상핵(lateral geniculate nucleus)에 연접되고, 청각정보를 운반하는 신경섬유는 시상의 내측슬상핵(medila geniclate nucleus)에 연접되며, 체감각정보를 운반하는 섬유는 후핵(posterior nucleus)과 복측후핵(ventral posterior nucleus)에 연접한다.

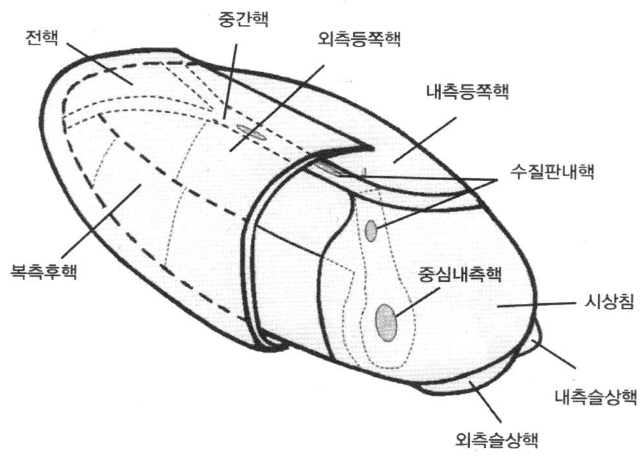

시상상부는 시상하부와 같이 변연계와 연결되어 있으며 시상상부를 구성하고 있는 송과선(pineal gland)에서 내분비 기능을 하고 감정 조절에 관여한다. 시상하부는 내장, 혈관 등의 작용에 최고 중추로, 자율신경계 및 대사성 내분비 기능을 직접 지배 또는 조절한다. 즉 내분비계를 조절하는 뇌하수체를 관리하여 호르몬 생산을 촉진하는 호르몬방출을 조절하여 호르몬을 조절·생산한다.

---

15) Aus Sicht des Gehirns, Gerhard Roth. p.21

예를 들어 교감신경계 활성화를 통해 뇌하수체 전엽을 자극시켜 호르몬을 분비시킨다. 또한 호르몬은 부신선(adrenal glands)일부를 자극하여 아드레날린(adrenalin) 분비를 유발한다. 이는 시상하부가 우리 몸의 항상성을 유지하는 데 깊은 관여를 한다는 것을 말한다. 시상하부는 또한 그물망상체와 함께 우리 뇌의 생존을 위해서 관계한다. 그리고 시상하부는 뇌궁(fornix)을 통해 해마체계, 유두체와 연결되며, 편도와도 연결되고, 중뇌변연적인 도파민통로(mesolibic dopamine pathway)로서 뇌간과도 연결된다. 게다가 신경내분비 물질을 생성하여 뇌하수체로 보낸다. 따라서 우리의 일상생활에서 시상하부는 교감신경계와 부교감신경계에도 관여하여 이들의 흥분을 촉진하거나 억제한다.

대표적으로 맥박, 혈압, 호흡에 관계한다. 또한 허기, 갈증, 통증반응, 즐거움, 성적만족, 분노, 도발적 행동 등 감정적인 상황에서 흥분을 유도한다. 즉 먹고 마시는 행동, 체온조절, 성행동 등 생물학적인 욕구와 동기를 조절한다. 구체적으로 음식, 물, 산소에 대한 욕구를 그물망상체를 통해 각성을 야기하고, 호흡중추, 시상, 변연계 등을 활성화 시킨다. 따라서 이들 기관에 병변이 생기면 먹지 않거나, 너무 많이 먹거나 마시는 행동이 일어난다. 그리고 미주신경(vagus nerve)을 통해서 혈압과 위의 포만감, 뇌간을 통해서 피부의 체온 감지, 시신경을 통해서 어두움과 밝음 감지, 후각신경을 통해서 식욕과 성욕에 관여한다. 음악은 시상하부를 자극하게 되어 자율신경에 영향을 미친다. 이는 변연계가 기저신경절과 연결되어있고, 이는 감정변화에 따른 운동기능 변화가 나타나는 근거가 된다. 시상밑부는 임의행동상태들을 위한 대뇌기저핵에 관계한다.[16]

뇌간의 또 다른 구성 요소인 중뇌(Mesencephalon)는 간뇌와 능뇌 사이에 있는데, 종뇌 속 깊이 파묻혀 있으며, 윗부분은 구심성과 원심성 신

---

16) Fühlen, Denken, Handeln, Gerhard Roth. p.98

경의 경로인 중뇌개(tectum)로 아랫부분은 피개(tegmentum)로 나누어진다. 여기에는 많은 신경 핵이 존재하며, 주로 반사성 연락에 관계한다. 또한 중뇌 속에는 중간뇌수도관이라 불리는 조그만 통로가 있어 이 통로를 통해 제3뇌실에서 제4뇌실로 뇌척수액이 흐르게 된다. 중뇌개에는 시각적·청각적으로 작동되는 순간행동, 머리를 돌리는 행동 등 손과 팔의 움직임에 중요한 역할을 하는 두 개의 상구(colliculi superiores)와 청각체계의 중심부인 두개의 하구(colliculi inferiores)가 있는데, 이곳에서 반사성 연락에 해당하는 신경이 나온다.

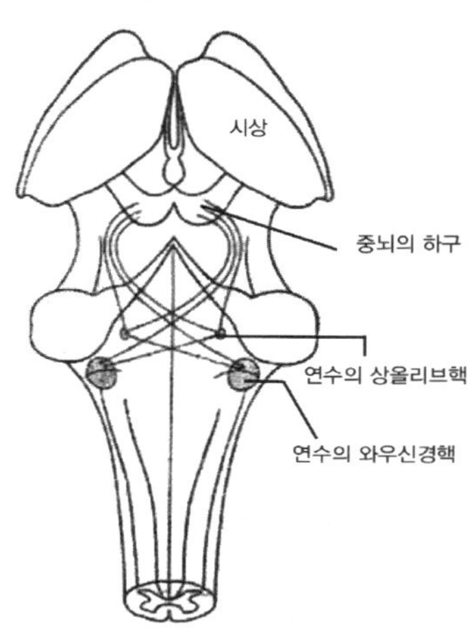

피개는 망상체(fermatio reticularis) 그리고 행동, 행동조절 그리고 행동평가를 위해 중요한 중심인 적핵(nucleus ruber), 흑질(substanitia nigra) 그리고 복측피개영역(Ventrale Tegmental Areal)을 포함하는데, 망상체와 행동, 행위조절 그리고 자율신경적인 기능들에 관계하는 중심부를 포함한다.[17] 대뇌에서 전달되는 운동 신경 섬유를 일부 소뇌와 공유하여 사

---

17) Fühlen, Denken, Handeln, Gerhard Roth. p.96

음악,
그리고 음악치료

람의 팔, 다리를 움직이고 조절하는 기능을 담당한다. 따라서 이 작은 부위의 조그만 손상이라도 팔, 다리의 마비와 운동 장애 등 심각한 신경학적 장애를 유발할 수 있다. 운동의 균형과 조절을 담당하는 소뇌와의 연결이 손상되면, 힘은 있으나 조절과 균형이 떨어져 운동 장애가 발생할 수 있다. 뇌교(pons)는 연수 위쪽과 소뇌의 앞쪽에 위치하고, 뇌의 다른 영역에서 들어오는 정보를 소뇌로 연결해주는 다리 기능을 하며 대뇌와 소뇌 사이를 연결한다. 그리고 망상체의 핵을 포함한다.[18] 또한 뇌교에는 양쪽 귀에서 들어오는 정보가 모이고 비교할 수 있는 상올리브(superior olive)가 있어 귀에서 들어온 청각정보를 뇌로 전달한다.

　망상체는 중뇌에서 시작되어 뇌교와 연수를 관통하여 척수까지 대부분 다극신경원(multipolar neuron)즉 신경섬유 다발로 세포체에서 여러 방향으로 방사되어나가는 신경원으로 구성되어 있으며 이 그물망상체는 계통발생학적으로 뇌에서 가장 오래된 부분이라고 할 수 있다. 이 신경원들은 거의 모든 감각계에서 곁가지를 통해 직접 또는 간접적으로 정보를 받기 때문에 중추신경계 대부분에 있다고 할 수 있다. 대체적으로 뇌간의 피개 중앙부에 위치해 있다. 운동 피질로부터 대뇌기저핵 그리고 변연계, 시상하부, 척수들과 상호관계하고, 또한 감각피질에서 정보를 일방적으로 받아 시상을 통해서 다시 감각피질로 반응한다. 수면과 각성, 의식 등 대뇌피질 기능의 조절이나, 호흡 및 심장혈관기능과 관계된 내장기능의 조절, 감각전달의 조절, 골격근 운동기능의 조절 등 생명의 유지에 직접적으로 관계되는 원시적인 기능을 담당한다고 알려졌다. 또 자극상황, 주의상황 그리고 의식상황에서 중요한 역할을 한다고 알려졌다.[19]

---

18) Ibid. p.97~98

19) Aus Sicht des Gehirns, Gerhard Roth. p.18

감각피질
↑
시상
↑
운동피질 → 대뇌기저핵 ⇄ 뇌간 그물망상체 ← 감각피질
↕
변연계, 시상하부, 척수

도파민, 세로토닌, 노르아드레날린, 아세틸콜린 등 신경조절물질을 분비하는 핵들이 모여 있다. 특히 낮 동안에는 주로 도파민이나 노르아드레날린이 분비되어 의식이 각성되고, 수면상태로 가면서 세르토닌의 분비가 활성화된다. 이러한 신경조절물질의 상호조절 결과로 정신이 집중된 상태냐, 혼미한 상태냐, 수면에 빠진 상태냐, 각성상태냐를 결정해 준다. 더구나 뇌에 들어가는 정보들을 제한하는 필터 역할을 하기 때문에 많은 사람들이 떠들어도 망상체 덕분에 의식하는 사람의 말을 들을 수 있다. 의식할 필요가 없는 부분도 망상체의 정보 차단기능 때문에 우리 뇌가 인식하지 못한다.

연수(medulla obongata) 앞쪽 중앙에 피라미드라는 융기부가 있고 대부분의 신경다발이 이곳을 경유한다. 5번에서 12번까지의 뇌신경쌍이 들어가고 나가는 곳이다. 이 신경들은 주로 목 주위에서 일어나는 여러 가지 일들을 하는데, 음식을 먹을 때 잘 삼키게 해주는 기능, 목소리를 내게 해주는 기능, 혀를 잘 움직여 발음을 내게 해주는 기능, 혀의 맛을 느끼게 해주는 기능, 목 주위 근육을 움직이게 해주는 기능 등을 담당한다. 경미한 뇌신경 손상으로도 평생 코나 입에 관을 꽂아 밥을 먹어야 한다거나 목에 구멍을 뚫어서 숨을 쉬게 하는 등의 영구적인 후유증을 남길 수 있다. 피라미드 뒤쪽에 생명을 유지하고 운동적 그리고 감각적인 핵심영역의 신경들을 포함하는 통로이며 하부 뇌신경

음악,
그리고 음악치료

과 관련된 기능을 하는 타원형 융기부인 올리브(olive)가 있다. 이들은 다시 그물망상체의 핵에 의해서 둘러싸여 있고 여기부터 시작해서 뇌교를 경유해서 앞쪽의 중뇌까지를 연결망 구조라고 한다. 이들은 수면, 각성, 혈액순환, 호흡, 주의집중상태 그리고 의식 상태에 관계한다.[20]

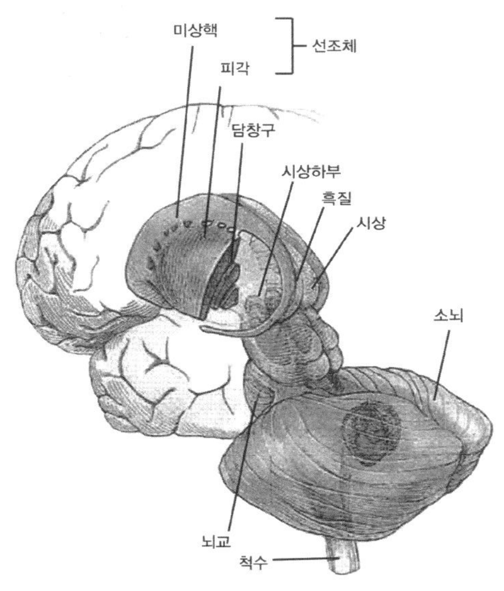

대뇌기저핵(basal ganglia)은 대뇌반구의 시상 바깥쪽에 있는 회백질 핵 덩어리인데, 주요 구성요소로는 미상핵(caudate nucleus, 尾狀核), 대뇌 렌즈 핵(lentiform nucleus)의 대부분을 차지하는 피각(putamen, 被殼), 렌즈 핵의 작은 내측 부분인 외측 그리고 내측 담창구(globus pallidus, 淡蒼球)를 포함하는 선조체(striatum, 線條體), 흑질(substantia nigra, 黑質), 전장(前障, claustrum), 편도핵(amygadal)등으로 구성된다. 이 기저핵은 소뇌, 피질척수로계(corticospinal system) 그리고 뇌간내의 운동 핵들과 함께 운동을 조절하는 데 관계한다. 즉 대뇌기저핵은 말초신경에서 중추신경

20) Fühlen, Denken, Handeln, Gerhard Roth. p.94~95

으로 가는 구심성(afferent)신호를 선조체에서 받아들이는데, 이 선조체는 신호를 대뇌피질, 시상, 흑색질(substantia nigra), 편도체, 배측솔기핵(dorsal raphe nucleus)에서 받는다. 그리고 다시 말초신경 방향으로의 원심성(efferent)신호를 내보낸다. 이러한 대뇌기저핵의 입력과 출력은 관련 대뇌피질과 상호 연계되어 학습된 습관적 반응을 무의식적으로 작동시킨다. 그리고 반복행동, 강박행동 등과 관련된다. 게다가 대뇌기저핵의 선조체는 등(뒤)쪽 선조와 배(앞)쪽 선조로 이루어져 있는데 이 배쪽선조는 감정과 기억에 직접 연계되어 있기 때문에 운동출력은 감정과 기억을 벗어날 수가 없다. 대뇌기저핵의 손상으로 나타나는 문제로는 말이나, 동작, 자세에 어려움을 보이며 어떤 동작을 시작하거나 멈추거나 지속적으로 유지하는 것이 힘들다.

여기서 선조체는 추체로외계(extrapyramidal tract)의 중요한 중추이다. 이는 의식적인 운동보다는 무의식적인 운동이나 근육의 긴장 등을 조절하게 된다. 선조체에 변성이 오게 되면, 근육의 긴장도 및 신체운동에 이상을 가져온다. 선조(striatum)와 담창구(globus pallidus)의 위쪽 부분은 행동계획과 행동조절에 관여하고, 아래쪽 부분은 감정들과 행동 판단에 관계한다. 그리고 운동영역의 출력신호는 척수와 중뇌, 뇌교, 연수로 이루어진 뇌간으로 가며, 편도는 해부적으로 그리고 기능적으로 아주 다양한 부분들로 구성되어 있다, 즉 냄새자극의 처리, 타고난 공포행동 그리고 타고난 방어행동의 조절, 긴장반응들 그리고 감정적인 학습과 감정의 생성들을 담당하는 부분들과 관계를 갖는다.[21] 특히 음악에서 리듬적 진행들은 이 대뇌기저핵과 소뇌에 의해서 조절된다.

3) 대뇌(cerebrum)는 계통발생적으로 종뇌(Telencephalon)에서 유래하며 전뇌라고 한다. 그러나 중추신경계관점으로는 소뇌와 간뇌를 제외한

---

21) Aus Sicht des Gehirns, Gerhard Roth. p.21

영역으로써, 대뇌는 대뇌피질, 대뇌수질, 대뇌핵 그리고 변연계로 구성
된다. 대뇌 중 대뇌피질과 대뇌수질을 합해서 신피질이라고 한다.

해부학적으로 좌우반구로 나뉘어져 있으며 뇌량(corpus callosum)으
로 연결되어 있다. 계속해서 해부학적으로 회백질의 대뇌피질(cerebrum
ccrtex)영역은 우리의 의식적인 인식의 초보단계를 형성하는 1차 그리고
2차 감각적인 영역, 체감각적, 시각적, 청각적, 미각적 그리고 전정(평형
감)영역, 1차 그리고 2차 운동적 영역, 복합적, 의미 있는 인식, 상상에
관계하는 두정엽과 측두엽의 연합영역에 위치하는 인지-연상영역, 전
두엽과 두정엽 일부에 위치하는 행동계획, 행동예비에 관계하는 집행
적인 영역이자 감정, 동기 그리고 행동평가에 관계하는 변연계 영역이
있다.[22] [23] 회백질 아래 백질의 대뇌수질(cerebrum medulla)은 원심성(effer-
ent)과 구심성(afferent)신경섬유다발이 모여 이루어져 있어 대뇌피질의 여
러 부분을 연결해주는 기능을 하는데, 이 섬유다발들은 크게 3가지로
분류할 수 있다.

즉 뇌간과 척수로 뻗어있는 대뇌피질 쪽은 넓고 뇌간 쪽은 좁은 방
사 형태로 나타나는 투사섬유(projection fiber), 양쪽 대뇌반구의 동일부
분을 연결하는 교차섬유(commissural fiber), 뇌량(corpus callosum), 전교련
(anterior commissure), 뇌궁교련(commissure of fornix)등이 여기에 속한다. 그
리고 마지막으로 한 반구 내 피질의 여러 부분을 연결하는 연합섬유
(association fiber)가 있다. 대뇌의 가장 아래쪽 중심부에서 뇌간에 걸쳐
존재하는 회백질의 신경세포조직 군으로 대뇌피질, 시상, 뇌간과 연결
되어 있으며, 소뇌와 같이 보조적인 운동신경계이며 동작의 시작과 연
속적인 자연스런 동작을 유지시켜주는 역할을 할 뿐만 아니라 인식, 감
정, 학습에도 밀접한 관계가 있다.

---

22) Fühlen, Denken, Handeln, Gerhard Roth. p.98~99

23) Ibid. p.139

여기서 알 수 있는 것은 특히 청각자극 중에서 음악자극은 다른 두 뇌조직에 도달하기 이전에 간뇌의 시상하부에서 지각되고 수용되는데, 시상 자체는 모든 감각계의 중추로서 시냅스작용을 통해 감각기관에서 정보를 받아들이고, 피질과 변연계를 연결하며 여러 가지 신경정보를 통합중계 처리하여 뇌의 다른 영역으로 정보를 중계하고, 대뇌피질의 활동수준을 통제하고 있는 조절신경회로의 중계 장소이기도 하다는 것이다. 이러한 연결로 인해 시상의 중심부들은 부분적으로 감각적 기능과 운동적 기능들을 갖는다.

게다가 대부분의 지각정보가 대뇌피질에 들어가기 전에 신경세포 집단인 시상하부(hypothalamus), 편도(amygdala), 해마(hippocampus)로 구성되어 있는 대뇌피질 내에 둥근 띠 모양을 하고 있는 과도영역으로 대뇌변연계(limbic system)를 거치는데, 이들은 주변영역과의 밀접한 연결 속에서 공포, 분노, 기쁨 등 감정을 처리하며, 장기 기억처리 장소임과 동시에 호르몬을 조절하는 기능을 갖는다. 특히 대뇌변연계중 편도는 해마 바로 앞에 위치하며 밀접한 관계 속에서 주관적인 감정경험에 영향을 미치며, 과거의 기억과 습관을 뇌로 전달하는 작업을 한다. 그리고 감각과 감정을 연결하는 기능을 한다. 편도는 남자에 비해 여자가 큰 편이다.

예를 들어 편도를 제거한 쥐가 고양이를 공격한다. 또한 해마는 기억과 감정, 공격성에 관여하면서 단기기억력을 발달시키고 정보를 영구적으로 저장하기 위한 두뇌의 다른 부분에 메시지를 준비한다. 만약 해마에 손상이 있을 경우 손상 전의 기억은 잘 기억하나, 새로운 것들을 기억하지 못하게 된다. 해마와 이를 둘러싸고 있는 뇌 피질, 후각내속피질(entorhinaler Cotex), 후각주위피질(perihinaler Cortex) 그리고 해마옆피질(parahippocampaler Cortex)들은 진술적인 기억, 삽화기억 그리고 지식에 유기적 관계를 갖는다. 이들 영역들은 기억의 조절, 주의집중, 고통인

식, 인식적 그리고 감정적 행동평가에 관계한다.[24]

　거의 모든 포유동물은 변연계에 해마와 편도핵이 있어서 파충류와는 달리 학습 기능과 기억 기능을 가지고 있다. 그렇기 때문에 변연계가 손상되면, 포유동물들의 학습 기능과 기억 기능이 사라져 파충류와 비슷한 행동을 하게 된다. 관련영역으로는 냄새와 통증에 대한 기억을 형성하게 하고 또 감각 자극을 정서적인 색채(시야 주변부에서 언뜻 움직인 것이 바람에 흔들리는 나뭇가지인지 아니면 강도인지를 느낌으로 구분하는 것)와 연결하고, 의식적인 노력을 기울여서 과제에 적절한 반응을 선택해야 하는 상황에서 활성화되는 대상회(cingular gyrus), 시상 위에 있으면서 오르가즘을 느끼는 부위인 격벽(septum), 시상 밑 뇌간에 위치하면서 즐거움을 느끼는 데 관여하는 배쪽시상(ventral tegmental area) 그리고 변연계 옆쪽에 위치하면서 반복적 행동, 정신집중, 보상심리에 관여하는 대뇌 기저핵으로 구성된다.

　이 밖에도 변연계에는 호르몬 조절부인 뇌하수체가 포함되어 있다. 그러나 사실상 변연계 구성물들의 각각의 기능들은 서로 상호간에 밀접하게 관계되기 때문에 세부적으로 정확히 구분하는 것은 어렵다. 이러한 사실들을 조금만 더 생각해보면 음악이란 감정자극이 이들 변연계의 감정적 작용함을 기초로 충분히 우리의 신체활동에까지 영향을 미칠 수 있음을 어렵지 않게 이해할 수 있을 것이다.

---

24) Aus Sicht des Gehirns, Gerhard Roth. p.22

대뇌의 기능

우리가 하는 활동들은 대부분 뇌와 관계가 있다. 어느 부분 하나가 독단적으로 관계하지 않는다.[25] 개개의 신경세포들은 오로지 어떤 행동의 부분정보들을 얻는다. 복합적인 행동을 위해서 다시 다양한 행동진행에 관계하는 많은 세포들에서 어떤 연결망이 필요함을 의미한다. 신경생물학에서 뇌의 운동피질은 행동의 중심부로 설명된다. 근육을 조절하는 신경체계는 이를 위해서 결정적이다. 손의 근육은 다른 유인원보다도 더 신경과 밀접하고 정교하게 연결되어 있다. 또한 척수는 손과 뇌 사이의 의사소통을 촉진하기 위해서 발달된 강한 신경다발을 포함하고 있다. 이 결과 우리의 뇌는 더 세밀하게 구분되어 잘 다듬어진 손 움직임을 생산하게 된다.[26]

이러한 운동에 앞서 대뇌피질은 감각정보를 받아들이는데, 대뇌피질의 감각영역은 감각정보를 일차적으로 받아들여 이를 분석하는 1차 감각영역과 일차적으로 분석된 자료를 분류·분석하고 이를 과거의 경험과 비교 분석하는 기능을 하는 2차 감각영역으로 나눌 수 있다. 2차 감각영역에서 분석된 결과는 감각연합영역으로 보내져, 여러 감각정보가 종합되고 인간의 성격과 판단 등이 더해져 운동영역으로 보내지며 결국에는 행동으로 옮겨지게 된다. 1차 감각영역은 시상의 아래쪽 핵

---

25) Das wohltemperierte Gehirn, Robert Jordain p.261

26) Das wohltemperierte Gehirn, Robert Jourain p.257~258

으로서, 즉 시상에서 복측후외측핵과 복측후내측핵을 포함하는 복측 기저복합체(ventrobasal complex)에서 구심섬유를 받는다.

또한 1차 감각영역으로 들어가는 피부감각은 분별적 촉각이며, 통각, 온도감각, 비분별적 촉각은 이 부분으로는 전달되지 않는다. 그리고 이곳으로 들어가는 모든 감각은 신체부위와 부위별 대응 연결이 매우 뚜렷하다. 2차 체감각영역은 시상의 복측기저복합체와 역시 피부에서부터 척수를 통해서 시상으로 신호를 전달하는 시상의 배측후위핵에서 그리고 배측후위 아래에서 구심섬유를 받는다. 그리고 2차 체감각영역은 몇몇 영역으로 나누어져 있는데 1차 체감각영역의 아래쪽 뒷부분에 위치한다.

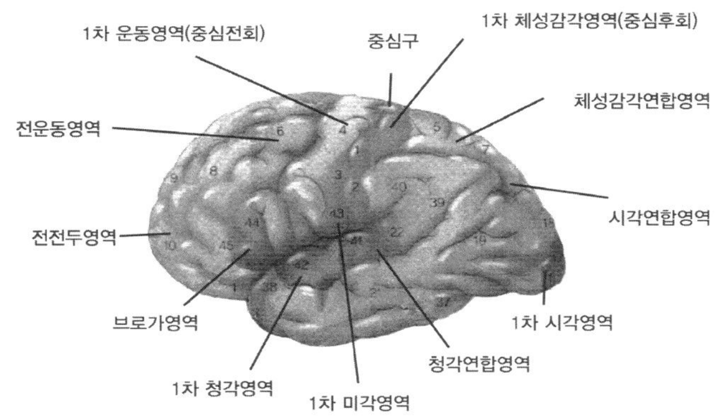

체감각연합영역은 Brodmann영역 5와 7에 위치해 있는데 이 부분은 1차 체감각영역에서 연합섬유를 받으며, 시상의 복측후 핵과 시상침(pulvinar)에서 오는 시상피질섬유도 이 부분으로 연결된다. 일반감각의 여러 성분, 즉 양감, 질감, 크기 등은 이 부분에서 통합된다. 이 부

분이 손상되면 체감각 자체는 감지할 수 있으나 과거의 경험으로 알 수 있는 감각의 의미를 이해할 수 없는 증상인 인지불능이 나타난다. 체감각연합영역의 대부분이 파괴되면 촉각 인지불능(tactile agnosia) 또는 입체 인지불능의 증상이 나타난다. 이는 우리가 경험에 의해서 인지할 수 있는 물체를 손으로 만져본 후에도 그 물건이 어떠한 것인지, 어느 용도에 쓰는 물건인지를 모르는 증상을 말한다. 입체 인지불능 중에는 신체와 공간과의 관계를 인지하지 못하는 경우도 포함되며, 심한 경우에는 자신의 신체 일부를 무시하는 피질무시증후군(cortical neglect)이 나타날 수도 있다. 피질무시증후군은 몸의 반쪽에 관심을 기울이지 않아 면도도 반쪽만 하며, 옷도 반쪽만 입고, 자신의 반쪽 신체를 부정하는 경우도 있다. 이러한 증상으로 보아 체감각연합영역에는 과거의 체감각 경험에 대한 정보가 저장되어 있어, 과거의 경험과 체감각정보를 통합하는 기능을 한다고 생각된다.

청각감각에서 1차 청각영역은 Brodmann영역 41과 42에 해당하는데, 이 1차 청각피질에서는 하구(inferior colliculus)와 내측슬상핵으로 하행섬유를 보내며, 주파수 대응배열이 뚜렷하지 않은 내측슬상핵은 1차 청각영역을 둘러싸고 있는 주변 청각피질로 연결되며 이를 주변투사라 하고 주변투사를 받는 청각 피질을 2차 청각영역이라고 한다. 반대쪽 1차 청각영역과 2차 청각영역으로도 뇌량(corpus callosum)을 통해 교련섬유 (commissural fiber)를 보낸다. 이외에도 Brodmann 43영역에 해당하는 미각영역(gustatory area), 그리고 1차 체감각영역의 Brodmann 영역 3의 앞부분과 2의 뒤쪽 경계부로 투사되는 평형감각영역(vestibular area)이 있다.

대뇌피질의 운동영역은 Brodmann 4 영역에 해당하며 전운동영역 (premotor area)과 보완운동영역(supplementary motor area), 1차 감각영역, 및 시상에서 구심섬유를 받는 1차 운동영역, Brodmann 6 영역 근처

에 해당하며 감각연합피질에서 특히 체감각연합피질과 시각연합영역
(Brodmann영역 19와 중간측두시각영역)에서 주로 구심섬유를 받는 전운동영
역이 있는데, 이 전운동영역은 감각자극에 따른 운동과 밀접한 관계가
있는 것으로 알려졌다. 주로 기저핵에서 원심섬유를 보내고 1차 운동영
역과 전운동영역 에서 구심섬유를 보내는 보완운동영역, 반대편 보완
운동영역과도 상호 연결되어 있다. 보완운동영역은 전운동영역과 함께
운동을 계획하고 실행으로 옮기는 단계에서 중요한 역할을 한다.

마지막으로 연합영역(association Cortex)이 있는데 아래와 같이 구성
된다.

1) 대뇌외측화(cerebral lateralization)와 언어영역(language area)

양쪽 뇌의 동일한 부분의 기능이 서로 다른 현상을 대뇌외측화라고
하며, 한쪽에만 우세하게 어느 기능이 발달하였다면 그 기능이 우세
화 되었다고 하고, 그쪽 반구를 어떤 특정한 기능에 대해 우세반구라
고 한다. 이러한 대뇌외측화는 몸의 양쪽에서 모두 입력을 받거나 출력
을 내보내는 감각피질과 운동피질에서는 나타나지 않고 주로 연합피질
에서 나타난다.

언어영역에서는 언어의 표현에 관여하는 브로카영역(Broca's area) 또는
운동언어영역이라고 하는 부위와 언어를 수용하여 이해하는 측면에 관
여하는 부위인 베르니케영역(Wernicke's area), 또는 감각언어영역으로 구
분할 수 있다. 그런데 언어영역에서 언어를 담당하는 영역을 좌반구나
우반구로 구별하는 것이 아니라, 이 두 반구 중 언어가 자리 잡은 반구
를 우세반구라 하며 일반적으로 우세반구는 말하기, 쓰기 등 언어 외
에 간단한 산술적 계산도 담당한다. 반면 비우세반구는 복잡한 3차원
적 구조를 인식하는 공간지각, 노래나 악기 연주 등의 예술적 기능, 사

람 얼굴의 인식, 한자인식 등을 관장하는 것으로 알려졌다.

2) 후두정연합영역(posterior parietal association area)

후두정연합영역은 1차 체감각영역과 시각영역의 사이에 있는 부분으로 Brodmann 5, 7, 39, 40 영역에 해당한다. 이 부분의 위쪽(Brodmann 5, 7 영역)은 주로 체감각연합영역이며, 하부(Brodmann 39, 40 영역)는 주로 언어영역에 속하는 부분이다.

체감각연합영역이 손상되면 인지불능이 나타나며, 언어영역이 손상되면 언어장애가 나타난다. 또한 이 부분은 신체이미지를 관장하는 부분이기 때문에, 이 부분 전체에 광범위한 손상이 있을 때에는 자신의 신체의 일부를 무시하는 피질무시증후군(cortical neglect)이 나타난다.

3) 측두연합영역(temporal association area)

측두연합영역은 Brodmann 41, 42 영역를 제외한 거의 모든 측두엽피질을 말한다. 이 부분은 크게 측두엽 하부(inferior portion), 상부(superior portion), 전내측부(anteromedial portion) 세 부분으로 나눌 수 있다. 전내측부는 Brodmann 27, 28, 34, 35, 36, 38 영역을 포함하는 부위로 이 중에는 해마형성체의 원시피질도 들어가 있으며, 변연피질에 속하는 부분이다.

측두엽 상부(superior temporal cortex)는 Brodmann 22 영역에 해당하는 부분으로 이 중에서 뒤쪽 부분은 베르니케영역에 들어간다. 또한 이 부분은 언어뿐만이 아니라 언어가 아닌 소리의 분석에도 중요한 역할을 하는 부위이다. 측두엽하부(inferior temporal cortex)는 Brodmann 20, 21, 37 영역에 속하는 부분이다. 이 부분은 시각자극을 최종 처

음악,
그리고 음악치료

리하는 부분이다. 측두엽 하부의 앞부분은 최종 분석된 시각자극, 청각자극, 체감각자극이 종합되는 다중감각연합영역(multisensory associa-ton area)으로 생각되며 감각정보가 최종적으로 이 부분에 도달하면 사물의 인식은 완전하게 이루어지게 되고 이는 전전두엽피질과 운동영역을 거쳐 반응으로 전환되게 된다. 만약에 이 부분에 와서도 과거 경험에 없는 새로운 자극이거나, 과거 경험에서 중요했던 자극은 변연계의 Papez회로[27]를 거쳐 새로운 기억회로에 들어간다.

4) 전전두엽 연합영역

전두엽 맨 앞쪽 Brodmann영역 9, 10, 11 및 12와 안와부의 Brodmann 13, 14 영역을 억제성 연합영역이라 한다. 이 영역은 주로 시상의 배측내핵에서 투사되는 섬유를 받아들이며 변연계의 대상회, 해마, 편도체 및 시상하부 등과 서로 연결되어 있다. 그래서 인간의 사회적 행동태도를 조절하는 능력과 변연계의 연결로 그 기능을 통해 억제하고 조절한다.

특히 해마나 편도체 등의 주위집중과 각성 그리고 단기기억 등의 조절 능력을 갖고 있다. 이 부분에 손상이 있을 경우 억제성이나 자제심이 없어지고 주의력과 분별력이 저하되어 감각에 치우치고 흥분하기 쉬우며 자발성과 계획성이 없어진다. 또한 기억력 상실과 인성, 인품 등 인격과 개인의 경험, 정서 생활의 특성이 결여되면서 변화가 온다.

---

27) 1937년 James W. Papez가 제안한 가설로서 정서나 감정에 관여하는 신경회로가 있다는 것이다. Papez의 회로 모형에 따르면, 감정표현은 장기기관에 대한 시상하부, 유두체(mammillay body), 대상회, 편도핵, 해마, 뇌궁, 뇌량, 중격회 등의 연결에 의해서 결정된다는 것이다.

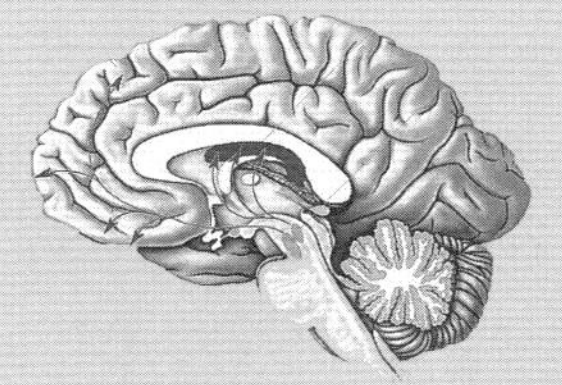

02

뇌와 정보의 소통

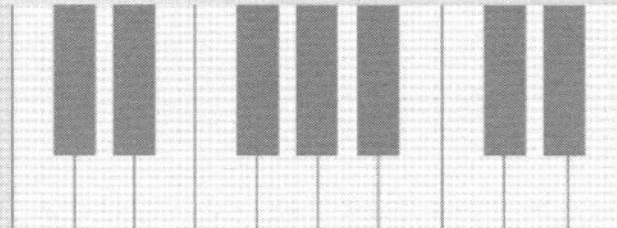

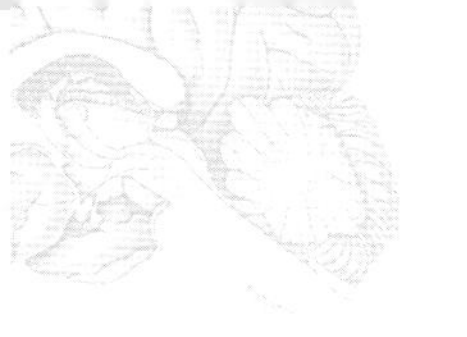
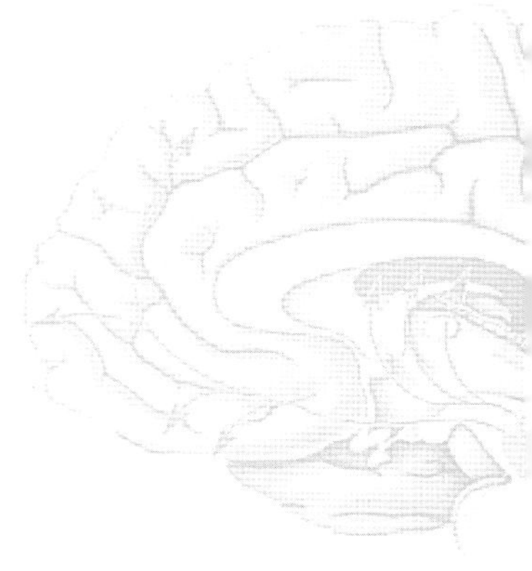

뇌와 정보의 소통

한 개인의 성장, 발달 과정에서, 그리고 신체적 부상을 포함하는 각종 경험 과정에서 뇌는 계속 변화한다. 그리고 한 개인의 일생에 관계한 여러 시점에서 뇌가 발달하는 과정은 예측 가능한 패턴을 보이며, 여러 시점에서 서로 다른 구조와 기능들이 서로 다른 속도로 성숙되고 발달한다. 이러한 사실에서 뇌의 신경세포들의 기본 구조나 연결특성의 기본은 어떤 화학물질을 방출하는 세포들과 연결에 관한 유전자 부호에 의하여 유전으로 결정되지만, 이 연결 과정의 세부과정은 환경에 의하여 결정된다. 이는 뇌세포들이 끊임없이 풍부한 자극환경과 개인의 능동적인 활동, 자발적인 동기 등에 의하여 새로운 신경연결들이 급격히 많은 형성을 이루게 됨을 의미하며, 구체적으로 어떤 구조와 특정 기능의 뇌세포로 드러내어지는가는 환경의 영향에 의하여 최종 결정되고, 불필요한 연결들이 도태되면서 뇌의 신경연결구조의 계속된 이합집산을 통한 구조 작업이 진행된 결과이다. 그리고 새로운 경험은 뇌신경의 신경연결 구조나 배열을 전반적으로 재구성하게 한다기보다는 기존의 신경연결들의 강도를 강화한 결과이다.

음악,
그리고 음악치료

여기에서 중추신경체계는 감각 입력과 운동 출력을 통해 우리 몸과 외부 세계를 연결한다. 그리고 우리 의식의 다양한 형태인 사고, 감정, 느낌 같은 의식작용들은 궁극적으로 운동이 내면화된 것으로 볼 수 있다. 이러한 관점을 근간으로 감각과정과 신경세포들과의 관계를 생각해보면, 모든 생명체는 주변 환경으로부터와 신체 내부로부터의 어떤 변화를 감지하는 감각기가 있고, 이에 나름대로 반응할 수 있는 능력을 가지고 있다.

우리가 청각기관을 통해서 얻게 되는 음악의 경우 무대 위의 연주자는 자신의 악기에 힘을 가하여 진동하게 만들고 악기의 진동은 그 악기 주위의 공기를 진동시킨다. 이에 따라 악기 주위의 공기진동은 넓게 퍼지고, 벽에 부딪혀 흡수 혹은 반사되기도 하며 음악회장 전체의 공기에 전달된다. 이렇게 전달된 공기의 진동은 각 감상자 주위의 공기도 진동시키고 이 진동이 마침내 감상자의 귓속까지 전달되어 고막을 진동시킨다. 그리고 이 진동에 의한 자극은 신경을 통해서 뇌로 전달된다. 이러한 감각과정은 궁극적으로 우리 몸에 생리적·심리적 영향을 미치게 된다.

음악과 음악요소들의 생리적 영향을 예로 들면 신진대사자극, 근육 힘의 강도 변화, 호흡의 변화, 분명하게 인지할 수 있는 혈압이나 박동의 변화, 자의적인 활동들의 증가, 피로감의 경감, 근육의 이완, 육체의 전기적 전도율에 영향을 준다. 즉 정신적 또는 정서적 자극에 의해 반사중추인 간뇌를 통해 생기는 체내의 전기적 변화를 말하는 정신전기적(psychogalvanie)반사에 영향을 주는 것이다.[28] 이러한 음악의 생리적 전달은 먼저 신체 내외부의 장기기관에서 출발하는 신호들이 척수를 통해서 간뇌의 자율신경계의 조절 중추인 시상하부로 간다. 외부의 신호들은 시각과 청각, 체감각의 1차 감각신피질로 들어가서 2차 감각

---

28) Einführung in die Musiktherapie. Rolando O. Benenzon. p.91~92

신피질 그리고 연합영역의 신피질에서 통합된다. 이러한 모든 과정들은 시냅스 연접 부위에서 신경전달물질이 분출되고 그것이 흡수되는 과정, 이 과정들이 모여서 만들어내는 것이 우리의 의식, 기억, 사고 작용이 된다.[29] 그러나 여기서 간과하지 말아야 하는 것은 신경세포들의 다중 연결로 우리는 외부세상을 인식하고 우리 내부의 욕구에 맞춰 감각 입력을 기억과의 비교를 토대로 하는 범주화 즉 지각을 범주화 하는 것과 더 나아가 고차 피질에서 개념의 범주화가 일어난다는 것이다.

뇌간과 자율신경계에서 올라간 내부 항상성 신호와 외부에서 유입된 시각, 청각, 체감각 입력이 기억을 만들어 내는 해마와 편도에서 외부 세계 신호와 내부 신체 신호의 상관관계를 형성하여 기억을 만든다. 이 기존의 기억과 새로 들어온 자극정보와의 협력과 범주화를 통해서 우리가 느끼는 감정이나 사고, 의식 작용이 발생한다. 그리고 우리의 감정이란 외부로 표시이자 다른 사람의 감정에 대한 인식이다. 이러한 작용에서 대뇌피질은 항상 변화하는 외부 세계의 감각 입력을 처리하여 운동 출력을 만든다.

이 과정에서 중요한 정보는 기억으로 저장한다. 이렇게 만들어진 기억은 다시 실시간으로 입력되는 외부의 신호, 정보들과 양방향으로 연결되는 전두엽, 두정엽, 측두엽과 연계하여 개별적 생존 가치에 필요한 범주 기억을 형성한다. 끊임없이 생존을 위한 범주 기억과 세계 신호 사이의 상호 연결 결과 중요하고 간단한 하나의 특정 장면의 생성인 1차 의식이 생성된다.[30] 우리가 가지고 있는 기억들은 단독으로 존재하는 것이 아니라 여러 요소들의 총체로서 기억 속에 자리한다. 이에 따라서 기억은 일정한 범위를 갖는 장면으로 떠오른다는 것이다. 이러한 과정에서 뇌의 정보소통 매개체로서 신경전달물질 그리고

---

29) 뇌생각의 출현. 박문호. p.67
30) 뇌생각의 출현. 박문호. p.107~111

음악,
그리고 음악치료

호르몬이 있다.

뇌의 80%에 해당하는 대뇌는 좌우측 대뇌반구, 좌우측 대뇌반구를 연결하는 뇌량이 있다. 그리고 대뇌의 가장 바깥쪽을 대뇌피질이라고 하는데 인간의 사고와 기억을 담당한다고 알려져 있다. 대뇌의 안쪽으로는 원래 분홍색인데 뇌가 죽어서 혈액이 없어지면 회색이 되는 회백질 그리고 더 안쪽에는 백질이 있다. 이들은 신경세포들을 연결하는 가늘고 긴 축색돌기로 보호막이 싸여 있어 시냅스활동이 활발히 일어나게 되는 영역이다. 이 백질은 언어를 담당하는 피질과 청각을 담당하는 피질을 연결하고, 더 나아가 뇌의 여러 부위들을 직접 혹은 간접적으로 연결한다. 이러한 백질은 우리가 많이 생각하면 할수록 더 많은 시냅스 연결들을 만들기 때문에 우리의 뇌 능력과 아주 밀접한 관계가 있다.

이 시냅스에서 신경전달물질이 소통된다. 하지만 어떤 신경전달물질은 호르몬으로서 작용되기도 한다. 실제로 말초신경조직에 작용하는 많은 호르몬들이 뇌신경에 존재하는 동시에 뇌에서 신경전달물질로 작용한다. 이러한 동시작용의 대표적인 예로서 뇌의 많은 시냅스에서는 전달물질로 작용하지만 부신수질에서는 호르몬으로 분비되는 노르에피네프린(norepinephrine)과 에피네프린(epinephrine)이 있다.

이를 좀 더 설명하면, 부신수질에서 분비되는 호르몬으로 아드레날린이라고도 하며 혈당량을 조절하는 에피네프린이 있는데, 신경전달물질로서 중추로부터 전기적인 자극에 의해 교감신경의 말단에서 분비되어 근육에 자극을 전달한다. 즉 중추로부터의 전기적인 자극에 의해 교감신경의 말단에서는 에피네프린이 분비되어 자극을 전달하고 부교감신경이나 운동신경에서는 ACH(acetylcholine)이 분비되어 자극을 전달한다. 특히 알레르기 면역기능을 하면서 위산생성 자극제이기도 하고, 뇌에서 신경전달물질 기능을 하는 히스타민(histamine)이 있다. 이는 모세혈관의 이완과 투과성을 증가시키고, 내장에 분포하는 근육의 수축을 일으키며, 심장박동수를 증가시킨다. 또 다른 신경전달물질로 노르에피네프린이 있는데, 이는 교감신경계의 신경전달 작용을 하는 부신수질에서 에피네프린과 함께 추출되는 일종의 호르몬이기도 하며, 저혈당, 공포, 추위에 대응하기 위해 부신수질의 크로마린 세포에 있는 티록신으로부터 합성되고, 혈압을 증가시키며, 시상하부, 소뇌, 척수, 신피질에서 작용한다.[31]

또한 위치에 따라서 시냅스 전달물질이 되기도 하고 호르몬이 되기도 하는 것으로서 ACTH(adenocorticotropic hormone), 바소프레신(vasopressin)이 있다.[32] 신경전달물질의 경우 화학적 신호전달체가 내분비계뿐만 아니라 신경에서 방출되기도 한다. 또한 시상하부-뇌하수체와 같이 신경계와 내분비계가 해부학적으로 연결되어 하나의 기능적 조절단위를 형성하여 분비기능을 하는 경우도 있는데 여기서 시상하부는 입력되는 각종의 신경자극을 내분비적 출력으로 전환시킬 수 있는 신경내분비세포로 구성되어 있으며, 해부학적으로 시상하부-뇌하수체계를 구성하여 시상하부에서 분비되는 호르몬들이 뇌하수체전엽의 호르몬 분비를 조절하게 된다. 그리고 특정한 세포에서 분비된 물질이 그 세포 자체의 원형질막에 위치하는 수용체와 결합하여 자극함으로써 세포 자신의 기능을 제어하는 자가분비와 특정한 분비세포에서 방출된 물질이 혈액을 통하지 않는 확산에 의하여 인접한 표적세포에 전달되어 그 세포의 기능을 제어하는 경우도 밝혀졌다. 신경세포는 주변에 있는 신호 중 일부만 감지할 수 있고, 시간이 지남에 따라 신호에 반응하는 방법이 변할 수도 있다. 어떤 경우에는 신경세포가 신호를 받아 다음에 오는 다른 신호에 대해 독특한 방식으로 반응할 준비를 하기도 한다.

---

31) Musiktherapie bei Neurosen und funktionellen Störungen, Christoph Schwabe. p.155
32) Ibid. p.197~198

음악,
그리고 음악치료

예를 들어 탄수화물이 유입되면 포도당이 혈류에 다량 공급되고, 이로 인해 혈당의 증가는 이자(pancreas)에 있는 β세포에 감지되어 저장하고 있던 단백질호르몬인 인슐린(insulin)을 분비하여 반응한다. 순환하게 되는 인슐린 신호는 지방세포(fat cell)와 근육세포의 세포질(cytoplasm)에 존재하는 포도당 운반체를 세포 표면으로 이동시켜 세포 표면에서 포도당 운반체를 통해 세포 안으로 포도당이 들어오게 한다. 한편 간장세포는 또 다른 포도당 운반체를 통해 포도당을 강하게 끌어들인다. 간장세포와 근육세포 모두에서 인슐린이 세포 표면에 있는 수용기와 결합하여 세포 내부의 신호전달경로를 작동시켜 글리코겐(glycogen)을 합성하는 데 필요한 효소를 활성화 한다. 이러한 세포 반응의 결과로서 혈당수준이 저하되고 남은 포도당은 글리코겐으로 저장되어 필요할 때 세포 내에서 포도당의 공급원으로 사용된다. 다른 물질들도 분비하지만 특히 호르몬을 분비하는 기관을 내분비선이라 하고, 더 나아가 호르몬의 지배를 받아 생리작용이 조절되는 신체의 부위를 표적기관이라고 한다.

따라서 내분비란 내분비선과 표적기관의 조직세포 사이에서 일어나는 화학적 정보전달에 관한 모든 현상을 말한다. 일반적으로 포유동물의 내분비선에는 시상하부, 뇌하수체, 송과선, 갑상선, 부갑상선, 부신, 췌장섬, 난소, 위장관 등이 있다. 이러한 내분비선들 가운데 뇌하수체는 하나의 선에서 10종류 이상의 호르몬을 분비할 뿐만 아니라, 여러 종류의 자극호르몬을 분비하여 다른 내분비선의 분비기능을 조절하며, 더욱이 시상하부의 매개 하에 중추신경계와도 연관관계를 유지하면서 분비활동을 한다. 어떤 분비선은 오랜 기간에 걸쳐 비교적 안정된 비율로 호르몬을 분비하지만 다른 분비선은 자극에 따라 변화한다. 그러나 어느 경우든지 호르몬 분비는 감지되고 조절되기 때문에 호르몬 분비율은 지금 진행 중인 신체활동이나 요구에 적절하게 맞추어 일어난다.

예를 들어 인슐린 같은 호르몬은 다음과 같은 방식에 의해 혈액 속에 순환하는 포도당의 수준을 조절한다. 포도당의 섭취로 인슐린의 방출을 가져오고 인슐린은 세포외액에 있는 포도당을 근육 속이나 지방 속에 들어가도록 하여 포도당의 사용률을 높이도록 자극한다. 혈액속의 포도당수준이 떨어지면 췌장은 인슐린의 분비를 낮추도록 반응함으로써 균형이 유지되도록 한다.[33]

우리 뇌의 신경세포들은 정교하고 체계적으로 상호작용함으로써 여러 곳에서 오는 정보들을 종합하고, 전달하고, 소통한다. 이때 이들 소통을 위한 매개체인 신경전달물질은 화학적 시냅스들을 통하여 작용한다. 우리 몸의 신경계는 다양한 종류의 신경전달물질이 있을 것으로 생각되지만 밝혀진 것은 일부에 지나지 않는다. 현재 우리가 이해하고 있는 신경전달물질은 아미노산(amino acid), 아민(amine) 그리고 펩타이드(peptid) 이 세 가지 범주 중 하나에 속한다.

먼저 아미노산에 속한 지금까지 밝혀진 신경전달물질로는 중추신경계에서 중요한 억제성 신경전달물질인 GABA(Gamma-Amino Butyric Acid), 뇌의 어느 곳이나 존재하고, 학습과 기억형성에 관계하는 글루타메이트(glutamate)[34], 척수, 소뇌하부, 뇌간 그리고 추정이지만 망막에서 억제적인 기능을 하는 글리신(glycine)이 있고, 아민에 속한 것으로는 신경의 말단에서 분비되며 신경자극을 근육에 전달하고, 혈관 확장제로 작용하여 심장박동이나 심혈관계를 포함한 수많은 신체기관에 영향을 미치는 ACH(acetylcholine)이 있다. 이 ACH가 전달물질로 작용하는 시냅스들을 콜린성 시냅스(cholinergic synaps)라 부른다. 이 ACH의 공급은 뇌의 어디에나 있는데, 신피질이나 감각처리와 관계된 피질 영역에 특

---

33) Musiktherapie bei Neurosen und funktionellen Störungen, Christoph Schwabe. p.177~178

34) Fühlen, Denken, Handeln. Gerhard Roth. p.116

음악,
그리고 음악치료

히 많다.

　뇌의 신경활동 수준이 뇌 조직에 방출된 ACH의 수준과 관계되어 있기 때문에 뇌에서 ACH의 기능은 흥분적인 것으로 보인다. 그리고 말초신경에서 ACH는 두 가지 기능을 한다. 하나는 신경절 연접부에서의 전달물질 기능을 하는 니코틴 기능 다른 하나는 부교감 자율신경계의 연접부에서의 전달물질 기능을 하는 머스카린성 기능을 하는데, 신경근육 시냅스와 CNS 시냅스에 위치하며, 흥분을 일으키고 심장과 다른 자율신경계의 시냅스에서는 억제를 일으킨다.[35] 뇌신경 세포의 흥분을 전달하며, 호르몬이나 신경전달 물질로서 중요한 노르에피네프린[티로신(tyrosine)에서 도파(dopa)로 그리고 도파민(dopamine)에서 노르에피네프린(norepinephrine)으로 변화한다.]과 에피네프린(pinephrine) 합성체의 전구물질인 도파민(dopamine)이 있는데,[36] 인지, 감정 그리고 운동적인 과정의 통합에서 중추신경 내 흥분적 신경전달물질이다. 이는 중추신경계에서는 뉴런의 신경전달 물질로 작용한다. 전회기저부와 뇌간에 세포체를 두고 여기에서 나온 축색이 기저핵, 후구 그리고 일부의 뇌피질을 투사하는 신경원에서 생산되며, 부신수질, 뇌, 교감신경계, 폐, 소장, 간에 많이 내포되어 있다.

　또한 뇌간의 시상하부에서 분비되어 정보들을 소뇌, 간뇌 대뇌로 보내는 신경전달물질이자 조직호르몬인 세로토닌(serotonin)이 있다. 이는 혈액 내에 있으며 혈관을 수축시킨다. 세로토닌을 생성해내는 신경원들이 모여서 봉선핵(raphemuclei)을 이루는데, 이것은 뇌간의 중앙선 부위에 위치한다.[37] 일반적으로 슬픈 감정 그리고 수면과 깸의 리듬에 관계하는 세로토닌의 증가는 심적 안정을 일으키지만, 감소한 경우 스트레스와 불안 그리고 우울증, 비만, 수면장애를 유발한다.

---

35) Musiktherapie bei Neurosen und funktionellen Störungen, Christoph Schwabe. p.153

36) Introduction to phzsilogical Psychology, Charles F. Levinthal, p.172

37) Musiktherapie bei Neurosen und funktionellen Störungen, Christoph Schwabe. p.156

마지막으로 펩타이드에 속한 것으로는 콜레시스토키닌(Cholecystoki-nin), 다이놀핀 (Dynorphin), 엔케펄린 (Enkephalin), N아세틸아스파르틸글루타메이트 (N-acetylaspartylglutamate), 노이로펩타이드Y (Neuropeptide Y), 소마토트타틴 (Somatostatin), P물질 (Substance P), 싸이러트로우핀리리징호르몬 (Thyrotropin-releasing hormone), 베이조액티브인테스티늘폴리펩타이드 (Vasoactive intestinal polypeptide) 등이 있다. 이들 신경전달물질의 이동은 의식, 생각, 행동이 나오는 데 필수적이다.[38] 그리고 학습에도 필수적이다.[39]

---

38) 뇌생각의 출현. 박문호. p.138

39) Das Netz der Gefühle. Joseph LeDoux. p.229

음악,
그리고 음악치료

廳감각

우리의 감각에서 청각이나 체감각, 촉각은 시각과 근본적으로 다르다. 즉 청각이나 촉각은 상호소통을 기초로 하지만 시각의 경우는 상호소통이 아니다. 상호소통을 기반으로 하는 청각정보는 귀의 여러 기관을 거쳐서 뇌로 전달된다. 그리고 이러한 정보는 우리 뇌 속의 의사소통경로와 가능한 심리적 인식과정과 관계한다.[40]

이는 우리의 주관적인 음악적 체험은 뇌 속의 인식과정과 귀를 통한 물리적 감지 그리고 신경 통로들과 서로 협동하여 활동함으로써 전달되는 것을 말한다. 따라서 우리의 미적 그리고 감정적 느낌은 인식경험으로서의 미적 경험을 거쳐서 상징화 유형으로의 어떤 표현에 이르게 된다. 이러한 감정적 표현은 언어적 혹은 비언어적 의사소통의 기능까지 한다.

일반적으로 뇌는 신체 표면에 있는 감각기관을 통한 감각입력을 통해서 바깥 환경에 대한 정보들을 얻고, 받은 정보들을 내면화하고 범주화한다. 그리고 이 범주화는 정신적인 모든 활동에 기초를 형성하고 어떤 표현까지도 동반하는 움직임을 만든다. 이때 단순히 정보를 얻는 것을 지각이 아닌 감각이라고 한다. 즉 감각이란 단순히 감각기관을 통해서 들어오는 정보를 순수하게 신경계통의 구조와 기능에 따라 일방적으로 느끼는 것이지 이미 학습된 것, 기억이나 사고 그리고 반성

---

40) Musik im Kopf. Manfred Spitzer. p.19 「듣는 것은 인식, 음악행위는 복합적인 행위이다.」

등 정신활동과는 관계가 없다.[41]

반면 지각(perception)은 감각처럼 감각기관을 필요로 하지만 선천적인 능력이 아니라 의식적인 경험인 후천적인 능력이다.[42] 그리고 지각 이후의 이해, 판단, 추리를 포함하는 인식이 일어난다.[43] 따라서 감각은 지각과 인식(cognition)의 전제조건이 된다. 이러한 감각에 대한 정의에 따르면 우리가 일반적으로 감각이라고 말하는 것은 지각으로부터 시공간적인 관계를 제외한 내용이다.

예를 들어 소리를 들으면 그 소리가 들리는 방향(공간적 방향) 및 소리가 들리고 있는 시간적 관계가 느껴지는데, 그와 같은 관계를 빼고서 소리의 강약이나 음조 등을 끄집어 낸 것이 음의 성질이며, 이러한 성질로서 나타내는 것을 音감각이라고 할 수 있게 된다. 이렇게 정의된 감각은 감각 수용기를 통해 유입된 정보들을 다시 광범위한 신경경로를 통해 이 신경자극을 대뇌피질에 전달하는 시각, 청각, 후각, 미각, 평형감각을 말하는 복합감각으로서 주로 대뇌피질에서 처리되는 특수감각과 피부에 있는 수용기에서 얻는 정보인 촉각, 압각, 온각, 냉각, 통각을 총칭하는 피부감각 그리고 근육의 수축과 긴장, 관절의 정보로 인하여 몸의 위치와 자세, 운동의 정도와 방향 상태를 전달하는 고유

---

41) 음악심리학. 이석원 p.88 & 신체의 현상학. Richard M. Zaners. p.75 : 느낌은 정보의 상호 의사전달을 포함할 수 없으며, 그 반대로 모든 상호 의사전달은 느낌을 전제하고 있다. 따라서 이런 의미에서 느낌을 정보라는 관점으로 해석하는 것은 더 이상 타당하지 않다. 느낌은 기호나 대상이 아니며, 그것은 우리에게 세계에 대한 혹은 세계 안에 존재하는 대상에 대한 정보를 주지 않는다. 느낌이 정보로서 나타나는 것은 1차적인 반성으로부터이며 대상으로서의 신체라는 관점으로부터이다. 그러나 우리가 2차적인 반성에 의해 그 직접성과 시초의 통일성을 다시 획득할 때 우리는 느낀다는 것이 감수하는 것이 아니라 작용하는 것이며, 그것은 그 느낌의 한가운데에 작용성으로, 즉 자신을 열어놓은 것이고 자신이 떠맡는다는 것이고 받아들인다는 것으로 드러난다. 간단히 말해서 느낌은 참여이고, 이 참여의 근거는 나의 신체화 즉 나의 것으로서의 이 신체에 의한 나의 신체화인 것이다. 궁극적으로 신체화라는 것은 세계에 그리고 세계 속의 대상에 드러난다는 것이고 열려져 있다는 것이다. 그리고 이런 의미에서 대상에 대해 감각적이라는 것은 대상 앞에 존재한다는 것이고 대상 곁에 존재한다는 것이며, 나의 신체에 의해서 세계에 참여함으로써 세계에 속하는 것이다.

42) 음악심리학. 이석원. p.90

43) Ibid. p.63

음악,
그리고 음악치료

감각(kinaesthetic)으로 구성된 단순한 일반감각으로 나누어진다. 또한 고유감각에는 정보가 대뇌피질의 1차 체감각영역으로 가는 의식적인 고유감각과 소뇌로 가는 무의식적인 고유감각으로 다시 나누어진다.[44]

특히 시각이나 청각은 의식적으로 자극에 대한 집중이나 선택을 할 수 있는 반면, 오직 척수에서 처리되는 일반감각인 근육, 관절, 뼈에서 발생하는 자극은 의식적인 선택이나 집중의 과정 없이 무의식적으로 반응한다. 이러한 의식적으로나 무의식적으로나 일반감각과 특수감각의 상호작용을 거쳐서 내면화되고 범주화된 결과가 역시 우리의 뇌에서 일어나는 의식의 다양한 형태인 사고, 감정, 느낌 같은 정신적인 의식작용을 포함하는 모든 행동들로 나타난다.[45]

결국 우리 육체의 행동은 총체적인 뇌 작용의 결과인 것이다. 우리의 감각들 중에서 가장 늦게 발달된 廳감각은 모든 인간의 감각들 중에서 가장 민감하다. 청각은 잠자는 동안에 위협적인 위험에 주의하게 만드는 경고의 역할을 한다. 이러한 오늘날에도 여전히 체험되고 또한 체험하는 경고기관의 기본적인 기능은 예를 들어 우리가 자동차 경적을 들을 때 놀람에서부터 머리가 쭈뼛 서는 데까지 작용한다. 동시에 청감각은 뇌의 감각중심인 변연체계와 귀들이 직접적으로 연결되어 있기 때문에 우리의 감각들과 더욱 더 밀접한 관계가 있다.[46]

---

44) 뇌생각의 출현. 박문호. p.223~224

45) 뇌생각의 출현. 박문호. p.64

46) Heilen mit Musik, Hinrich van Deest, p.22

廳각 기관

    환경과의 소통으로 사용하는 5감 중에 하나인 청각은 공기라는 매개물을 통해서 소음 그리고 音, 소리, 리듬 신호 그리고 언어를 전달한다. 그런데 반복되는 사실이지만 이 5감 중 촉각, 미각, 후각은 직접적인 접촉인 반면 청각과 시각은 간접적인 접촉이다. 이러한 청각기관은 매개체인 공기압력을 역시 매개체인 액체로 변환시켜 소리진동을 우리의 뇌가 사용할 수 있도록 정보들을 변환시킨다.[47]

    이때 청각을 통한 듣기는 물리적인 에너지에서부터 심리적인 인식까지 복잡한 감각이다.[48] 먼저 우리의 귀의 구조를 보면, 우리의 귀는 外耳, 中耳 그리고 內耳로 구성되어 있다.[49] 그리고 이들의 발달은 임신 6주 정도에 외이, 중이, 내이가 이미 만들어진 상태에 도달하고, 임신 12주~16주 사이에 청각의 나머지 구조들이 완성된다. 따라서 청각지각은 임신 16주부터 가능하다. 이때 기저막(basilarmembran)의 감각세포들은 최초로 오로지 낮은 주파수들에 반응하게 된다. 높은 주파수들은 나중에 지각된다.[50]

    여기서 외이는 청각통로를 포함한 고막까지를 말하며, 소리를 강화하고 청각통로로 인도하는 역할을 한다. 따라서 소리는 항상 원래보다

---

47) Das wohltemperierte Gehirn, Robert Jourdain. p.31

48) Das wohltemperierte Gehirn, Robert Jourdain. p. 20, & Musik im Kopf, Manfred Spitzer. p.50

49) Musik im Kopf, Manfred Spitzer. p.55

50) Heilen mit Musik, Hinrich van Deest, p.91

약간 높이 울리는 것으로 들린다.[51] 물고기, 양서류(개구리, 도룡뇽-새끼 때
는 아가미로 호흡하고, 자라면서 폐가 생겨 뭍에서도 살 수 있는 동물로 냉혈, 난생이고 알
에는 껍데기가 없는 것이 특징이다), 파충류 또는 대부분의 새들은 육안으로
구별할 수 있는 귀가 없다. 그러나 많지는 않지만 몇몇의 새들은, 특히
부엉이, 특별한 깃털을 가지고 소리를 청각통로에 받아들인다.[52] 고막
의 바로 뒤에는 공기로 가득 찬 중이가 있다.

여기에 벽들에 붙어있는 3가지의 작은 뼈들이 있는데 고막을 시작
으로 첫 번째가 망치뼈(Malleus), 두 번째가 모루뼈(Incus) 그리고 세 번
째가 등자뼈(Stapes)이다. 이 뼈들에는 두 가지의 작은 근육들이 있는
데 이들 중 하나는 고막으로 가고 다른 하나는 내이 쪽으로 간다. 이
들 근육들은 항상 청각뼈들이 어떤 모양으로 유지되기 위해서 약간의
긴장상태에 있다. 이러한 뼈들은 거침없이 소리를 내이로 전달하지만
때때로 이들 근육들은 위험하게 큰 소리에 반응하게 연결되어 있어
내이에 도달한 떨림에너지를 2/3까지 경감시켜 청각신경을 보호한다.

세 번째 뼈인 등자뼈는 액체로 가득 찬 내이의 엷은 막(진동판)인 난원
창(oval Fenster)을 압박한다. 여기 진동판에는 귀의 신경들(신경세포들)과
연결되어 있다.[53] 보통 울림의 공기 중 에너지의 4배 이상이 액체에서
전달되는데[54][55] 여기서 매개체가 공기에서 액체로 변환된다. 이는 액체
의 매개체에서 진동압은 전기 자극으로 변환된다. 이는 또한 소리진동
을 우리의 뇌가 사용할 수 있도록 정보들을 변환시키는 것이다.[56][57] 내
이는 기능적으로 달팽이관(cochlea)과 뼈들로 둘러싸인 평형기관(semi-

---

51) Das wohltemperierte Gehirn, Robert Jourdain. p.26

52) Ibid. p.26

53) Ibid. p.26~27

54) Musik im Kopf, Manfred Spitzer. p.57

55) Das wohltemperierte Gehirn, Robert Jourdain. p.45

56) Ibid. p.31

57) Heilen mit Musik, Hinrich van Deest, p.72

circular canals)으로 이루어지는데, 이들 각각의 기관은 해당하는 신경다발을 갖고 있고 이 신경다발을 통해서 뇌에 정보를 제공한다.[58] 이러한 신경다발은 달팽이관의 경우 청각신경(auditory nerve), 평형기관의 경우 전정신경(vestibular nerve)이다.

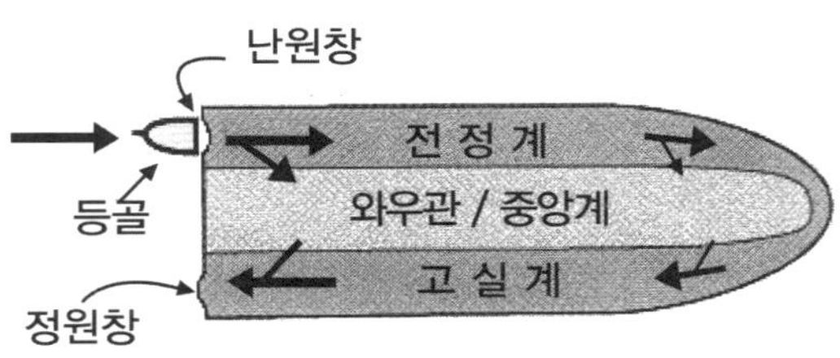

복잡한 내적구조를 갖는 달팽이관은 2번 반 감겨있는 관으로, 이 기관의 가운데인 와우관(기저막, scala media 또는 basilarmembran)는 내림프액(endolymphe)로 차있고, 와우관을 중심으로 위쪽인 전정계(scala vestibuli)와 아래쪽인 고실계(scala tympani)에는 외림프액(perilymphe)으로 차있는데, 이 외림프액은 소리자극들이 난원창으로 들어와서 전정계를 경유해 달팽이관의 와우관 말단(apex)을 반환점으로 다시 고실계를 통하고 정원창으로 나간다. 이러한 운반작용은 달팽이관의 끝인 와우관 말단으로까지 일어난다. 난원창은 여기서 중이로의 압력평형을 위해 관계한다. 이때 소리는 와우관에서 채취·분석되고 관통되어 고실계로 빠져나간다.[59]

소리는 관(管) 가운데 와우관의 섬모세포들을 진동시킨다. 이 감각세포들 전체를 코르티기관(cortische Organe/organ of corti)이라고 부르는데, 여기서 섬모세포들의 각 영역은 일정한 특정 소리주파수에 민감하다.

---

58) Das wohltemperierte Gehirn, Robert Jourdain.p.34

59) Musik im Kopf, Manfred Spitzer. p.58

음악,
그리고 음악치료

이들은 난원창과 가까울수록 높은 주파수에 해당하고 멀어질수록 낮은 주파수에 해당하는 영역을 갖는다.[60] [61] [62]

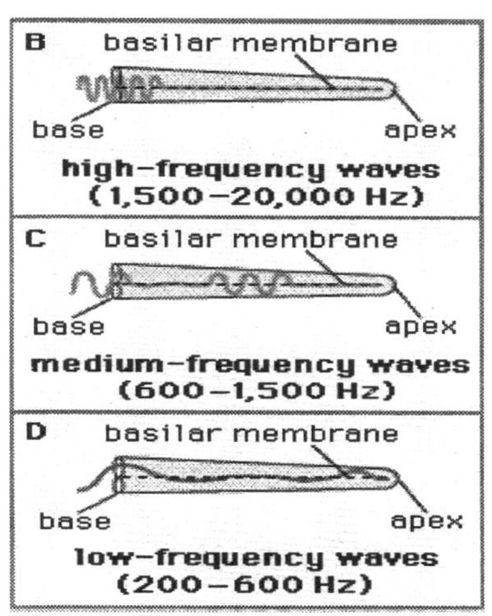

달팽이관의 코르티기관이 있는 와우관에 대해서 좀 더 살펴보면, 여기에는 정렬된 복잡한 구조의 섬모세포들로 구성된 신경세포들이 있다. 이 기저막 위에 섬모세포들은 3,500개의 內섬모와 12,000개의 外섬모[63]들이 있는데, 이는 일반적으로 하나의 내측 섬모와 3개의 내측 섬모가 배열되어 있다. 전기적 수용기가 있는 내섬모들이[64] 소리의 떨림들을 신경자극으로 변형한다.[65] [66]

이는 화학적 정보운반체들이(또는 신경전달물질이라고도 한다) 전기적으로 연결된 섬유의 접합표면에서 전기적 긴장으로 변화됨을 말한다. 이 화

60) Das wohltemperierte Gehirn, Robert Jourdain. p.31, 48

61) Das Musikerlebnis im Griff des naturwissenschaftlichen   Experiments - G. Harrer. s.33

62) Heilen mit Musik, Hinrich van Deest, p.78

63) Musik im Kopf, Manfred Spitzer. p.63

64) Musik im Kopf, Manfred Spitzer, p.60

65) Ibid. p.63

66) Ibid. p.78

학적 정보운반체는 전기적으로 연결된 섬유의 접합표면에서 전기적 긴
장으로 변화된다.[67] 이들 3,500개의 내섬모들은 약 30,000개의 청각신
경의 섬유들을 자극한다. 이러한 상황은 두 귀 모두 같고[68] 이렇게 해서
신경정보들은 뇌로 도달된다.

67) Ibid. p.61

68) Ibid. p.72

음악,
그리고 음악치료

청감각과 뇌간

뇌 생리학적 검사들에 의하면 감정이나 기분, 흥분의 발현은 정신적 그리고 육체적인 자극들에 대한 활동적인 중계를 하는 시상(thalamus)과 관계가 깊다고 한다. 이 시상은 시각에서보다 청각에서 더 큰 범위에 연결되어 있고, 이 시상은 자율신경과 연결된다. 그리고 이러한 시상과의 연결에서 흥분과 감정적인 음악적 체험이 이루어진다.[69]

앞에서 살펴보았듯이 인간의 간뇌와 뇌교 사이에 있는 뇌줄기의 맨 위인 중뇌는 윗부분인 덮게 또는 중뇌개(tectum)라고 불리는 부분과 아랫부분인 피개(tegmentum)로 나누어진다. 중뇌개 부위에는 시각과 청각을 담당하는 상구(superior colliculus)와 하구(inferior colliculus)가 있다.

그리고 이미 바로 앞에서 살펴본 바와 같이 음향적인 또는 음악적인 정보는 달팽이관의 유모세포를 출발한다. 이러한 정보는 연수의 와우신경핵을 거쳐서 중뇌의 상올리브핵 그리고 하구를 거쳐서 뇌간에 있는 시상의 내측슬상핵을 통해 측두엽의 1차 청각영역, 2차 청각영역, 연합영역으로 간다. 이와는 조금 다르게 Eckel에 의하면 청각통로에서 자극들의 한 부분은 의식적인 인지로 가공되고, 다른 것은 병행하는 통로들을 거쳐서 그물망상체로 간다고 한다.

여기서 주의집중, 상황판단 그리고 육체태도와 병행하여 통제된다. 동시에 어떤 반응체계를 거쳐서 유입된 감각은 감각통로에 제한적으로

---

69) Das Musikerlebnis im Griff des naturwissenschaftlichen Experiments - G. Harrer. s.35

영향을 준다고 한다.[70] 또 다른 관점으로는 청각정보는 두 방향으로 가는데, 한쪽으로는 달팽이관의 유모세포로 다른 한쪽은 연수의 와우신경핵으로 간다는 것이다.

여기서 중요한 것은 뇌간에서는 신경세포들 각각의 핵은 복잡한 방식으로 다른 핵들 또는 다른 뇌의 부분들과 복합적으로 연결되어 있다는 것이다.[71] 중뇌만 예를 들더라도 중뇌의 피개는 그물망상체, 감각운동계의 주요구조이며, 소뇌의 신호를 받고 행동, 행동조절, 행동평가를 위해 중요한 적핵(nucleus ruber, Red nuclei), 운동계의 일부인 흑질(sub-stanitia nigra) 그리고 도파민을 생산하고 또한 쾌락에 관계하는 복측피개영역(Ventral Tegmental Area)을 포함한다. 이러한 사실들은 감각정보가 호르몬이나 신경전달물질의 분비나 활성에 영향을 줄 수 있음을 의미한다.

유모세포에서 신경신호로 바뀐 정보들은 연수의 와우핵을 통과해서 중뇌에 있는 좌우 올리브핵에 도달하는데 이들은 양쪽 귀에서 온 정보를 조합한다. 그리고 이 올리브핵의 신경세포는 적핵이며 신경섬유로 소뇌와 척수에 연결되어 골격근의 무의식운동에 중요한 역할을 한다. 또한 올리브핵은 소리의 인식에서 공간적인 관계 즉 소리의 위치들을 분석하고 대뇌피질로 정보를 전달한다.[72] 이후 음향정보들은 중뇌의 상하 한 쌍씩 4개의 원형 융기를 이루고 외관상 유사하나 내부 구조와 기능은 전혀 다른 상구와 하구 중 하구에 도달한다. 시각반사중추이나 다른 지각과도 관계하며, 여러 방면에서의 자극을 종합하여 적당한 반사를 보내는 상구는 구조가 복잡한 반면 청신경(내이신경)에서 올라온 정보를 와우핵과 상올리브핵을 거쳐서 받아들이는 하구는 청각의 중간중추이며, 구조도 간단하다. 그리고 청각정보를 받아서 내측슬상핵을 거쳐서 청각피질로 전달한다.

---

70) Musiktherapie: Grundlagen, Formen, Möglichkeiten, Wolfgang Strobel & Gernot Huppmann, p.34

71) Das wohltemperierte Gehirn, Robert Jourdain. p.47

72) Das wohltemperierte Gehirn, Robert Jourdain. p.48

음악,
그리고 음악치료

　중요한 점은 하구는 청각정보에 대한 무의식적인 처리에 중심적인 역할을 한다는 것이다. 그리고 이러한 청각체계는 직접적으로 근육을 조절하는 데 관계하는 뇌의 구조들과 연결되어 있다는 것이다.[73] 우리의 뇌가 교향곡의 음들을 화음이나 멜로디로 짜 맞추기 훨씬 이전에 뇌는 어떤 개별적인 음의 공간적인 위치를 기록하는데, 이것이 하구에서 일어난다. 하구의 구조와 이들 신경의 응답 특성은 울림의 근원(장소)에 관계하기보다는 울림인식에 큰 역할을 한다. 여기에서 발견되는 신경들은 똑같은 주파수에 동조된다. 즉 어느 정도 높거나 낮은 주파수에서 인접한 수준의 신경들에서이다. 이것들은 달팽이관에서의 주파수 구분 영역과 비슷하다.

---

73) Das wohltemperierte Gehirn, Robert Jourdain. p.50 & Aus Sicht, Gerhard Roth. p.19

청감각과 간뇌

하구에 도달한 청각정보는 간뇌의 대부분을 차지하며 대뇌피질 중 좌우반구의 전뇌와 간뇌 사이에 있는 시상의 내측슬상핵으로 보내진다. 이 시상은 후각을 제외한[74] 여러 감각계통들과 연결되어 감각, 충동, 흥분 등 각종자극을 대뇌피질에 상응하는 영역으로 중계하는 기능을 가지며 이 감각계와 운동계를 통합하는 역할을 한다. 또한 자극들을 분류하고, 조절·촉진하는 기능을 갖는다.

복측후핵은 몸과 머리에서 들어오는 촉각, 통각, 온도감각, 위치감각 등을 대뇌피질의 1차체감각영역과 2차체감각영역으로 전달한다. 외측슬상핵은 시각로의 중계핵으로 망막의 신경절세포에서 비롯된 시신경이 시신경교차, 시각로를 거쳐 들어온 시각섬유를 받아 대뇌피질의 시각영역으로 전달한다.

수질판내핵은 대뇌피질과 연결되어 회로를 형성하는데, 이 회로가 40Hz의 진동으로 울리면 의식이 깨어있는 상태이다. 수질판내핵이 손상되면 돌이킬 수 없는 혼수상태에 빠지기도 한다. 시상전핵군은 대뇌변연계와 연결되어 있어 변연중계핵이라고도 한다. 감정정보처리에 관여한다. 시상침은 시상의 뒷부분에 위치하고 사람의 경우에 특히 크다. 대부분 시각피질과 연결되어 있다. 망막과 연결된 부위로부터 정보를 받아 즉각적인 운동반응을 내보내는 과정에 관여한다. 시상침은 뇌로

---

74) 후각은 직접 대뇌피질로 간다.

음악,
그리고 음악치료

들어오는 감각정보를 여과하는 데 중요한 역할을 한다. 특히 수많은 시각정보 중에서 중요한 것만 선택하여 대뇌피질로 올려 보낸다. 복측외핵은 소뇌에서 정보를 받아 1차 운동피질로 보낸다.

청감각과 대뇌피질

시상의 내측슬상핵으로 보내진 청각정보는 뇌의 두 반구에서 측두엽에 위치하는 모든 소리를 감지하는 1차 청각피질과 그 주변부인 소리를 구별하는 기능을 갖는 2차 청각피질에 도달하게 된다. 이미 앞에서 달팽이관의 주파수 특성에 따라 구분된 영역처럼 대뇌피질의 1차 청각피질은 이와 비슷하게 구성되어 있는데[75] 이 1차 청각피질은 얇고 긴 띠 모양으로 베이스(bass)의 주파수에서부터 소프라노(soprano)의 주파수까지 영역이 있다. 즉 주파수가 낮은 소리는 1차 청각피질의 앞쪽과 옆면에서 처리되고, 주파수가 높은 소리는 피질의 뒤쪽과 중앙에서 처리된다.[76]

하지만 1차 청각피질에 있는 띠들의 연속은 피아노의 건반처럼 분명하게 주파수와 1차 청각피질 부위가 1대1로 나누어진 것은 아니다.[77] 어떤 순수한 주파수를 갖는 한 음은 귀에 들어오면 짧은 순간 후에 아주 짧은 시간에 대뇌피질의 적당한 주파수 띠에 비춰진다. 그리고 큰 소리는 거의 자신의 주파수에 관계없이 거의 모든 1차 청각피질에 활동한다.[78] 이러한 1차 청각피질 주파수들의 분류는 뇌와 정신의 단면들이 나누어질 수 있고, 계통적으로 구분될 수 있고, 해석될 수 있다

---

75) Musik im Kopf, Manfred Spitzer. p.186

76) Ibid. p.185

77) Das wohltemperierte Gehirn, Robert Jourdain. p.79

78) Ibid. p.78

음악,
그리고 음악치료

는 것을 말한다. 또한 이러한 사실은 청각피질이 들어오는 어떤 소리들의 순간적인 수용을 기록한다는 것을 의미한다. 그리고 1차 청각피질은 음향적인 인식이 저장되어 있는 단기기억에서 활동적이다.[79]

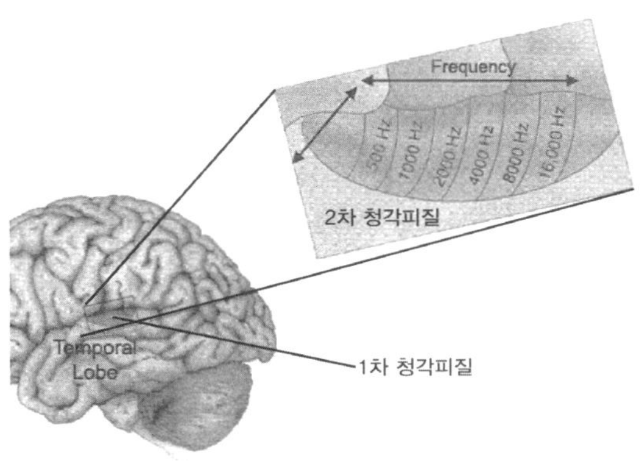

앞에서 잠깐 언급했지만 뇌는 주변 환경을 분석함으로써 인식내용을 범주 내에 통합하고 요약한다. 그리고 회상함으로써 뇌는 이러한 인상을 기억의 범주에서 재구성한다. 그러므로 범주화는 오로지 음악의 단순화에 집중하는 것이 아니라 범주화는 음악적인 그리고 정신적인 모든 활동에 근접한 기초를 형성한다.[80] 여기서부터 뇌간은 관계가 없고, 대뇌피질에 관계하는 2차 청각피질이 작용한다. 다시 말해서 2차 청각피질은 달팽이관 또는 뇌간과는 관계없이 오로지 1차 청각피질에서 나온 것에만 관계한다.[81]

2차 청각영역은 대체적으로 Brodmann영역 42에 해당되는 부위이지만 그 범위는 아직 명확하게 밝혀져 있지 않다. 하지만 유입된 소리의 분석은 1차 청각피질을 싸고 있는 2차 청각피질에서 이루어진다. 우

---

79) Ibid. p.81

80) Das wohltemperierte Gehirn, Robert Jourdain. p.95

81) Ibid. p.82

리가 음악을 들을 때 우리는 상대적으로 정밀한 음높이를 위해서 집중하지 않는다. 우리는 오히려 소리의 범주화에 집중한다. 이것은 음악에 대해 우리가 가지는 직접적인 경험 자체가 순수한 소리 인식과는 적게 관계하며 오히려 뇌를 통하여 소리를 인식하는 활동적인 해석에 관계함을 의미한다.

음향적인 인식이 저장되어 있는 1차 청각피질의 단기기억의 도움을 통해서 우리 뇌는 밀접하게 결합되어 있는 배음들을 통합하고 요약하고 또 총괄한다. 그리고 이 배음들을 개별적인 음으로 인식한다. 범주화된 음들의 체계를 음계라고 한다. 따라서 어떤 음계의 음들의 정확한 주파수들은 의미가 없다. 만약 '라'음을 440Hz에서 450Hz로 높여서 조율한다면, 우리의 뇌는 뇌의 범주화에 적당하게 적응한다. 이는 뇌가 주파수들 사이에 상대적인 거리들을 범주화하는 것이지 절대적인 주파수들을 범주화하는 것이 아니라는 것을 말한다.[82]

이렇듯 1차 청각피질이 개개의 음들에 집중하는 반면, 2차 청각피질은 무엇보다도 많은 음들 사이의 관계들에 집중한다. 따라서 선율이나 화성 등 음악의 전반적인 인지가 여기에 해당할 것이다. 여기서 주의해야 할 점은 해석이 아니라 인지라는 것이다. 그리고 2차 청각피질은 다양한 방법으로 좌뇌와 우뇌에 특성화가 이루어질 수 있다. 음악을 들을 때 순수한 음(깨끗한 주파수를 갖는)들에서 우뇌는 1차적으로 좌뇌에 대해서 우세함이 없다. 그러나 우뇌는 음들이 다양한 배음들을 갖고 나타날 때에는 분명히 더 낫다. 따라서 우뇌의 2차 청각피질은 동시에 일어나는 소리들에 집중한다. 그리고 조화로운 동질성을 분석한다. 반면 왼쪽의 2차 청각피질은 음계들 사이의 관계에 집중한다. 이 청각피질은 음계들 순서의 계층에 집중하고 이를 가지고 매우 분명하게 리듬의 인식에 관계한다. 이에 따라서 좌뇌가 언어에 관계한다는 것은 당연한

---

82) Das wohltemperierte Gehirn, Robert Jourdain. p.96

음악,
그리고 음악치료

것일 것이다. 그리고 뇌는 해석에 있어서 개개의 음을 고립화시키지 않고 항상 이전과의 연관관계를 갖는다.[83] 즉 일반적으로 신경세포들은 정보를 뇌에 전달한다. 이때 두 반구 사이의 수많은 신경섬유들로 구성된 뇌교는 이 두 반구들이 서로 자신들의 활동 결과들을 교환하는 것이 가능하게 한다.

따라서 소리를 해석한다는 것은 2차 청각피질이 반대쪽 2차 청각영역과 이 뇌교를 통해 밀접한 소통이 이루어져 감각기관으로부터 감각신경을 통해 정보가 얻어진 이후 감각과 운동에 관계된 영역을 제외한 대부분의 영역에 분포되어 있는 정보의 해석, 처리, 판단 그리고 이에 따른 통합작용을 하는 연합피질영역(association Cortex)으로 정보가 전달된다는 것이다. 더 나아가 이 연합피질의 작용에 따른 결과로 운동신경을 통해서 운동기관으로 연합피질의 결과가 실행되는 것이다. 이 연합피질의 작용에서는 기억이 중요한 역할을 한다.

그리고 이 기억을 주로 관장하는 기관은 해마이다. 또한 학습이나 훈련을 통한 기억은 뇌의 연합영역에 기록된다. 신피질에서 이들 연합피질의 영역이 비교적 뚜렷하게 구분되는데, 예를 들어 전두엽의 연합피질은 사고, 의지, 정서, 운동, Broca언어영역 등에 관계하고, 두정엽의 연합피질은 지각, 이해, 인식에 관계하며 측두엽의 연합피질은 체성감각, 시각, 청각에 대한 통합을 하고 기억에 관계한다. 특히 이 측두엽의 연합피질에는 Wernicke언어영역이 포함된다. 마지막으로 시각연합영역이 있는 후두엽으로 구분된다.

---

83) Das wohltemperierte Gehirn, Robert Jourdain. p.83~84

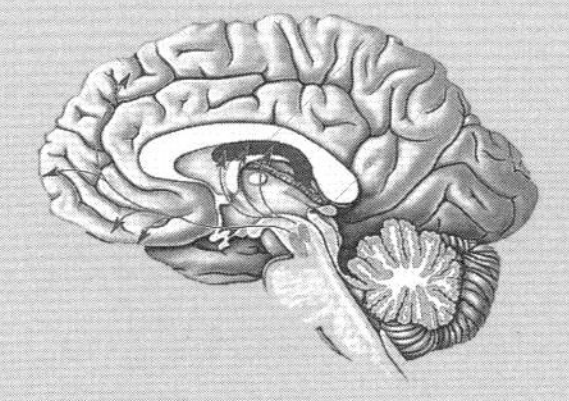

03

감정

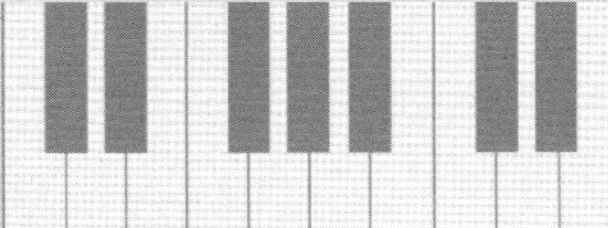

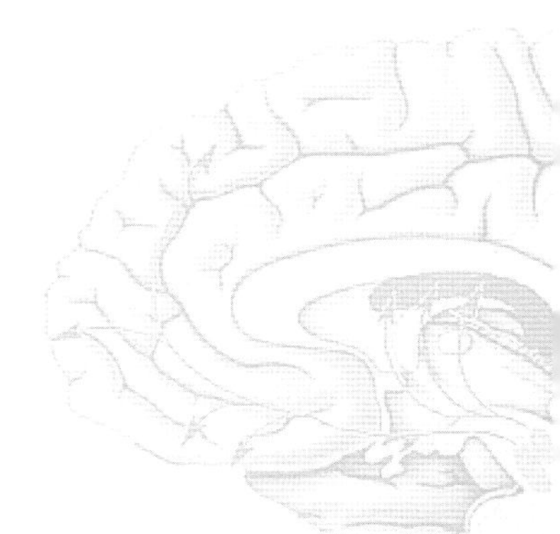

감 정

우리는 일상에서 감정, 정서, 느낌이란 단어를 구분 없이 사용한다. 그러나 이들에게 차이가 있다 하더라도 그리 큰 차이가 있다고는 생각하지 않는다. Lisa Summer[84]는 이들 감정, 정서, 느낌에 대해 정의를 내렸는데, 이를 기초로 한다면 먼저 느낌(feeling)이란 인간의 본능적이고 주관적이며 자연적인 순간적 내적 반응을 말한다. 이는 어떤 윤리적인 책임이 따르지 않는다. 따라서 객관적인 옳고 그름이 없다.

그러나 느낌이 생각이나 행동으로 옮겨질 때나 감정의 지배를 받을 때는 윤리성이 있다. 또한 정서(정동, affect)란 현대 심리학 영역에서는 감정과 구분 없이 사용하는데, 이 또한 대상에 대한 일시적인 특정한 느낌을 의미한다. 그러나 정서는 느낌과는 다르게 자율신경계의 활동으로 인한 신체변화가 뒤따른다. 따라서 무의식적인 활동특성을 갖고 있음에도 불구하고 관찰이 가능하다.[85] 예를 들어 높은 반응을 갖는 위협상황에서 땀 흘리기, 빠른 심장박동, 가쁜 호흡, 높은 혈압, 도피와 방어의 경향성 등등이 그것이다.

---

84) 심상유도와 음악, Lisa Summer, 정현주 역, p.298 재인용,

85) Fühlen, Denken, Handeln. Gerhard Roth. p.286

음악,
그리고 음악치료

마지막으로 감정(emotion)이란 기분이나 느낌 그리고 정서(정동)들을 포함하는 복합적인 상위개념으로 주관적인 경험을 말하며 정신적인 사건들의 복합적인 결과로 신체적 그리고 행동적인 활동요소들을 갖는다.[86] 이러한 정의는 감정이라는 것이 본능적이고, 무의식적이며 혹은 의식적이고 행동적인 면을 가지고 있음을 나타내고 감정은 일시적이며 흥분적이고 반응적인 특성을 갖는 정서들의 강약 안에서 경험과 학습의 영향을 받아[87] 타고난 감정에 관계하는 육체적인 반응들을 넘어서 특히 사회적으로 중재되는 반응들 그리고 행동방식들을 나타냄을 말한다. 이러한 감정들은 의식적인 행동계획, 행동조절에 영향력을 행사하고, 행동선택에 관여하며, 상응하는 행동방식을 촉진하는 기능을 갖는다. 그리고 감정은 우리의 사고, 상상, 특별한 기억들을 작동시키고, 제어하고, 조정하는 기능을 갖는다.[88]

---

86) Das Netz der Gefühle. Joseph LeDoux. p.13

87) Fühlen, Denken, Handeln. Gerhard Roth. p.297

88) Ibid. p.291

의식적 그리고
무의식적 감정

Sigmund Freud는 의식을 갖는 자아(Ich)와 무의식을 갖는 Es 그리고 초자아(Über-Ich)를 구분했다. 여기서 Es와 자아는 특징을 갖는데, Es에는 충동들이 위치하고 이 충동들의 요구에 대해 이기적이고 즉각적인 충족을 목적으로 한다. 그리고 인간이 성장하면서 자아는 이 Es에서 발달하게 된다. 그러나 여기서 중요한 점은 뇌의 신피질과 구피질에서처럼 자아가 생긴다고 해서 Es가 사라지는 것은 아니라는 것이다. 오히려 우리 일생 동안 존재하고 작용한다.

그리고 자아는 현실의 원리를 따르면서 현실과 충동 욕구 사이에서 중재하는 기능을 갖는데, 이 중재 과정에서 억압과 조절 또는 타협, 순응 등 방어가 나타난다. 이러한 관계를 감정과 연관 지어 말하면, 무의식적인 충동이나 감정들에 지배를 받는 Es에서 시간이 지남에 따라 이성적이고 현실적인 감정과 행동을 지배하는 자아가 나타난다고 말할 수 있다. 또한 이는 의식적인 감정들은 무의식적인 원형감정들이 변형된 것이라고 할 수 있고[89], 더 나아가 무의식을 기반으로 하는 의식의 내용은 의식적인 체험과 직접적인 체험을 포함한 언어로 나타날 수 있다.[90]

여기서 자아와 밀접한 관계를 갖는다는 것은 의식적인 인지에 따른 의식적인 감정 반응들이 대부분 세부적이고 유연한 행동 조절을 동반

---

89) Fühlen, Denken, Handeln. Gerhard Roth. p.288
90) Aus Sicht des Gehirns, Gerhard Roth, p.126~127

음악,
그리고 음악치료

하고, 어떤 위험상황에 대한 의식적인 체험을 통해서 우리는 먼저 무엇이 중요한 사실인가를 정확히 인식한다는 것이다. 이에 반해 무의식적인 인지를 통해서 일깨워진 감정적이고 자율신경적인 반응들은 덜 세부적이고 덜 유연하고, 이들의 정보처리는 피상적이며 단조롭다는 특징을 지닌다. 이는 위험 상황들에 대한 행동 반응들은 일반적으로 무의식적인 기계적 틀에 따라서 반응이 나타남을 의미한다.[91]

신경생리학적으로나 심리적, 임상에서는 구분되나 일상에서는 동의어로 쓰이는 두려움과 공포를 예로 들면, 두려움 속에서 육체는 생리적인 변화를 체험한다. 즉 혈압이 상승하고, 심장이 빨리 뛰고, 동공이 커지고, 손에 땀이 나고, 근육이 경직된다.[92] 이러한 생리적 변화는 공포에서도 나타날 수 있다. 그러나 공포는 구체적이고 객관적인 명확한 대상들이나 상황들에 대한 혐오스런 감정들에 대하여 관계하고, 두려움은 불안, 근심, 걱정 그리고 위협에 대한 막연한 감정을 말한다. 따라서 두려움을 갖는 환자들은 전혀 충족될 수 없는 과도하고 극단적인 안정욕구를 갖는다.

또한 공포는 시간적·공간적인 위험근원이 실질적으로 가까이 있음으로 상승하는 반면, 두려움에서는 반대로 오랫동안 위험으로 나타나지 않았던 위협적인 감정 그리고 불확실한 감정이 상승한다. 이에 LeDoux 경우 두려움을 근거 없는 추상적인 공포로 이해하기도 한다.[93] 그리고 Jaak Panksepp(1998)에 따르면 생리적으로 두려움, 공황장애, 슬픔, 고독감은 뇌에서 어떤 지역적인 자극, 즉 시상하부의 시삭전(preoptic)영역 그리고 시상의 표면을 돌아가는 섬유다발과, 편도(amygdala)와 관계하는 분계선조(stria terminalis)의 틈새 핵으로부터 시상의 배후를 거쳐서 중심회백질 가까이까지 도달하는 영역을 통해서 야

---

91) Fühlen, Denken, Handeln. Gerhard Roth. p.301

92) Das Netz der Gefühle. Joseph LeDoux. p.49~50

93) Fühlen, Denken, Handeln. Gerhard Roth. p.332

기됨에 반해 공포는 측면편도, 중심편도, 시상하부중앙, 중심회백질의 전기적인 자극을 통해서 야기된다고 한다. 그리고 공포는 자동적으로 또는 행동·생리적으로 밀접하게 방어행위와 연관된다. 이는 두려움과 공포가 각각 다른 신경생리적인 구조에 기초를 둔다는 것을 의미한다.[94]

자아와 관계하는 의식 상황들은 대뇌피질에[95] 연결되어 있다. 그러나 만약 대뇌피질인 더 이상 활동하지 않는다면, 또는 산소결핍이나 당분의 결핍, 신경화학적인 손상들로 인해 일반적인 대뇌피질의 활동들이 감소된다면 의식은 사라진다. 하지만 예를 들어서 자극들이 어떤 매우 적은 대뇌피질의 신경에 자극된다면, 또는 신경들의 활동이 높지 않다면 자극들이 무의식적으로 남아있게 된다. 이것은 의식이 되기 전에 일차적 그리고 이차적 감각적인 대뇌피질의 영역들이 작용을 멈추는 과정에 해당된다. 이와 반대의 경우가 의식화의 조건이 되는데 사고(思考), 심상 그리고 회상과 같은 내적인 상황들이 의식화되는 것은 항상 대뇌피질의 후두엽의 앞부분, 두정엽 부분, 측두엽, 전두엽 등을 포함하는, 즉 감각영역과 운동영역을 제외한 연합영역의 활동과 연결되어 있다. 이러한 활동영역을 제외한 나머지 활동들은 무의식적이다.

그리고 지금까지 대뇌피질의 일차적 그리고 이차적인 감각영역이 의식에 관여하는지, 관여한다면 어느 정도 관여하는지는 오랫동안 불분명하였으나, 대뇌피질 외부에서의 가공중심부들 그리고 대뇌피질의 일차적, 이차적인 감각영역들이 무의식적으로 인식의 중요한 부분을 미리 가공한 후에 정보들이 연합영역들로 보내지고 의식적인 인식이 생성된다는 것이 새로운 인식에 따라서 나타났다. 여기에서 서술적 기억

---

94) Ibid. p.333

95) 발생학적으로 뇌의 피질은 원칙적으로 6개의 층을 형성하는 등피질(Isocortex)과 이 등피질을 이루지 않는 부등피질(Allocortex)로 나누는데, 부등피질은 후뇌와 종뇌를 형성한다. 등피질은 전두엽, 두정엽, 후두엽, 측두엽을 말한다.

음악,
그리고 음악치료

의 내용이 나타난다. 즉 연합영역은 일차적인 정보들 그리고 이와 함께 섞이는 기억내용들을 어떤 의미 있는 상태로 형성하고, 작용이 미치는 통로들을 거쳐서 일차적, 이차적인 영역들에 인식의 세세한 부분을 경험적 통일체로 형성한다.[96]

앞선 Freud의 이해처럼 의식적인 감정은 인식과정들에서 전의식적인 내용, 무의식적 인식들, 우리의 주의집중의 대상외의 인식내용들, 연합 대뇌피질의 성숙을 갖는 유아, 태아의 뇌 안에서 상실한 지각적, 인지적, 감정적 과정, 무의식에 가라앉아 있는 것 그리고 일정한 조건하에서 다시 의식적으로 만들 수 있는 서술적인 기억의 내용, 기억의 혼합되고 고정된 내용들, 감정적 기억의 내용들을 포함하는 무의식을 기반으로 하는데[97], 의식적인 체험상태로서 감정들은 대뇌피질 안에서 활동성들과 연결되어 있으나 이해와 이성과는 달리 여기에 뿌리를 두고 있지 않고 오히려 변연체계(limbisch System)에 뿌리를 두고 있다.[98] 이 변연체계는 완전히 무의식적 활동, 무의식적인 육체적 욕구들, 흥분들 그리고 감정들의 생성에 관계한다. 그리고 우리의 행동을 조절한다.[99] 무의식적인 감정적 상태들과 관계에서 언급된 변연체계는 계층적으로 구성되어 있다.

상중하로 나누었을 때 下 부분은 기초적인 즉 학습과 관계없는 충동적 상태인 분노, 공포, 쾌락, 공격성 또는 방어, 도피 등에 관계한다. 이들은 자율신경적인 반응들 그리고 이와 함께 연결되는 감정적 상태들을 불러일으킨다.

---

96) Aus Sicht des Gehirns, Gerhard Roth, p.132

97) Ibid. p.143

98) Ibid. p.157~158

99) Das Netz der Gefühle. Joseph LeDoux. p.107

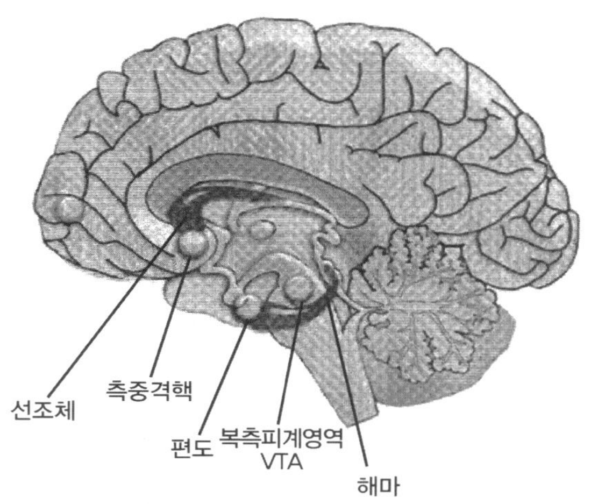

　여기의 중심부는 중간시상하부, 중심회백질, 편도의 중심 핵, 자율신경 체계와 밀접한 관계가 있는 모든 복측선조체(ventral Sstriatum), 측면 시상하부, 복측피개영역(Ventral Tegmentales Area), 복측담창구, 변연시상핵들로 구성된 중뇌변연체계(mesolimbisch system) 부분이다. 이 下 단계는 의식적으로 어렵게 조절 또는 조정된다. 이 안에서 진행하는 과정들을 성격이라고 묘사한다.[100]

　다음으로 의식적인 것이 필수는 아닌 中 부분은 감정적 조건화에 관계하는데, 이 중간 단계는 편도, 중뇌변연체계로 구성된다. 이러한 변연 중심들은 下 단계에 직접 연결되어 있다. 그리고 이들은 자신들의 활동을 경험에 관계하여 조절할 수 있다. 이 단계의 작용은 이미 자궁에서 시작한다. 즉 의식적인 사고가 생기기 전에 시작한다. 이 中 단계는 육체가 무엇을 행하는지, 이러한 육체적인 행동의 긍정적 또는 부정적인 필연결과들에 따라서 모든 것을 평가한다. 그리고 무의식적인 감정적 경험기억 안에서 이러한 평가의 결과를 저장한다. 이 단계의 보다

<hr>

100) Fühlen, Denken, Handeln. Gerhard Roth. p.373

음악,
그리고 음악치료

큰 의미는 신생아에게서 모든 것이 새롭고 명확하게 그리고 어느 정도 집중적으로 감지되고 평가된다면 이러한 중간적인 조건화 수준을 출생 후 시간이 지나면서 획득한다는 것이다. 이러한 긍정적, 부정적 조건화에 근거를 둔 감정적 기억은 상대적으로 천천히 학습되지만 매우 강력하다.[101]

여기서 조건화란 기억을 통한 둔감화와 밀접한 관련을 가진다. 실제로 일상적인 생활에서 대부분의 사건들에 대해 우리는 직관적이다. 즉 어떻게든 자동적인 결정에 종속되어 있다. 여기서 인식된 것은 무의식적으로 일치하게 된다. 그리고 숙달기억은 우리에게 이것이 이미 알려져 있는 것인지 아닌지를 물어본다. 그리고 정서적인 기억은 경우에 따라서 제시되는 정서적인 평가들에 의해서 검사된다. 이 결과 만약 우리에게 인식된 것이 의식적이라면 동시에 해당되는 감정이 일어나게 된다.[102]

만약 우리가 새롭거나 중요하거나 복잡한 문제에 당면한다면, 우리는 이러한 문제들에 대하여 주의집중을 필요로 한다. 여기서 만약 우리가 문제들을 점점 더 잘 극복한다면 우리의 문제해결 행동은 주의집중 그리고 의식으로부터 점점 더 독립적이게 된다.[103] 즉 무의식적이 된다. 여기에 병렬적으로 신경적인 활동성도 역시 감소한다. 우리에게 이전에 긍정적 또는 부정적으로 자극했던 사건에 대해서 둔감해진다는 것이다. 이 둔감화를 생리적으로 말하면, 변연체계의 감정적인 상태들은 항상 의식적으로 인지되지 않고, 이는 대뇌피질 영역의 충분한 활동이 일어나지 않음을 말한다. 심적으로는 반복에 의해서 무의식적이 된다는 것이다.[104] 반대로 민감화의 경우는 대뇌피질과 변연계간의 강한

---

101) Ibid. p.373~374

102) Aus Sicht des Gehirns, Gerhard Roth, p.159~160

103) Fühlen, Denken, Handeln. Gerhard Roth. p.297

104) Ibid. p.298

활동을 전제로 한다는 것을 말한다. 매우 자극적인 개개의 체험들과의 상호관계에서 사건 또는 사물들은 사진처럼 우리의 기억 속에 깊이 새겨진다. 그리고 사람들은 점차 사라지는 기억내용들을 허구적인 사건을 가지고 보충하는 경향을 보인다. 이러한 과정들은 일반적으로 완전히 무의식적으로 일어난다.[105] 이는 감정적인 학습은 신피질에서 시작될 수 있으나 경우에 따라서 감정적인 반응들은 의식과 함께 작용하는 사고, 판단, 뇌의 높은 처리체계들에 관계없이 일어날 수 있음을 의미한다.[106]

다시 변연체계로 돌아가서 의식적 단계인 변연체계의 上 부분은 안와전두피질(orbitofrontal Cortex), 대상회(cingulär Cortex)주변 그리고 측두엽(temporal Cortex)의 부분들을 통하여 나타난다. 특히 감정에 관계해서는 기저외측 편도(amygdala)가 관계하는 반면, 육체적인 욕구나 흥분은 시상하부, 중심회백질, 편도의 중심핵에 의해서 생성되고 조절된다. 쾌적하고 아주 유쾌한 감정이나 사건들의 연결에서는 중뇌변연체계, 무엇보다도 복측피개영역에 밀접하게 연결된다.

감정과 육체적인 활동에 중요한 관계를 갖는 편도를 살펴보면, 외부의 자극에 대한 정보들은 2가지 통로를 통해서 편도에 도달한다. 먼저 감정적인 자극이 감각적 시상을 거쳐서 감각적인 피질을 경유하고 편도로 가는 통로가 있고, 감정적 자극이 감각적 시상을 거쳐서 곧 바로 편도로 가는 통로가 있다.[107]

후자의 경우 중간단계를 생략하기 때문에 정보를 더 빨리 전달할 수 있다. 그러나 이 통로는 빠르지만 정보의 내용은 정확하지가 않다. 이러한 직접적인 통로 덕분에 우리는 본능적으로 위험한 자극들에 대해서 반응할 수 있다. 이는 위험한 상황들에서 매우 유용할 수 있다. 전

105) Ibid. p.304

106) Das Netz der Gefühle. Joseph LeDoux. p.173

107) Ibid. p.169~170

음악,
그리고 음악치료

자의 경우는 후자와 반대로 섬세하고 정확한 정보를 전달하고, 우리가 이해하지 못하는 감정적인 반응들의 조절을 위해서 관여한다.[108] [109] 이렇게 들어온 정보들은 편도 내에서 정보를 받아들이는 입구가 되는 측면핵, 기저핵과 보조기저핵을 경유하여 감정적 반응을 나타내게 된다. 특히 편도 내에서 중심핵은 감정적인 반응들을 조절하는 영역들을 연결하고, 중심핵의 다양한 출력들은 다양한 반응들의 표현을 통제 또는 조절한다.[110]

<hr>

108) Ibid. p.175

109) Ibid. p.178~179

110) Das Netz der Gefühle. Joseph LeDoux. p.174

감정과 기억

　변연체계와 대뇌피질의 기능과 관계해서 약 100년 전의 의학이 주장한 태아가 자궁에 있을 때 들을 수 없다는 주장은 맞지 않다. 자궁 내에는 어머니의 맥박, 소변, 호흡, 장운동, 몸의 움직임, 뼈의 마찰 등 50~70Hz 사이의 크기를 갖는 소리들이 있다. 그리고 자궁은 소리의 전달이 공기보다 더 빠른 양수로 차있다. 따라서 태아는 우리가 생각하는 것보다 더 큰 소리에 노출되어 있는데[111] 이러한 자궁 내에서는 보통 125~2,000Hz 사이의 주파수가 작용할 수 있다. 따라서 이 주파수대에서 말하기는 자궁에서 더 쉽게 들을 수 있게 된다.[112]

　특히 남성은 여성보다 한 옥타브 낮게 말하고 노래하기 때문에, 남성들의 소리는 여성의 소리보다 자궁에 더 잘 들어간다. 이러한 이유 때문에 태아에게 남성, 특히 아빠의 음성이 중요하다. 이는 태교음악을 만들 때 중요한 시금석이 될 것이다. 실제로 Griffith와 그의 동료들이 작은 마이크를 자궁 안에 위치시키고 말하는 소리를 녹음했는데, 남성의 소리는 55%, 여성의 소리는 34% 녹음이 되었다.[113]

　이러한 소리에 대한 자극들은 무의식 속에서 체험된다. 고대 그리스, 인도 그리고 히브리 학자들은 이미 어린이가 자궁에서부터 일정한 시

---

111) Musik im Kopf, Manfred Spitzer, p.145

112) Ibid. p.147

113) Musik im Kopf, Manfred Spitzer, p.148

음악,
그리고 음악치료

기에 심리적인 능력들과 현재 인지하는 것에 대한 회상의 가능성을 갖고 있음을 기술했다. 또한 고대 그리스인 Empedokles는 기원전 480년경에 이미 어린이의 발달이 자궁에서 어머니의 체험과 연관이 있음을 주장했고, 이를 근거로 태교의 중요성을 주장했다.[114] 이는 이미 앞에서 알아본바 체험은 기억과 아주 밀접한 관계가 있음을 통해서 지지될 수 있다.

청각체계는 거의 전체 임신 기간 동안 발달한다. 공기 안에서 효과적인 외이의 경우는 자궁 내에서는 의미가 없으므로 외이를 제외한 청각체계의 발달을 세부적으로 살펴보면, 자궁 내에서 효과적인 기능을 수행하는 중이의 이소골은 8주부터 발달하고, 고막은 11주부터 발달한다. 그리고 내이의 달팽이관은 5주부터 작은 수포로 발달을 시작하고 6주부터는 돌돌 감기기 시작한다. 그리고 20주가 되면 성인과 같은 모양에 도달한다. 울림의 변환이 신경자극으로 이루어지는 달팽이관의 코르티기관은 20주부터 발달을 시작하고, 28주부터 내이는 중앙처리장치인 뇌와 연결을 갖는다.[115]

여기서 알 수 있는 것은 중이의 발달은 약 32주에 끝나 이후에 정상 작동을 할 수 있지만, 이 청각체계가 완전하게 발달되지 못할지라도, 뇌로 음향자극들을 계속해서 전달할 수 있다는 것이다. 그러므로 대부분 24주~28주부터 태아는 외부의 자극에 반응할 수 있다. 따라서 외부의 큰 소리(대포 소리나 꽝하고 닫히는 문 소리 등등)가 아이의 행동을 유발시키거나 또는 시작되었던 행동을 멈추게 하고 또 더 나아가 오랜 기간에 걸쳐 어린이의 움직임의 변화를 이끈다. 어린이의 심장박동도 역시 이러한 소리에 반응을 한다. 그리고 자극이 크면 클수록 반응들은 더 분명하다. 그런데 이 반응들은 초기에는 귀를 거치는 것이 아니라, 이미

---

114) Ibid. p.143

115) Ibid. p.148

초기에 발달된 앞서 말한 기관들을 거쳐서 전달된 것이다. 이것은 또한 뇌로 음향자극들이 계속해서 전달될 수 있음을 보여준다. 하지만 여기서는 순음들보다 소음에 더 강하게 반응한다.[116] 이러한 반응에 대한 실험에 따르면 90dB에 노출되었던 태아는 체중이 감소함을 나타냈다. 따라서 임신부는 80dB 이상의 소음에 노출되어서는 곤란하다.[117]

어린이는 이미 어머니의 자궁에서부터 체험이 있었고, 이러한 경험은 저장되어 있다.[118] 이러한 사실의 증명으로 태아가 자궁에서 다양한 음들을 인지할 수 있는지, 인지할 수 있다면 얼마나 이러한 기억이 지속되는지의 문제는 Heteren과 그의 동료들에 의한 습관화 실험으로 검사되었다. 이들에 의해 25명의 태아들은 출산 전까지 총 3회 검사되었다. 특별한 스피커를 통해서 태아들에게 총 30초 동안 매 1초에 한 음이 연주되었다. 그리고 초음파를 통해서 태아는 관찰되었다. 그 결과 음의 자극에 대한 움직임이 직접 감지되었다. 자극에 따라서 1초 내에 태아가 움직인다면, 이것은 긍정적인 대답으로 입증되었다.

만약 4개의 잇따라 주어진 음 자극에 대하여 전혀 움직임이 없다면 이것은 음 자극에 대한 습관화의 암시로 평가되었다. 심장박동은 실험 전 10분 그리고 실험 후 10분에 분만 중 태아의 심장박동과 자궁수축을 기록하는 분만태아심(心)묘사 (cardiotocography)법으로 측정되었다. 이후 17명의 태아에게서 평가 가능한 자료가 나왔는데 실험 전 10분의 검사와 비교해서 10분 후 그리고 24시간 후 빠른 습관화가 도출되었다. 이 실험의 결과 태아는 최소한 10분의 단기기억과 24시간의 장기기억을 갖는데, 이는 또한 태아가 음악을 배울 수 있다는 것을 의미한다.[119]

---

116) Musik im Kopf, Manfred Spitzer, p.149

117) Ibid. p.147

118) Developmental and Oerinatal Aspects. Hepper, Oxford University Press, p.129~156

119) Musik im Kopf, Manfred Spitzer, p.153

음악,
그리고 음악치료

또 1996년 Lecanuet는 자신의 저술에서 음악이 태아에게 미치는 고전적 조건형성의 가능성 실험을 소개했다. 6~8개월의 임신부에게 한 주에 여러 번 Sergej Prokofiev의 작품 피터와 늑대(Peter und der Wolf)의 Fogott 주제를 아주 편안한 상태에서 들려주었다. 이는 임신부의 이완 상태가 태아에게 움직이기 용이한 상태를 만들어주기 때문이다. 37주에 이 주제가 다시 들려졌을 때, 태아는 직접적 행동으로 반응하였다. 태아는 미리 경험 없이 6~10분 후에 엄마에게 이완을 주었던 음악에 행동들과 함께 반응하였음이 보고되었다. 이는 또한 결과적으로 태아에게 일정한 음악이 움직임의 가능성을 가져다 줄 수 있음을 말해준다.[120]

그리고 1994년 DeCasper와 동료들은 실험을 했는데, 34~37주의 태아에게 매일 두 번 녹음기를 통해 똑같은 이야기를 들려주었다. 37주 후, 이전에 들려주었던 이야기를 들려주었더니 감소된 맥박이 나타났다. 똑같은 동화를 읽어준 사람이 다른 이야기를 들려줄 때는 이 현상이 나타나지 않았다. 이것은 태아가 어느 정도 일정한 말의 선율을 인지한다는 것이다.[121]

자궁 내에서 태아의 음향적인 환경은 출생 후 유아의 기억에 남아 있다. 이에 대한 또 다른 증명으로, 엄마의 심장박동과 관계해서 갓 태어난 아이에게 엄마의 심장박동(Puls 72/min.)을 들려주면 유아는 적게 운다. 여기서 어머니의 심장박동은 같은 또는 규칙적인 리듬을 갖고, 특별한 특징을 갖는다. 그리고 엄마의 심장박동과 함께 엄마의 음성은 내재화된 소음 배경 중의 하나이다. 객관성을 확보하기 위해 유아들을 비디오 촬영 하였는데, 유아가 어머니의 젖을 먹을 때 유아에게 어머니의 음성이 아닌 다른 음성을 들려주었을 때보다 평소 어머니의 음성을

120) Musik im Kopf, Manfred Spitzer, p.153~154

121) Musik im Kopf, Manfred Spitzer, p.154

들려주었을 때, 유아는 더 평온했다. 이러한 결과는 또한 어머니의 음성은 어머니와 아이의 관계 형성에 있어 역시 중요함을 나타낸다.[122]

이렇게 음향에 대한 기억이 존재함은 음악 역시 기억과 밀접한 관계가 있음을 말해준다. 왜냐하면 음악은 과거와 현재가 어떤 관계가 있을 때 존재하기 때문이다. 음은 진동들의 순간 가치가 어떤 합일체로 통합될 때 발생한다. 즉 우리가 音을 음으로 이해한다는 것은 우리가 음을 종합적으로 느끼고, 파악하고 체험함을 말한다. 이때 기억으로 이해되는 음악의 체험은 이미 들었던 구조들을 회상하는 것을 조건으로 한다.[123]

기억에 관계해서 오늘날 일반적으로 뇌는 기억체계의 대다수를 포함한다는 것이 받아들여진다. 이때 얼마나 오래 어떤 일정한 내용이 기억에 머무르는가에 따라 기억체계가 세분화되는데, 감각기관들과의 밀접한 관계성을 근간으로 하는 매우 짧은 동안에 기억, 예를 들어 망막의 잔상 같은 극히 짧은 기억이나 내용이 몇 초간 기억에 머물고, 내적인 반복을 통해서 그 기억은 더 길어질 수 있다. 그리고 의식적으로 기억하려는 노력을 행하지 않으면 시간의 흐름과 함께 완전히 잊어버릴 수 있는 단기기억과 반복, 정교화, 조직화 등의 과정을 통해서 필요할 때마다 어려움 없이 꺼내어 사용할 수 있는 장기기억으로 나누어진다. 우리는 이 장기기억에 간단한 삽화(사건)들이나 일반적인 지식을 저장한다. 음악과 관련해서 생각해 보면, 우리는 수많은 가락들이나 리듬들 그리고 음악적인 사건들을 장기기억에 저장할 뿐만 아니라 정교함과 조직화의 결과물인 지식에 해당하는 일반적인 음악 원리들을 저장한다.[124] 이때 이 장기기억에서 정교함과 조직화를 대변하는 범주화는 중요한 활동원리가 된다.

---

122) Ibid. p.154~155

123) Musik im Kopf, Manfred Spitzer, p.115

124) Musik im Kopf, Manfred Spitzer, p.136

예를 들어 우리가 어떤 아기자기한 리듬을 들었고 이것에 깊은 감명을 받았을 때, 이것이 나중에 다른 환경이나 조건에서 심지어 다른 화성, 다른 조에서라도 먼저 들었던 리듬이 나온다면 우리가 가진 범주를 떠올릴 것이다.[125] 물론 이러한 현상은 리듬뿐만 아니라, 화성이나 선율 그리고 이외의 모든 음악적인 요소에서도 나타날 수 있다. 이들 시간을 기준으로 분류된 기억들인 장기기억과 단기기억 이외에도 단기기억으로 동일하게 취급되기도 하고, 단기기억과 장기기억의 중간단계로 취급하기도 하는 특정한 영역의 특성에 관계하여 지식, 정보, 경험, 믿음 등이 반복이나 특별한 노력을 하지 않더라도 잠시 동안 쉽게 접근 가능하도록 임시로 저장되고 경우에 따라서 임시 정보 저장뿐 아니라 필요에 따라 얼마든지 단기기억을 사용할 수도 있고 장기기억을 사용할 수도 있어 정보조작까지 가능한 작업기억이 있다. 이 작업기억은 5~7개 정도의 내용을 수용할 수가 있는데, 예를 들어 우리가 전화를 걸 때 전화번호를 기억하고 숫자 버튼들을 누른다. 그러나 이 전화번호는 전화기 버튼을 누르고 나면 기억이 나지 않는다. 그리고 각성, 통합, 요약, 조절을 통해서 통일체들이 더 큰 통일체적 내용으로 상승이 가능하다. 즉 여러 각각의 정보들이 범주화를 통해서 하나의 내용으로 정리되는 유의적 단위 짓기(Chunking)가 일어나기도 하고, 서로 다른 부분적인 정보들이 재편집 되어 다른 이야기가 되기도 한다.[126] [127] 이를 바탕으로 상징적인 표현들의 생산이 가능하다.

내용적인 관점으로 기억은 먼저 단회성으로 가공된 내용인 삽화적 기억, 획득된 아주 일반적인 지식을 의미하는 의미적 기억, 그리고 체내화된 내용인 방법기억이 있다. 여기서 체내화된 내용이란 예를 들면 자전거 타기 같이 자전거를 배우고 체득된 뒤 오랜 시간 자전거를 타지

---

125) Musik im Kopf, Manfred Spitzer. p.132~134

126) Musik im Kopf, Manfred Spitzer. p.130~131

127) Ibid. p.302

않아도 자전거 타는 방법을 잊어버리지 않고 다시 무리 없이 자전거를 탈 수 있는 기억을 말한다.[128] 이외에 우리가 감지했던 것의 조직체들이 저장한 감각기억이 있다.

이에 대한 예를 들면, 우리가 오랫동안 보지 못했던 고향 친구 집을 찾아갈 때, 왠지 감각적으로 왼쪽이나 오른쪽 방향으로 가야할 것 같은 기분이 든다. 그리고 기분에 따라 방향을 틀었는데 아주 익숙한 건물을 만나게 된다. 역시 소음이나, 냄새 또는 촉감들은 숙지한 체험을 가져온다. 이전의 경험들은 흔적들을 남긴다. 그리고 이전의 경험들은 새로운 경험과 같은지 아닌지를 구별한다.[129] 그리고 또한 매우 짧은 기억에 해당하는 음향적 자극에 대한 감각적인 기억인 메아리기억(Echogedächtnis)이 있다.

우리의 귀는 끊임없이 자극을 받는데, 이것은 연속적인 부단한 공기 진동들에 노출되어 있다. 이러한 상황에서 우리는 특정 소리들을 구분할 수 있는데, 메아리기억은 아주 짧은 시간 동안에 인식흔적을 포함한다. 이것은 음악에서나 언어에서나 동일하다.

우리는 특정 음이나 단어를 들을 때, 이것이 다른 소리들과 섞여있을지라도, 우리는 이 진동의 파동을 해체하여 분석한다.[130] 중요한 점은 위에 상술한 기억 과정과 인지는 의식적인 체험을 전제로 하고[131] 범주화를 전제로 한다는 것이다. 이때 형태심리학적인 관점으로 범주화의 세부원리로 근접성이나 연속성 그리고 유사성은 상당히 많은 의미가 있다.[132] 만약 우리가 음향적으로 동일한 반복적인 자극들을 접한다면, 우리는 이 자극들을 리듬화하여 인식한다.

---

128) Ibid. p.116~117

129) Ibid. p.117~118

130) Musik im Kopf, Manfred Spitzer. p.119

131) Das Netz der Gefühle. Joseph LeDoux. p.290

132) Musik im Kopf, Manfred Spitzer. p.126

음악,
그리고 음악치료

물리적 사건이 • • • • • • • 이고, 첫 번째 자극이 강하게 또는 분명하게 인식된다면, 물리적으로 아무런 이유가 없음에도 불구하고 우리의 인식은 •• •• •• 또는 ••• ••• 로 집단화하여 체험한다. 이 리듬은 인식하는 사람의 주관에 근거한다. 여기서 형태심리학적인 원리들이 있다. 즉 리듬에서도 전통적으로 형태심리학에서 시각에 관계하여 설명하는 전경과 배경이 차이가 있다. 왜냐하면 사건 • • • • • • 가 • • • • • • 로 체험되기도 하기 때문이다. 즉 강조되거나 강조되지 않은 결과로서 집단화된 사건이 되기 때문이다. 여기서 강조된 것은 전경으로 떠오르고 그렇지 않으면 배경으로 이해된다. 이것은 이미 1894년에 Bolton에 의해서 주관적인 리듬화로 표현된 현상들은 항상 나오는 것이 아니라, 개개의 사건들이 길지 않고 그리고 짧지 않을 때 나타난다. 즉 적당한 시간적인 길이에서 리듬화가 나타난다는 것이다. 이러한 최적의 시간적인 길이는 현상들이 나타나기 위해 약 400~600 millisecond 이었다. 이것은 메아리기억의 시간적인 용량에 가깝게 이해된다. 다른 실험들에 의하면 이 시간적인 용량은 1990년 Pöppel에 따르면 약 3초, 1999년 Clarke에 따르면 약 5초, 1987년 Fraisse에 따르면 2~10초였다. 그러나 확률적으로 이 시간은 내용에 종속되고 유동적이다.

장기기억의 토대는 서술(의미)기억과 삽화(단편사건)기억이다. 이들을 간단히 묘사하면, 삽화기억은 I remember로 회상되는 기억, 서술(의미)기억은 I know로 회상되는 기억이다. 또한 서술기억은 반복하면 반복할수록 명확히 기억되고 인출하기 쉬워지는 반면, 삽화기억은 한 번 이상 인출이 되면 그 기억의 정확도가 떨어진다. 그리고 두 기억 모두 매우 유연하고 자유롭게 사용할 수 있는 기억이며, 의식적인 접근이 가능한 기억이지만, 삽화 기억은 공간, 시간에 구애를 받는 데 반해, 서술기억은 이러한 맥락 정보에 영향을 받지 않는다. 즉 서술기억은 일반적인 지식에서 획득된 기억으로 대상과 개념을 다른 대상과 개념에 연결시킴으로써 의미를 상기시킬 수 있다. 이런 경우 그 의미가 그 대상과 개념의 이미지를 통해 직접적으로 연결될 수도 있고 이미지를 표시하는 기호를 통해 연결될 수도 있다.

삽화기억은 개인의 경험, 즉 자전적 사건에 대한 기억으로 사건이 일어난 시간, 장소, 상황 등의 맥락을 포함한다. 구체적인 대상들에 대한 직접지각을 상기시킬 수 있다. 이것은 마치 영화 속의 이미지를 떠올리는 것과 같다.

Roth의 관점에 따라서 삽화기억이 신경생리적으로 생성 또는 형성되는 과정이다.[133]

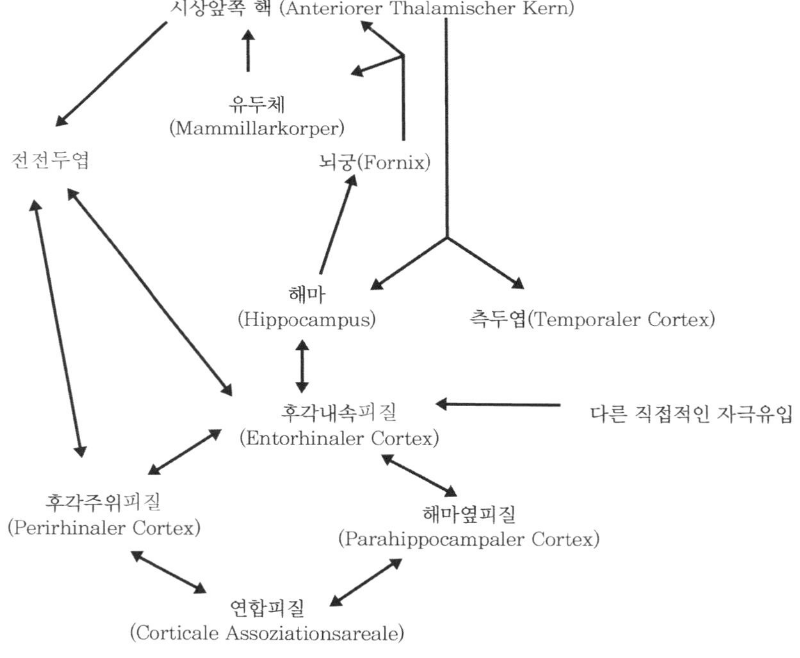

133) Fühlen, Denken, Handeln, Gerhard Roth. p.162~163

음악,
그리고 음악치료

Hippocampus의 유입은 Nucleus accumbens, medialen Septum, basolateral Amygdala, medialen와/과 lateralen Hypothalamus, limbisch Thalamuskernen, Raphre-Kernen, Locus coeruleus 그리고 Tegmentum의 Höhlengrau 중심부에서부터 온다. Hippocampus의 유출은 entorhinal Cortex와/과 parahippocampal Cortex를 경유해서 cortikal 그리고 subcortikal 목표영역으로 되돌아간다.

Hippocampus와 Hippocampus를 둘러싸고 있는 entorhinale Rinde 그리고 perirhinale Rinde들은 의식능력적인 그리고 내용표기적인 기억의 조직자·형성자로 보이게 된다. 이들은 어떤 인식내용이 어디 그리고 어떤 방식으로 또는 어떤 맥락으로 다양한 기억들에 저장되는가 하는 현재의 관점에 따라서 놓인다.

이에 대한 실험으로 그림을 먼저 보여주고 그 후 그림을 설명하는 이야기를 제공해줄 경우 그림에 대한 구체적인 기억양이 증가하지만, 이야기를 먼저 제공해주고 그림을 보여주면 이야기만 제공해주었을 때와 비슷한 정도로 밖에 기억을 못한다. 그리고 서술(의미)기억은 어떤 현상의 내적인 존재에 관계하고, 일화기억은 활동적인 예에 관계한다. 좋은 작곡가가 매 音들을 눈앞에 보이듯이 생생하게 나타내는 능력은 일화적인 기억의 성과이다.[134]

이러한 기억을 생리적인 특히 뇌의 활동과 관계해서 생각하면, 인지 그리고 기억은 의식적인 체험을 전제로 한다. 이는 다시 말해서 변연체계의 上부분에 밀접한 관련이 있음을 나타낸다. 그리고 기억실행은 활동적인 동시에 무의식적인 과정이다. 여기서 활동적이란 말은 기억내용들은 드물게 상대적으로 변하지 않고 머무르는 것이 아니라 오히려 어떻게든지 강하게 우리의 의식에 숨겨져 머무르는 사건들과 과정들에 근

---

134) Das wohltemperierte Gehirn, Robert Jourdain. p.214

거해서 뇌에 의해 변화된다는 것을 말한다.

이는 또한 기억들이 감정적으로 변화됨을 말한다. 이러한 기억은 정서적인 조건화에서 정확한 장소, 정확한 시간 그리고 정확한 사건의 진행에 관한 정보들을 제공함으로써 사건들과 대상들에 대한 의식적, 세부적, 복합적 인지 그리고 자서전적 기억들에 근거하는 교육을 통해서 강하게 영향 받는 보통 사회 또는 집단적인 테두리 안에서 이어져 있는 평가들이 시작된다. 뇌가 문제에 직면하면 과거 경험들의 혼합된 기억조각들을 동반하여 가능한 방법으로 일어나는 사건 그리고 행동방식에 관한 숙고를 하게 된다. 이때 뇌는 평가체계로 작용한다. 평가에는 현재 상황의 정서적 또는 감정적, 상대적으로 세부적이지 않은 이해 그리고 감정적 기억과의 비교가 포함된다. 그러나 변연체계만으로는 사건의 실제적인 상세함들을 정확하게 이해할 수가 없다. 왜냐하면 의미기억과 일화기억은 서로 밀접하게 연결되어 있기 때문이다. 서술(의미)기억은 삽화들 내에서 비롯되며 거의 언제나 뇌가 다른 일화들을 상기하도록 만든다.

사건의 실제적인 상세함들은 우리가 무엇에 대해서 의식적으로 회상하는 그리고 우리가 원리상 언어적으로 보고할 수 있는 서술적인 기억에서 나온다. 서술적인 기억의 핵심은 우리와 우리 주변에서 일어난 일에 대한 우리의 체험기억이다. 즉 자전적인 기억이다. 그러나 정서적인 조건화는 항상 계속적으로 이미 자궁에서 시작하였다.[135] 이것은 앞선 대뇌변연계에 대한 언급에 관계해서 기억에 있어 해마와 편도의 상호관계적인 작용을 말한다.

이들의 작용을 좀 더 살펴보면, 무의식적, 또는 불분명한 회상형식들이 다양한 체계들에 의해서 중계되는 반면, 의식적, 진술적, 서술적 또는 분명한 기억이 해마 그리고 해마와 연결된 피질영역에 의해서 중계

---

135) Aus Sicht des Gehirns, Gerhard Roth, p.159

된다. 그리고 감정적인 상황(전후관계, 배경)의 규정에 중요하게 관계한다. 이 해마는 우리 경험의 어떤 부분들이 장기기억으로 넘어가는지를 결정한다. 이러한 이유에서 해마는 측두엽 각각의 여러 구조들과 밀접하게 서로 얽혀있다. 한편으로는 범주화에 관계하고, 다른 한편으로는 경험들의 다양한 종류들과 서로서로 용해된다. 변연체계는 각 단일 요소들의 의미들에서 모여진 우리의 지식들을 끌어온다. 그리고 아주 가까운 반응을 조절한다. 이것은 감각인식과 사용가능한 가능성들의 세부적인 분석에 기여하는 피질과의 밀접한 협력 작용에서 일어난다.[136] 반면 불분명하거나 감정적인 기억체계는 편도 그리고 편도(amygdala)와 상호 관계하는 영역에 관계한다.[137] 즉 감각적인 피질, 감각적인 시상, 해마, 전두엽 중심부들로부터의 입력을 거쳐서 대상들 혹은 사건들의 복합적인 관점들이 편도의 감정적인 반응들을 유발할 수 있다. 만약 정신적인 쇼크(外傷)의 상황들이 일어난다면, 불분명한 그리고 분명한 기억체계들을 병렬적으로 움직인다.

해마체계를 통해서 정신적인 쇼크 동안 자신이 누구와 함께 있었는지, 자신은 무엇을 행동했는지 회상하게 될 것이다. 그리고 상황이 놀랄만한 것이었음을 기억하게 될 것이다. 또 편도체계를 통해서 자극들은 다른 육체적이고 이성적인 반응들과 병행해서 근육을 팽팽하게 하거나 혈압, 심장박동을 변화시키거나 호르몬 분비 등을 일으키게 된다. 만약 우리가 이러한 체계를 동물실험을 통해서, 특히 인간의 실험을 통해서 분석한다면, 우리는 병행적으로 작동하는 기억체계에서 독립적인 기억기능들을 불러일으키는 것처럼 이해할 수 있다.[138] 또한 편도는 장기기억의 중심부에 중요한 연결들을 갖는다. 이 아래에 해마체계 그리고 장기간의 정보저장에서 해마와 상호관계하는 피질의 영역을

---

136) Aus Sicht des Gehirns, Gerhard Roth. p.377

137) Das Netz der Gefühle. Joseph LeDoux. p.216

138) Ibid. p.216

갖는다. 이러한 통로들은 장기기억들의 활동을 촉진시킬 것이다. 외측 전두엽으로 편도의 연결들은 상대적으로 얇다. 그러나 이들은 앞쪽의 띠 모양의 피질로 향하는 강한 연결들을 갖는다. 특별한 단기완충, 장기기억 중심부 그리고 전뇌피질의 중심부들과의 연결을 경유해서 편도는 작업기억의 정보내용에 영향을 줄 수 있다.[139]

어떤 새로운 자극을 유발하는 흥분자극에 대해서 편도는 필수적이 아니다. 편도는 오히려 감각적인 것의 직접적인 유입을 통해서 흥분자극체계로 중계된다.[140] 그리고 편도는 해마에 강력한 영향을 미치며 해마의 기능을 조절 또는 감독한다.[141] 삽화기억에서 해마와 변연계 중심 **(편도, 중뇌변연체계)**들은 함께 작용한다. 해마는 기억된 것의 세부적인 것을 그리고 편도와 중뇌변연체계들은 감정들에 관계한다.

Damasio와 자신의 동료들은 편도가 제거된 환자들과 해마가 제거된 환자들을 통해서 실험을 했다. 이 두 환자 집단은 공포조건화를 통해서 실험되었다. 편도가 손상된 환자들은 어떤 감각적인 자극이 어떤 공포자극과 짝지어졌었는지를 정확하게 진술할 수 있었다. 그러나 자율신경적인 두려움이나 불안 반응**(소름 돋음)**은 나타나지 않았다. 이들은 불안감각 또는 놀람감각들이 발달하지 못하였다. 그리고 사건에 대한 감정이 없음을 받아들였다. 해마의 손상을 갖는 환자들은 반대로 감각적인 자극이나 놀라는 자극의 짝짓기에 관한 의식적인 정보는 없었다. 그러나 분명한 자율신경적인 공포반응은 나타났다. 이들의 감정적인 기억은 기능하는 반면 해마의 손상으로 인해 예상되었던 이들의 서술적 기억은 거부되었다. 편도는 있고 해마가 없는 환자들은 이유를 알지 못한 채 공포감이나 놀람을 체험하였다. 이는 편도와 해마의 분업화된

---

139) Das Netz der Gefühle. Joseph LeDoux. p.307

140) Ibid. p.312

141) Fühlen, Denken, Handeln. Gerhard Roth. p.308

음악,
그리고 음악치료

기능이 있음을 받아들인다.[142]

　정보의 저장시간과 관계한 작업기억, 단기기억 그리고 장기기억을 다시 살펴보면, 기억내용들이 몇 초 동안 의식에 머무르는 작업기억이라고 하는 단기기억의 도움으로 사람은 어떤 한 선율을 한 번 듣고도 따라서 흥얼거릴 수 있다. 이 선율이 장기기억으로 넘어가면 일주일 후나 그 이상 시간이 지나서 다시 흥얼거릴 수 있다. 이러한 작업기억의 기능을 위해서 전두엽과 두정엽의 영역이 주로 관여한다. 또한 작업기억은 시각적, 음향적인 체계처럼 다양한 감각적인 체계에 연결들을 갖는다. 그리고 공간적, 언어적인 저장 같은 특성화된 일시적인(잠정적인) 저장기능들을 인식하는 다른 신피질적인 체계들에 대한 연결을 갖는다. 또한 전두엽의 일정한 부분들은 일정한 단기기억의 과제에 협력(참여)한다. 반면 전두엽 중간 피질은 삭제의 과정에 관계한다.[143] 그러나 이 영역들은 아무것도 저장하지 않는다. 오히려 단지 다른 영역들의 활동을 조절할 뿐이다.[144] 특히 외측 전두엽은 과제들이 동시에 동반될 때 그리고 그 결과 작업기억의 감독(관리)기능들을 요구할 때 활동되고, 작업기억의 일반적인 기능들의 실행을 위해서 어떤 이상적인 위치를 갖는다. 그리고 외측 전두엽은 그밖에 해마 그리고 장기기억에 관계하는 다른 피질영역과 연결되어 있다.[145]

　장기기억은 측두엽의 중앙과 하부의 부분 그리고 해마가 포함된 어떤 특별한 체계에 의해서 지지된다. 이는 해마를 분리한 사람은 단기기억은 여전히 작동하나 새로운 기억내용을 오랜 기간 저장하는 것이 불가능함을 통해서 알 수 있다.[146] [147] 신경생리적인 관점에서 체험상태들

<hr>

142) Fühlen, Denken, Handeln. Gerhard Roth. p.308~309

143) Das Netz der Gefühle. Joseph LeDoux. p.182

144) Ibid. p.300

145) Das Netz der Gefühle. Joseph LeDoux. p.296

146) Das wohltemperierte Gehirn, Robert Jourdain. p.209

147) Das wohltemperierte Gehirn, Robert Jourdain. p.212

그리고 주의집중상태들은 인지, 사고, 회상, 상상 그리고 행동계획의 영역에서 새로운 의미들의 창조·생산에 기반을 두고 팽창된 대뇌피질 연결망의 빠른 구조변경을 묘사한다. 대뇌피질 외에 이동되는 뇌 중심들은 자료들의 전달자로서 빠른 구조변경이 불가능하다. 이들은 대뇌피질 안에서 의식적으로 동반되는 진행들을 조절한다. 그리고 뇌 피질들을 스스로 극복할 수 없는 문제를 해결하는 것으로 사용한다. 이러한 조절기능은 무엇보다도 서술적 기억들의 조직자로서 해마, 정서적·감정적 상태들의 조절자 그리고 생산자인 변연체계, 그물망상체, 특별한 또는 일반적인 주의집중의 조정자로서 대뇌기저핵들이 담당한다. 우리가 의식적으로 체험하는 것은 복합적인 정보가공의 결과물이다.

다양한 피질과 피질 아래 영역들 그리고 피질 중심영역들의 활동을 근거로 상응하는 자아 상태들은 다양한 방법들로 활동적으로 함께 연결된다. 세계와 우리 자신과의 보통의 교제는 주의집중과 피질 아래의 감정 평가, 피질의 감정 평가 그리고 의식과 피질 분석 사이의 어떤 매우 복잡한 균형에 근거한다.

감정과 행동

인지심리학자들은 감정(Emotion)을 이성(理性)을 위한 기본 전제 조건으로 이해한다. 이는 감정이 비이성적인 것과 연결되어 있다는 전통적인 인식에 반박하는 것이다. 이들은 또한 감정을 생각의 원동력으로 이해한다. 뇌 능력의 중심인 전뇌는 단기기억 그리고 감각피질과 감각피질에 도달한 감각정보들과 관계를 갖고 계획적으로 원하는 활동을 이끄는 우리 뇌의 일정한 통로를 제한하고, 또한 전뇌는 주의집중을 조절하는 중요한 기관으로 전뇌의 손상은 거의 항상 짧은 주의집중간격, 즉 부족한 주의집중능력을 이끈다.[148]

　감정적인 능력들에 장애를 가진 뇌손상을 입은 환자들은 스스로 행하는 능력을 잃어버린다. 이들은 특히 변연체계와 밀접하게 연결되어 있는 오른쪽 전뇌의 손상을 갖는데, 이와는 반대로 왼쪽 전뇌의 손상을 입은 환자에게서는 감정이 유지되었다. 감정을 생각의 원동력으로 이해한다면, 감정은 의식작용들의 다양한 형태 중에 하나로 이해할 수가 있다. 여기서 의식작용이란 궁극적으로 외부로 표현된 어떤 표현이 내면화된 것이다.[149] 이 내면화는 당연히 어떤 표현의 중계됨을 전제로 한다. 특히 뇌에서 중계되는 감각적인 유입들은 시상(thalamus)안에서 사고흐름과 느낌흐름으로 중계된다. 그리고 의식과 현

---

148) Das wohltemperierte Gehirn, Robert Jourdain. p.375~376

149) 뇌생각의 출현, 박문호 p.64

상적, 기능적으로 밀접한 관계가 있는 자아 느낌의 흐름을 구성한다.

그런데 여기서 중요한 점은 어떤 하나의 흐름구성에서 다양한 의식 내용들의 협력연결문제는 다양한 뇌 영역에서 나온 내용들이 작업 기억에 관계되고 여기서 임시 영역연결망을 통해 통일적으로 짜 맞추어져 일어난다는 것이다. 이것은 다른 한편으로는 자아 느낌들이나 우리 의식내용들의 흐름이 무의식적인 흐름보다 상대적으로 느림을 설명하는 것일 것이다. 이러한 내용들은 뇌의 영역적으로 뇌의 한 기관이 전적으로 처리하는 것이 아니라 오히려 오래 광범위한 동질성 또는 동조성(synchronisation)들을 거쳐서 어떤 잠재적인 피질연결망을 형성하는 것이다.[150]

사고흐름은 감각적인 처리에서 특성화 되어 있는 시상을 통해 신피질의 측면영역에 전달된다. 이러한 흐름을 통해서 감각느낌들은 인지들, 사고들 그리고 기억들로 바뀐다. 그러나 몇몇 시상적인 영역들의 감각전달들은 신피질로 가는 것이 아니라 시상하부로 간다. 그리하여 시상하부의 신피질로의 방출이 감정적인 경험(체험)을 유발하는 동안에, 시상하부의 육체로의 방출은 감정적인 반응들을 불러일으킨다.[151] 즉 시상하부의 육체적인 반응체계들로 하강하는 섬유들 그리고 시상하부의 신피질로 상승하는 섬유들은 동시에 활성화되기 때문에 감정적인 느낌들이나 감정적인 반응들을 동시에 나타난다는 것이다.

만약 우리가 포악한 곰을 만났을 때, 곰 앞에서 도망하는 것과 같은 감정적인 반응들은 의식적이고 감정적인 경험(체험)을 통해서 유발되는 것이 아니라 무의식적이다.[152] 잠깐 시상하부에 대해서 보충적으로 설명하면, 시상하부는 전뇌의 아래 부분에 있다. 그리고 심리적으로 세련되게 다듬어진 전뇌와 원시의 깊은 영역들(구피질) 사이에 상호작용을

---

150) Fühlen, Denken, Handeln. Gerhard Roth. p.380~381

151) Das Netz der Gefühle. Joseph LeDoux. p.95

152) Das Netz der Gefühle. Joseph LeDoux. p.91~92

미치는 중간영역을 형성하고, 자율신경체계의 조절에 관계한다. 강한 감정들에서 나타나는 육체적인 반응들이 전뇌에 의해서 조절되게 하는 위치에 있다.[153]

　전통적으로 의식작용으로 이해되는 사고 즉 생각은 이미 살펴보았 듯이 신경세포와 신경세포 사이의 만남에서 일어난다. 이 시냅스작용 [154]의 총화가 우리 뇌의 작용이 되고 행동이 된다. 즉 시냅스연접 부위 에서 신경전달물질이 분출되고 그것이 흡수되는 과정, 이 과정들이 모 여서 만들어내는 것이 우리의 의식, 기억, 사고 작용이 되는 동시에[155], 이러한 의식작용들이 행동으로 나타나는 것이다. 정신분석적인 관점에 서 보면, Freud에 의해서 의식을 관장하는 자아(Ich)의 중요한 기능은 개개의 행위의 적법성과 해석에 근거한다.

　전통적으로 자아는 행위들 그리고 목적들의 선택, 행위연속순서의 정신적인 모방, 행위에 관한 현실적인 활동성의 변환, 충동적인 경향들 의 억제 또는 목적에 중요한 정보의 선택, 되풀이해서 사용되는 명령의 조절, 오류들의 정정 그리고 행위결과의 평가, 행위중지 그리고 개인의 학습, 사고 과정을 인지하거나 분석을 바탕으로 스스로 조절하는 기능 들을 한다. 또한 의식적·언어적 자아는 행위들이 자기 스스로에 대해 서 또는 사회적 환경에 대해서 어떤 타당한 합일체에 짜 맞추는 것, 그 리고 정당화하는 것들을 갖는다.

　이렇게 어떤 행동계획적·행동조절적 자아의 이합집산을 통한 구성 그리고 자신의 의지의 이합집산을 통한 구성은 우리의 공동체의 구성 을 위한 꼭 필요한 전제조건이다. 이러한 전제조건에 근거한 우리의 사 회적인 상호작용과 사회적인 의사소통은 인간적인 행위의 목적적인 또

---

153) Ibid. p.88~89

154) synapse작용이 일어날 수 있는 곳은 수지상돌기도 있고 세포체도 있다. 수지상돌기 쪽에서는 주로 흥분성 synapse작용이 일어나며, 세포체에서는 억제성 synapse 작용이 형성된다.

155) 뇌생각의 출현, 박문호 p.67

는 의도적인 의미에 근거한다.[156]

　지금 어떤 것을 행하기 원하는 감정은 어떤 것이 지금 행해져야 하는지 않은지 그리고 어떤 일정한 방법에서 행해져야 하는지 않은지에 관해 무의식적인 결정이 뇌 안에서, 정확히는 변연체계 안에서 그리고 대뇌기저핵 안에서 만나게 된 후에 나타난다. 딱히 정신분석적인 관점에서의 이해가 아니더라도 우리 인간의 뇌는 개개의 행동을 스스로 평가하는 그리고 스스로 조절하는 자율성을 갖는다.

　만약 무엇을 우리는 이다음에 행하는가 또는 어떻게 우리는 어떤 일정한 상황에서 행동해야 하는가 하는 질문이 중요하게 대두된다면, 변연체계는 서술기억적, 감정적 그리고 상태 등에 저장되어 있는 자신의 경험들을 이용한다. 이것들은 인간에게서 의식적으로 다른 사람들을 설득하려는 논의, 의식적인 소망, 의도, 감정, 행동경향들로 나타난다. 이러한 상황들은 직접적으로 우리의 행동을 조절하게 된다. 이때 대부분의 세밀하고, 의식적인 신중한 검토들은 의지적 행동들에 앞서는데, 이러한 앞선 과정은 뇌 안에서 감정적인 경험기억들 안에서 시작하고, 선택된 감정적인 행위들에 방향을 맞춘다.[157] 이러한 이해를 전제로 하면, 감정들은 전뇌와 밀접하게 관계하는 변연체계의 중심부의 활동을 통해서 생긴다. 수면, 배고픔, 목마름, 아픔, 성욕 등 생활에 필요한 육체적인 욕구해결을 위한 기능들은 선천적이다. 그리고 환경에 의해서 변화가능하다.

　이와 함께 우리의 쾌락, 분노, 자의적인 공격행동 또는 방어행동 같은 기본적인 정서들이 사용된다. 매우 긴밀한 감각 내의 감정들은 행복, 놀람, 공포, 경멸, 슬픔 그리고 화남 같은 모든 사람들에게 똑같은 몇몇의 기본 상태들로 돌아간다. 이 일상적인 감정들은 임의적인 혼합

---

156) Fühlen, Denken, Handeln, Gerhard Roth. p.528~529

157) Fühlen, Denken, Handeln. Gerhard Roth. p.531~532

음악,
그리고 음악치료

에서 정해지고 미리 주어진 구체적인 내용을 갖지 않는 특징을 갖는다. 오히려 감정적 조건화의 진행을 거쳐서 선호적인 대상들 그리고 사건들에 연결되어질 수 있다. 이들은 무엇보다도 기저외측 편도에서 일어나고 중뇌변연체계를 통하여 그리고 해마를 통하여 지지된다.[158]

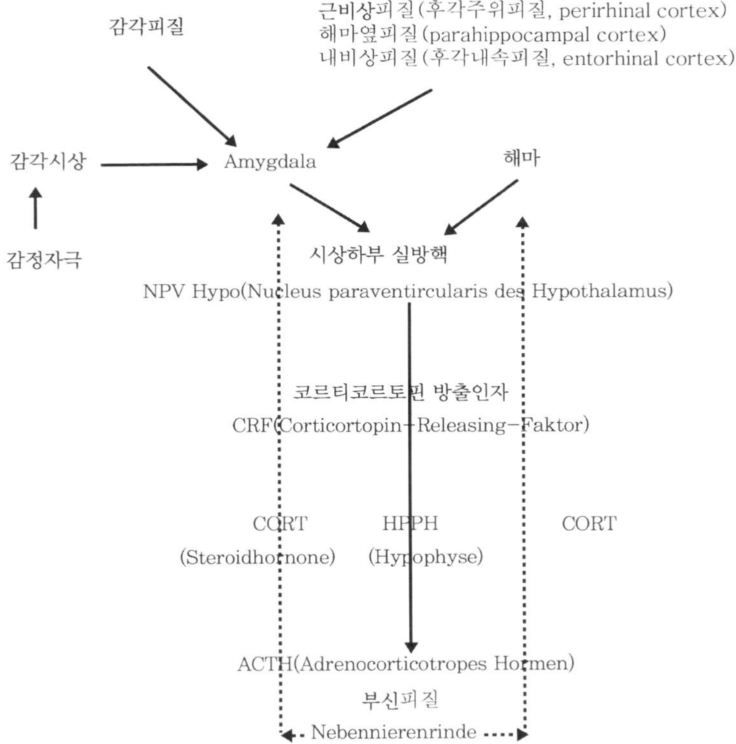

위험에 직면하면 편도는 촉진되고, 편도로부터 바소프레신과 옥시토신을 생산하는 시상하부 실방핵이라고 하는 통로를 거쳐서 뇌하수체-부신피질에 대해 조절기능을 하며, 주로 시상하부와 그 주위에 많이 존재하는 CRF는 부신피질 자극 호르몬인 ACTH를 혈액흐름으로 분

---

158) Ibid. p.549

비하는 HPPH(Hypophyse)로 보낸다. 그리고 ACTH는 부신피질로 간다. 부신피질 및 생식선(내분비선)에 의해서 생성된 남성호르몬, 발정호르몬, 황체호르몬, 당질대사 등의 작용을 하는 CORT(Steroidhormone)은 혈액 흐름에 분비된다. CORT은 혈액에서 저항 없이 해마, 편도의 영역 안에서 그리고 다른 영역들 안에서 신경원들의 특별한 수용기들과 연결된 뇌로 도달한다.

해마를 경유한 CORT는 시상하부 실방핵에서 나와 CRF의 계속적인 분비를 억제한다. 감정적인 자극이 존재하는 한 편도는 시상하부 실방핵을 CRF의 분비로 움직이는 시도를 할 것이다. 어느 정도 CRF, ACTH, CORT가 분비되는지는 시상하부 실방핵에서 편도의 촉진적인 작용들 그리고 해마의 억제적인 작용들 사이의 관계에 종속된다.[159]

여기서 더 나아가 Joseph LeDoux는 편도의 활성이 대다수의 표현을 조절하는 체계들의 자동적인 활동을 이끌고, 혈압이나 심장박동의 변화, 땀 분비에 관계하는 ANS, Adrenalin이나 부신(副腎, Nebennieren)에서 나오는 Steroide의 분비, 혈액속의 펩타이드의 충족 같은 호르몬 반응[160], 자율신경체계들 그리고 호르몬 반응들을 우리는 내장기관의 반응 또는 내적인(본능적인) 분비기관의 반응들로 나타나고, 만약 이러한 행동적인 그리고 내적인 반응들이 표현된다면, 이결과 이들 반응들은 뇌에 다시 신호를 보내게 되는 육체 안에 신호들을 생산한다고 한다. 아세틸콜린(Acetylcholin), 노르아드레날린(Noradrenalin), 도파민(Dopamin), 세로토닌(Sertonin)의 흥분자극은 모든 정신적인 기능들에 대해서 중요하다. 과도한 흥분자극에서 사람들은 신경질적이고 두려움을 갖고 비생산적이 된다. 감정적인 반응들은 일반적으로 강한 피질적인 흥분자

---

159) Das Netz der Gefühle. Joseph LeDoux. p.258

160) 아미노산과 아미노산이 Peptide 결합을 통해 연결되며, Peptide 결합으로 이루어진 화합물을 Peptide라 한다. 이러한 Peptide 가 여러 개가 결합되면 Poly-Peptide 라 하고, 단백질(Protein)은 Poly-Peptide이다.

음악,
그리고 음악치료

극을 수반하여 나타난다.[161]

　위험이나 위험을 나타내는 자극에서 행동반응들, 자율반응들, 내분비반응들이 나타난다. 그리고 반사작용들이 조정 또는 변화된다. 각각의 이러한 반응들은 편도의 중심핵의 다른 출력에 의해서 조절되고, 개별적인 출력 통로들의 손상이 오로지 상응하는 반응들을 막는 반면, 이 핵의 손상은 모든 이러한 반응들의 유발을 막는다.[162] 위험에 대한 경고 자극들의 존재에서 또는 위험에서 각각의 흥분체계들은 촉진된다. 그리고 편도, 전뇌 안에서 인접한 아세틸콜린을 함유하고 있는 영역들 사이의 상호작용을 나타낸다.

　만약 편도 또는 기저핵이 손상된 상태라면, 위험을 경고하는 자극들은 흥분자극을 불러일으키지 못한다. 만약 피질 안에서 아세틸콜린의 작용들이 약품으로 제지된다면 편도와 기저핵은 어떤 자극의 작용들도 일어나지 않는다. 편도가 위험을 감지하면 기저핵은 활동된다. 그리고 나서 전체적인 피질에서 아세틸콜린이 분비된다. 편도는 뇌간 안의 흥분자극체계들과 상호작용하며,[163] 결과적으로 육체적인(내장기관과 근육) 표현 자체는 편도에 의해서 조절된다.[164] 이러한 과정들을 거쳐 우리의 행동은 감정에 의해서 나타나게 되는 것이다. 또한 이러한 사실들은 충분히 감정적인 자극이 행동을 변화시킬 수 있다는 단초를 제공한다.

---

161) Das Netz der Gefühle. Joseph LeDoux. p.310~313
162) Ibid. p.172
163) Ibid. p.311
164) Ibid. p.319

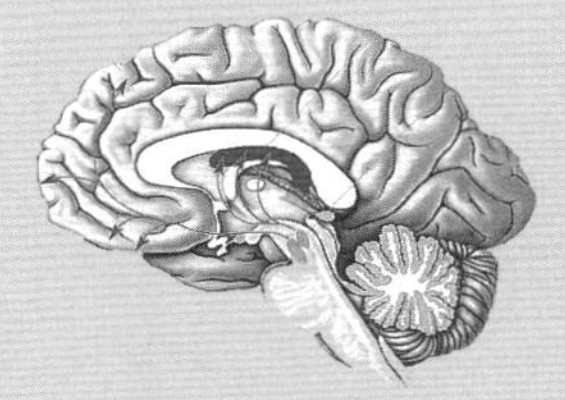

04

음악

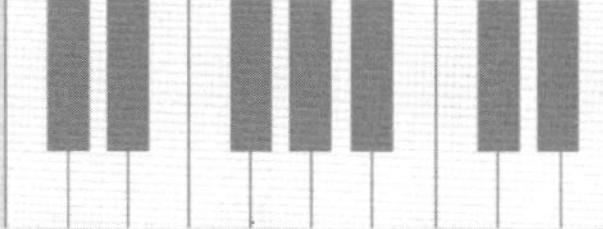

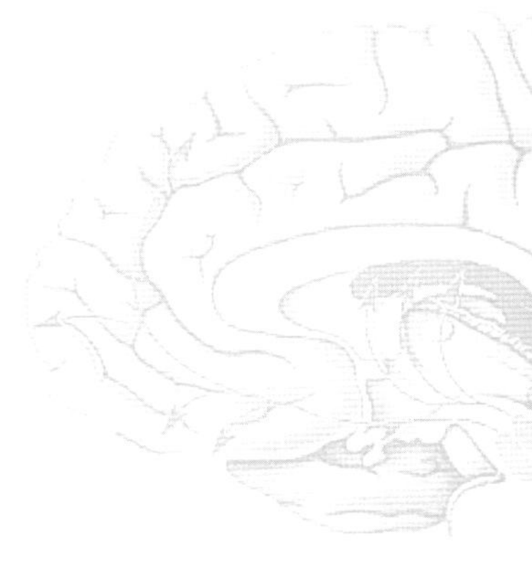

음 악

　음악은 이미 오래전부터 인간에게 체험되었고 그리고 인간 활동과 밀접한 관계를 맺고 있었다. 이러한 사실을 증명해주는 고고학적인 발견에 따르면 악기들은 50,000년의 역사가 있었다고 한다. 이를 바탕으로 유추해보면, 이것은 어떤 지역이라도 음악적 전통이 있었으며, 게다가 음악은 높은 문명들과 연관되어 있었을 뿐 아니라, 초기 원시적인 인간에게도 속한 것이었음을 의미한다. 당시 음악의 공통적인 특징으로는 간단한 가락으로서 리듬은 가사에 종속되었으며 음정은 불완전하였다고 한다. 왜냐하면 당시 음악은 오늘날과 같이 체계적으로 질서화된 음악과는 거리가 있었을 것이기 때문이다.

　음악과 인간과의 고고학적 사실에 대한 더욱 세분화된 시각에 따르면 고대 민족들이 약 기원전 34,000년 전부터 각기 제 나름대로의 음악과 악기를 가지고 나름대로의 음악문화를 향유하고 있었으며, 그 중에서 이집트와 유대, 메소포타미아 등의 음악은 유럽문화의 원천이라 할 만한 그리스 음악의 밑바탕이 되었고 페르시아, 인도, 중국의 음악은 동양 음악에 기초가 되었다고도 한다.

음악,
그리고 음악치료

이러한 사실들은 네안데르탈인의 경우 이미 36,000년 전에 뼈로 만들어진 피리를 가지고 있었음을 통해서 증명되었다. 뼈로 만들어진 피리의 발견은 우리에게 음악이 이미 수만 년 전부터 인간의 생활과 더 나아가 문화에 속한 것이었다는 것을 추측이 아닌 사실로 알려준다. 이는 또한 1995년에 Slowenien 영어로는 Slovenia 지역에서 약 45,000년 전에 뼈로 만들어진 피리들이 발견되면서 더욱 지지받게 된다. 이러한 사실은 또한 음악이 시기적으로 미술이나 조각 다음에 생긴 것이 아니라 최소한 동시에 아니면 그보다 먼저 생긴 것이라는 것을 말해준다.[165] 그리고 이러한 사실은 오랜 시간 동안 네안데르탈인들의 음악행위는 부정되어져 왔음에 반대하여 네안데르탈인들이 피리를 만들고 이 만든 피리를 가지고 음악을 연주했음을 설명한다.

Frayer&Nicolay(2000)는 좀 더 사실적이고 논리적으로 아래 5가지 이유를 들어 반박한다. 첫 번째로 네안데르탈인 후두에 위치한 편자 모양으로 혀의 활동이나 음식섭취, 발음 등에 관계하는 설골(舌骨)뼈는 유인원의 설골 뼈와는 다르다는 것이다. 네안데르탈인의 설골 뼈는 현대인의 설골 뼈와 비슷하게 보인다. 두 번째로 혀의 조절에 관계하는 뇌의 12번째 뇌신경섬유들은 두개골기초(Canalis hypoglossi) 안에 작은 구멍을 통하여 뇌에서 나오는데, 혀가 정확히 조정되면 조정될수록 더 많은 섬유들이 근육에 관계하고 따라서 신경섬유들은 두껍다. 이것은 두개골기초가 큰 지름을 갖는다는 것을 의미한다. 실제로 열등한 발음의 능력을 갖는 원숭이의 두개골기초는 인간의 것보다 작다. 하지만 네안데르탈인의 두개골기초는 오늘날의 사람 것과 같은 큰 구멍을 가졌다. 세 번째로 인간은 나무통 모양의 흉곽(胸廓)을 갖고 있다. 하지만 유인원은 위로 가면서 점차 가늘어지는 삼각형 모양의 흉곽을 갖고 있다. 이는 인간의 흉부가 노래하거나 말할 때 공기를 유인원보다 더 월

등히 많이 사용할 수 있음을 말한다. 네안데르탈인도 현재 인간의 흉부를 갖고 있었고 따라서 말하거나 노래하는 데 전혀 문제가 없었다. 네 번째로 코는 유입되는 공기를 수분으로 적시기와 따뜻하게 데우는 데 중요한 역할을 한다. 코가 돌출되면 될수록 이 기능이 더 잘될 수 있다. 인간의 돌출된 코는 이러한 기능뿐만 아니라 언어의 많은 자음들을 형성하는 데도 중요한 역할을 한다. 원숭이의 경우를 보면 돌출된 코가 없을 뿐만 아니라 이에 따른 자음소리도 낼 수 없다. 호모 사피엔스 그리고 네안데르탈인은 돌출된 코를 갖고 있었다. 이들은 이 돌출된 코를 이용해서 언어구사와 노래 부르기에 문제가 없었을 것이다. 다섯 번째로 인간의 혀가 움직이는 통로인 구강은 딱딱한 위턱에 거의 사각형 모양을 갖고 있는 반면, 침팬지는 길게 뻗은 직사각형의 구강구조를 갖는다. 네안데르탈인은 약 50,000년 전부터 있었고, 원숭이와는 분명히 다른 오늘날의 인간과 같은 구강구조를 갖고 있었다. 이러한 구강구조는 침팬지에 비해서 짧다. 이는 무엇보다도 빨리 움직이는 것을 가능하게 한다. 따라서 다양한 소리내기, 말하기 그리고 노래하기를 용이하게 한다.[166]

이러한 사실들을 토대로 인간과 함께한 음악은 점점 더 인간에게, 인간의 생활에 더 나아가 문화에 영향을 끼치게 된다. 음악이 인간에게 미치는 효과는 이미 수천 년 이래로 지금까지 계속되어 왔다. 이것은 초기 문화를 가진 사람들이나, 당시의 사제들 그리고 정치가들의 음악에 대한 이해에 의해서 분명하게 보인다. 이들은 음악의 긍정적인 또는 부정적인 효과를 알고 있었던 것 같다. 당시 지도층들은 음악의 부정적인 영향 때문에 음악을 국가가 통제해야 한다고 이해하고 있었다.

대표적으로 플라톤(Platon)의 경우 자신의 저서 『국가론』에서 음악과

---

166) Musik im Kopf, Manfred Spitzer, p.369-371: (Frayer DW, Nicolay C(2000) Fossil evidence for the origin of speech sounds. In Walllin NL, Merker B, Brown S (eds) (2000) The origins of music. MIT Press, Cambrige MA, p. 217~234)

체육 이 둘은 교육에 있어서 중요한 부분을 차지한다고 주장했는데, 체육은 육체를 위해서 그리고 음악은 정신을 위해서 작용한다고 기술하였다. 하지만 음악의 부정적인 영향으로 인해 음악을 국가가 통제하는 것도 동시에 주장하였다. 기독교 역시 음악이 차지하는 비중이 많았는데, 많은 성화들을 보면 천사들은 하프를 연주하고 악마는 바이올린을 연주하는 것을 볼 수 있다.[167] 이는 추측이지만 하프의 경우 화성을 나타낼 수 있다. 화성은 즉 조화를 나타낼 수 있음을 말한다, 하지만 바이올린의 경우 간단한 화성을 나타낼 수도 있지만 주로 단선율만을 나타낸다. 여기 바이올린 자체를 보면 화성을 나타내기는 매우 어렵다. 이후에 다시 살펴보겠지만 조화란 고대 철학자들이나 종교인들 특히 기독교인들에게서 가장 이상적인 善으로 이해된다.

음악의 영향에 대한 현대적인 설명으로 음악은 우리의 의식 활동과는 관계가 없는 생리적으로, 즉 우리 몸의 화학작용과 전해질(電解質) 균형에 영향을 줌으로써 우리의 감정에 변화를 가져온다고 한다. 이는 과학적인 연구에 의해 증명되었는데, 예를 들어 체내에서 생산되는 아편으로서 통증수용기를 억제하는 엔도르핀(Endorphin)은 음악을 통하여 자극될 수 있다. 그리고 이와 함께 음악은 일정한 감정적인 상태를 변화시키는데 일조한다.[168] 물론 이는 단편적인 예이다. 이보다 더 많은 호르몬들이나 신경전달물질들이 음악을 통하여 작용되는데, 이는 인간의 감정이 인간행동을 위한 중요한 조절프로그램임을 나타내는 것이다.[169]

Ralph Sprintge와 Roland Droh가 소개한 시드니에 있는 New South Wales Conservatorium of Music에서 기쁨, 사랑, 분노, 미움 그리고 경외 같은 감정들에 대한 내분비학적인 검사 결과 감정적인 상태들 사이에서 놀랄만한 분명한 구별들을 나타내었는데, 결과적으로

---

167) Musik im Kopf. Manfred Spitzer. p.1

168) Heilen mit Musik, Hinrich van Deest, p.30

169) Musik-Medizin, Ralph Sprintge & Roland Droh, p.15

신경호르몬 그리고 도파민(Dopamin), 노르아드레날린(Noradrenalin), 엔도르핀(Endorphine), 엔케팔린(Enkephaline), 페닐에틸아민(Phenylaethylamin)[170] 등 같은 신경전달물질은 감정을 규정하는 요소들로 이해되었다. 특히 내분비적인 모르핀(Morphine), ACTH(Adrenocorticotrophe Hormone), 프롤락틴(Prolaktin)은 특별히 부정적인 억압상황(Stress)안에서 증가되어 방출되었다. 또한 Machleidet는 −각각의 대뇌반구에는 10 miliard의 전기적 활동을 하는 신경세포들이 있기 때문에 매우 부정확하지만− 뇌의 전기적 활동에 관한 정보를 알려주는 EEG(Elektroenzephalogramm)의 검사를 통해서 일정한 감정들은 전형적인 EEG상의 모형을 갖는다는 것을 발견하였다. 그리고 감정적인 표현활동은 활동적인 감정의 신체활동적인 긴장을 형성한다는 것을 보고하였다.[171]

음악의 효과에 대해서 최병철은 자신의 책에서 "음고(音高, pitch)는 진동수에 의해 생기는 것으로 물리적인 작용이다. 대체로 급격한 진동은 자극적이며 느린 진동은 이완적인 효과를 가진다. 이는 신경의 긴장과 이완을 유도한다. 따라서 신경질적이고 긴장된 사람은 높은 진동이 계속 진행될 경우 좋지 않은 반응을 나타내게 되며, 반대로 에너지의 충전이 필요한 사람이 느린 진동수의 낮은 음정을 계속 듣게 될 경우 역효과가 나타나게 된다. 음악에서 이러한 진동수의 변화는 긴장이나 이완을 야기하는 역할을 한다."라고 소개한다. 그리고 "(음의) 강도는 진동의 폭에 의존하는데, 진폭이 크면 음량이 불어나고 소리의 전달력이 확대된다. 소리의 강도는 음악의 효과를 내는 데 큰 역할을 하며, 거의 그것만으로도 만족감을 주는 경우가 있다. 부드러운 음향은 친밀감을 가져다주며, 허약하고 소극적인 사람에게 안전한 분위기를 조성하여 위압이나 강요에서 벗어난 환경을 느끼게 한다. 반면, 강한 감각을 구

---

170) 기분을 좋게하는 화학물질중 하나이다.

171) Musik im Kopf, Manfred Spitzer, p.149

음악,
그리고 음악치료

하는 청중에게 이러한 평온과 안정이 초조감을 줄 수도 있다.[172]"고 언
급한다.

감정적인 상태들은 신체운동과 호르몬 작용, 전기 생리적 작용, 자율
신경적인 작용에 관계하는 증상들의 복합적인 영향으로 변화된다. 이
러한 영향들에는 일차적으로 감각기관이 필수적이다. 청각을 포함해
서 각각의 감각특성들은 감각기관들 그리고 상응하는 특별한 세포통
로들을 통하여 정해진다. 즉 귀, 눈, 피부 이 3가지 감각기관의 정보들
은 세포들의 집단인 척수 중심부 그리고 뇌간을 통과하고 중추신경으
로 흘러 들어간다. 하지만 이들 자극 정보들의 한 부분은 어떤 움직임
의 진행에서 감시적인 기능을 갖기도 한다.

또한 보통 일반적으로 대다수의 세포정보들은 개개의 감각들에 대한
1차적 대뇌피질에 도착하는 뇌간에 도달하는데, 정보들의 일부분은 대
뇌피질에 도착하기 전에 망상체(Formation reticularis)에서 가공된다. 여기
서는 무엇보다도 근육들의 또는 육체행위의 긴장강도 또는 집중이 결
정된다. 이 결정의 결과를 우리는 인간의 무의식적인 행동으로 이해한
다.[173] 이러한 우리의 행동에 대한 감정적인 그리고 육체적인 과정들 사
이에 상호교환관계는 해부학적으로 중추신경구조에 연결과 밀접한 관
계가 있다. 그리고 더 나아가 청각기관, 대뇌피질로 들어오는 자극의
주요 통로인 시상, 시상하부 그리고 자율신경적 기관들의 기능들을 조
절하는 변연체계 사이의 밀접한 연결로 인해 음향적인 자극이 매우 강
하게 자율신경적 변화들을 활동시킬 수 있다.

Altshuler(1948)에 의하면 음악은 대뇌피질을 거치는 것이 아니라 감
정의 실현, 흥분 그리고 무의식적인 몸짓이나 표정에서 특별한 의미를

---

172) 음악치료학, 최병철, p.103

173) Heilen mit Musik, Hinrich van Deest, p.74

갖는 시상을 거쳐서 육체에 작용한다고 한다.[174] [175] 그리고 인간의 자율
신경적인 체계는 음악적-음향적인 자극을 선택적으로 받아들이는 것
이 아니라 무조건적으로 받아들인다.[176] 이러한 음악의 영향들은 우리
의 일상생활에서의 작용을 넘어서 치료에까지 작용하게 된다.

174) Musiktherapie: Grundlagen, Formen, Möglichkeiten, Wolfgang Strobel & Gernot Huppmann, p.34

175) Tendenz der gegenwartigen Musiktherapie, Fuchs Anja, p.43

176) Heilen mit Musik, Hinrich van Deest, p.21

음악,
그리고 음악치료

음악의 정의

프랑스의 Jean. J. Rousseau는 인간의 내면적인 감동이 자연스럽게 나타나는 것이 음악의 기원이라고 생각하였으며, 독일의 Karl Bücher는 사람들이 집단적으로 일할 때 힘과 보조를 같이 하기 위해 불러대는 소리가 결국 노래가 되었다고 하고, 영국의 Charles R. Darwin 에 의하면 사람들이 새와 동물의 異性을 끌기위해 부르는 소리를 본받아 음악을 만들었다고 한다. 또한 자연에서 생성된 음향을 듣고서 사람들이 노래를 만들었다고 하는 설도 있다.

특히 Darwin은 "음악은 교미(交尾)행위를 위한 것이고, 교미 전에 이성을 유혹하기 위해 동물에서는 암수, 사람에게서는 여성과 남성의 소리가 특징적인 주파수를 갖는데 이는 몸의 크기와 관련이 있다."고 믿었다.[177] 또한 인류학적인 관점에서 음악은 사회적인 결속을 강화시키기 위해서 그리고 갈등을 누그러뜨리기 위해 발달했다고 하고[178], 사회학자들에 따르면 음악은 인간의 생활에 필요한 문화적 환경의 한 부분이고 음악은 관계된 사람들, 자연, 신 또는 종교에 대한 인간의 관계를 고정시키고 유지하게 한다고 한다.[179] 결국 중요한 것은 음악은 오랜 시간 동안 인간에게 총체적으로 체험되어 왔고 춤이나 다른 활동들 특히

---

177) Das wohltemperierte Gehirn, Robert Jourdain. p.373

178) Ibid. p.374

179) Heilen mit Musik, Hinrich van Deest, p.21

종교 활동들과 밀접하게 연결되어 있었고, 지금도 연결되어 있다는 것이다.

실제로 우리가 살면서 의식적이든 무의식적이든 음악과 직접적으로 혹은 간접적으로 관계를 갖거나 영향을 받으면서 살아왔고 또 살고 있다. 그런데 이러한 '음악은 무엇인가'에 대한 정의를 한마디로 대답할 수 있을까? 우리가 일반적으로 사전에 의존하여 어떤 답을 얻을 때 아주 쉽게 알 수 있는 현상이 있는데, 그것은 단답식의 설명은 그만큼 정의가 명쾌하다는 것이다. 하지만 일단 설명이 많다는 것은 그만큼 정의가 어렵다는 것이다. 우리가 '음악이란 무엇인가?'에 대한 답을 사전에서 찾는다면 우리는 어느 사전에서건 긴 지문을 만나게 될 것이다.

실제로 세광출판사에서 나온『음악 대사전』에서 찾아보니 다음과 같이 묘사되어 있었다.

"우리나라나 일본에서는 현재 음악이 주로 音예술로 생각되고 있으나, 단순히 오락의 한 종류로 취급되고 있는 경우도 아주 많다. 유럽에서는 음악이 학문으로 취급되고 [⋯] 음악은 옛날부터 종교와 밀접한 관계에 있었으나 [⋯] 고대 그리스에서 무시케(μουσικη)라고 하는 말은 우선 音예술, 詩예술, 무용예술을 포괄하는 무사이(μουσαι)의 여러 예술이라고 하는 넓은 의미에서 사용되다가 나중에는 음 예술에만 한하는 좁은 뜻으로 사용되었다. Ptolemaios는 '음악이란 높은 음과 낮은 음 사이에 있는 차이를 인식하는 능력이다', Aristides Quintilianus는 '음악이란 멜로스에 대한, 또는 멜로스에 속하는 것에 대한 학문이다' [⋯] Boethimus는 '음악이란 음의 고저의 차이를 감성과 이성으로 헤아리는 능력이다', Cassiodorus는 '음악이란 수에 대해서 논의하는 학과이다', Augustinus는 '음악이란 음의 움직임을 잘 조정하는 지식이다' [⋯] Isidorus는 '음악이란 음과 노래에 대한 리듬적인 체험이다' Coussemaker는 '음악이란 올바르게 노래하는 기술이다' [⋯] Leibniz

는 '음악이란 영혼이 스스로 헤아릴 줄 모르는 숨어있는 수학적인 실천이다', Johann Matteson는 '음악은 적당하게 쾌적한 음향을 현명하게 늘어놓아 옳게 서로 결합하고 동시에 좋게 만들어내어 기분 좋은 음으로서 신의 영광과 모든 덕이 촉진되는 학문이요 예술이다', 루소는 '음악이란 귀에 기분이 좋은 음을 결합한 아르스(ars) 이다', Schulzer는 '음악은 정열적인 지각에서 탄생하며 따라서 그것을 묘사하는 음의 연속이다', Schopenhauer는 '음악은 영혼이 스스로 철학하는 것을 모르는 숨은 형이상학적 실천이다', Igor Fedorovich Stravinsky는 '음악의 현상은 사물사이에 질서를 수립하여 특히 인간과 시간과의 사이에 질서를 수립한다고 하는 유일한 목적 때문에 우리한테 주어진 것이다'"

우리는 흔히 "어떻게?"라는 질문에 관계없이 일방적으로 음악은 소리의 높이, 길이, 세기를 조화시켜서 어떤 느낌이나 감정을 나타내는 예술의 한 형태라고 한다. 또 음악은 음을 재료로 인간의 사상과 감정을 표현하는 예술[180]이라고 정의한다. 사실 음악이 인간의 사상과 감정을 표현하는 예술의 한 형태라는 것은 이견(異見)이 없다. 그러나 우리가 살고 있는 동시대의 음악들에서는 음들이 없는 경우 심지어 리듬이 없는 경우까지 생각해 볼 수 있다. 더구나 음악 외적인 요소로 인식되었던 것들 까지도 음악의 범주에 포함시켜 음악을 이해하기도 한다. 이러한 상황은 Schönberg 이후 음악에서 모든 가능한 요소를 극대화시키고 게다가 음악 외적인 요소까지 음악화시켜서 표현하는 음악의 경향을 볼 때 확연히 드러남을 볼 수 있다.

이는 음악이 선율(melody), 화성(harmony), 리듬(rhythm)의 구조라는 우리의 통념에 예외가 있을 수 있음을 나타낸다. 따라서 음악은 소리, 음색, 선율, 화성, 리듬 등 모든 음악화가 가능한 재료들을 유의미하게 적절히 복합적으로 조합하여 인간의 사상과 감정을 표현하는 통일적

---

180) 음악통론과 그 실습, 이성천, 2008

집합체라 할 수 있다.[181] 그리고 더 나아가 표현을 통한 소통을 가능하게 하고, 이러한 소통을 기초로 조화로움을 통한 우리의 신체적·정신적 균형을 이루도록 한다. 이 소통을 통한 조화가 바로 음악치료에서 중요한 치료 방법이 될 수 있을 것이다.

181) Musik im Kopf, Manfred Spitzer, p.18

음악의 요소

　지금까지 우리는 음악을 크게 리듬, 가락, 화성 등 제한된 몇 가지 요소로 구성된다고 알고 있었다. 하지만 예를 들어 음악에서 무엇보다도 중요한 음악적인 音은 물리적인 음만을 의미하는 것이 아니고 또한 음을 인식하고 생산하는 주체에 의해 이해된 음만을 의미하는 것이 아니라 두 관점 사이의 상호교류에 음악적인 음이 존재한다고 하면, 즉 음악이 인간의 주관적인 인식에 관계하면서 상대성을 가지게 되면, 음악을 구성하는 요소들은 좀 더 확장이 된다.

　따라서 반복적인 말이지만 음악은 소리, 음색, 선율, 화성, 리듬 등 모든 음악화가 가능한 재료들을 유의미하게 적절히 복합적으로 조합하여 인간의 사상과 감정을 표현하는 통일적 집합체가 된다. 또한 이러한 확장은 더 많은 표현적인 가능성을 제시할 수 있다. 심리학은 여기서 큰 역할을 한다. 이후에 나타나는 음악의 요소에 대한 서술에서 유의할 것은 이들은 편의상 구분한 것이지 따로 독립된 것이 아니라는 것이다. 이 요소들의 상호관계에서, 상호작용에서 그리고 상호연결에서 음악이 이루어진다는 것이다.

1) 소리와 흡

소리는 공기의 진동에 따라 우리의 귀에 수용되는 모든 종류의 소리, 즉 말소리, 자연의 소리, 소음, 잡음들 모두를 포함하는 포괄적인 개념인 반면, 일정한 주파수의 반복된 울림인 흡은 음악을 구성하고 있는 단위가 되는 소리만을 가리킨다.[182] 이는 다른 말로 악음(樂音)이라고도 하는데 고른음, 탄력 있는 물체의 규칙적이고 주기적인 소리를 갖고, 음의 높낮이를 구별할 수 있다. 또한 소리에는 배음이 없는 음, 그러니까 진동의 사이클이 1회인 순음(純音)이 있는데, 이 음은 강약과 고저 등의 성질을 가지며 음색의 차이는 감각할 수 없다. 여기서 소음과 음은 서로 상보관계를 가지고 있음을 알 수 있다. 왜냐하면 소음이 있어야 음이 있을 수 있고, 음이 있어야 소음이 생길 수 있기 때문이다. 이러한 상황은 음색과 공명에서, 선율과 화성에서 그리고 리듬에서도 마찬가지로 주관과 이에 따른 상대성에 관계한다. 따라서 우리는 객관적이고 물리적인 사실을 인정함과 동시에 주관적인 것도 인정해야 한다.[183]

일반적으로 우리가 음을 생각할 때 듣기 좋은 음을 생각한다. 일정 규칙을 가진 주파수를 가지고 있는 음을 들었을 때 우리의 인식에서 이를 음이라고 말한다. 그러나 음악적 요소의 발달 혹은 확장에 따라 음이 좀 더 광범위한 개념을 가지게 된다면, 소음이나 잡음조차도 음악적인 요소로서 사용될 때를 종종 보게 된다. 그러면 이러한 기존의 음악요소 외적인 음들을 음악 내로 가져올 때 소음이라고 했던 것들을 무시할 수 없음은 당연하다.

그렇다면 잡음이란 것은 무엇일까? 잡음도 소음일까? 결과적으로는 잡음도 소음이다. 그리고 이 둘은 모두 인간에게 불쾌감을 느끼게 한

---

182) 음악심리학. 이석원. p.90

183) Musiktherapie, Leslie Bunt, p.61

다. 그러나 의미는 상당한 차이가 있다. 일반적으로 사람이 불쾌하게 느끼는 소리는 상당히 주관적인 정의이다. 사람마다, 상황마다 인식이 다르다. 따라서 어떤 사람에게는 소음이라 해도 다른 사람에게는 마음에 드는 소리일 수도 있다.[184]

우리는 객관적이고 물리적인 사실과 주관적인 사실을 음악을 인식할 때 공존한다는 것을 인지해야 한다. 이후에 소음과 잡음에 대하여 따로 언급하겠지만 일반적으로 잡음의 개념은 물리적으로 정의할 수가 없다.[185] 그리고 이러한 사실 때문에 불쾌함을 동반하는 것이 당연하다. 그러나 어떤 소음은 잡음과 마찬가지로 불쾌함을 나타낼 수 있다. 큰 소리가 동반되는 높은 음들을 포함한 규칙적인 진동을 갖는 소음은 역시 규칙적인 진동을 가진 낮은 음들이 갖는 소음보다 더 불쾌함을 느끼게 한다. 하지만 큰 소리가 동반된다고 해서 모두 불쾌함을 유발하지는 않는다. 대개 큰 소리를 요구하는 군대음악은 사람에게 소음이 아니고 음악이다. 이는 규칙성을 갖기 때문이다. 이는 소음의 성격이 중요하다는 것을 의미한다. 엔진의 소음이나 잡음은 사람에 따라서 미학적으로 가치를 지니기도 하고 아니기도 하다. 즉 음악이기도 하고 아니기도 하다.

소음에 따른 문제는 사람마다, 상황마다 매우 다르다. 물리적인 관점에서 음의 발생원을 음원이라 말하고 음원에서 발생한 압력의 변화는 음원으로부터의 거리에 반비례한다. 따라서 음원에서 멀리 떨어질수록 소리는 작게 들린다. 이것은 음파가 사방으로 퍼져 나갈 때 음 에너지가 공기에 의한 마찰에 따라서 바뀌어 점점 약해지기 때문이다.[186] 대개

---

184) 예를 들어 자동차의 소음이나 잡음이 음악을 구성하는 단 몇 가지의 조건만 충족시켜도 불쾌한 감을 상쇄시킬 수 있다.

185) Grundlagen der Musiktherapie und Musikpsychologie. G. Harrrer p.21

186) 공기 중에서 소리의 속도는 기온이 높아지면 빨라지고 낮아지면 느려지는 성질이 있으며 1기압인 공기 중에서 소리의 속도 V는 아래와 같은 관계식으로 표현된다. V=331.5+0.61t(m/sec)t:(℃)

이 세상에 존재하는 모든 물체에 에너지가 가해지면 진동을 만들어 낼 수 있다. 그리고 이 진동은 공기를 전달매체로 우리에게 전달된다. 즉 소리의 감각은 공기압의 변화가 귀에 전달되는 것을 말한다. 그리고 진동은 직선으로 작용하는 것이 아니라 원추형으로 음원을 둘러싸고 퍼진다.

이러한 진동주파수를 Hertz로 나타내는데, Hertz는 1초 동안 어떤 순회적인 진동의 數를 말한다. 또한 이 진동수를 주파수라고 한다. 그리고 음높이의 경우 1초 동안의 진동수에 따라 달라지는데, 높은 음은 높은 진동수를, 낮은 음은 낮은 진동수를 갖는다. 게다가 높은음 즉 진동수가 빠른 음은 낮은 음보다 더 멀리 그리고 더 빠르게 전달된다. 이는 피아노에서 잘 볼 수 있는데, 음이 높아질수록 줄의 떨림이 빨라진다. 이러한 관점을 토대로 사람이 들을 수 있는 진동수는 20~20,000Hz 정도 된다고 한다. 그리고 음악에서는 30~4,000Hz의 주파수 영역을 주로 사용한다고 한다. 이를 음의 전달속도에 따른 길이로 계산하면 가청주파수인 20~20,000Hz는 1.7~2,100cm파장을 갖고, 음악에서는 파장 길이가 8.5~1,100cm 사이인 파장을 이용한다고[187] 말할 수 있다. 이는 일반적으로 공기 중에서 섭씨 15도의 온도에서 속도가 343m/s라고 하는 기준을 토대로 계산한 것이다.[188] 이를 달리 말하면 다른 조건에서는 다른 속도를 가질 수 있다는 것을 의미한다.[189] 즉 음의 속도는 매질(medium)에 따라 다르며, 일상에서 쉽게 액체나 고체 중에서는 공기속보다 훨씬 빠른 속도를 갖는 것을 알 수 있다.

결과적으로 높은 탄력성을 갖는 환경일수록 속도는 더 빠르다. 예를 들어 우리가 헬륨가스를 마시고 소리를 낼 경우 소리가 분명하게 높게 울린다. 이는 매개체로서의 헬륨가스에서의 울림속도가 공기에서의 속

---

187) Heilen mit Musik, Hinrich van Deest, p.99
188) Ibid. p.98
189) Musik im Kopf, Manfred Spitzer, p.24

음악,
그리고 음악치료

도보다 빠른 965m/s이기 때문이다.[190] 그리고 이는 진동수가 공기 중에 비해 약 2.7배 증가했음을 의미한다. 이는 소리의 속도가 공기 중에서보다 약 2.7배 빠름을 또한 의미한다. 즉 2.7배 큰 진동수를 갖는다는 것이고 이는 역시 1옥타브 이상의 높은 음이 나온다는 것이다. 관악기를 비교하면 쉽게 이해가 가능하다. 관악기가 소리를 낼 때 입으로 불어넣는 공기의 양 혹은 압력의 세기, 관의 길이와 관의 두께 등이 소리의 높이를 결정한다. 그런데 헬륨가스를 마시게 되면 다른 조건들은 (호흡시의 압력, 성대의 떨림, 공명 등) 공기 중에 음을 낼 때와 똑같지만 음 울림의 속도는 공기보다 빠르게 되어 높은 음이 나오게 된다.

이를 일반화하면, 청각이 비교적 예민하게 작용하는 1,000~50,000Hz를 경계로 하여, 그보다 고주파인 소리는 소리의 세기가 증가하면 얼마간 높은 소리로 들리고, 그보다 저주파인 소리는 음량(音量)의 증가와 더불어 낮은 소리로 들린다. 또 소리를 내는 물체(또는 듣는 사람)가 이동하는 경우, 양자(兩者)가 접근할 때는 본래보다 주파수가 높은 소리로 들리고, 멀어질 때는 주파수가 낮은 소리로 들린다.

음의 길이는 진동이 계속되는 시간에 따르고, 음의 세기는 진동의 폭에 따라 달라진다. 즉 진폭이 크면 클수록 큰 소리가 난다. 그리고 진폭이 크면 클수록 소리의 전달력이 확대된다. 소리의 크기는 주파수에 따라 다르게 느껴지므로 1kHz의 진동수를 갖는 소리를 기준 음으로 삼는다. 이 기준음의 음압레벨(dB; decibel, 데시벨)을 폰(phon)으로 정의한다. 여기서 주파수는 줄의 긴장과 함께 커지고, 줄의 두께와 함께 줄어든다. 항상 줄의 길이가 짧으면 짧을수록 높은 주파수를 만든다. 하지만 소리의 크기는 이와 반대이다. 줄이 짧아질수록 소리는 작아진다. 따라서 긴장을 4배로 늘리면 줄은 2배 빠르게 떨리고, 줄의 두께

---

190) Musik im Kopf. Manfred Spitzer. p.25(공기: 343m/s, 강철: 5,900m/s, 떡갈나무: 3,850m/s, 바닷물: 1,437m/s, 물: 1,437m/s)

를 4배 늘리면 줄은 2배 빠르게 떨린다.[191] 악기들은 높은 주파수에서 나쁘게 떨리기 때문에, 높은 음들은 매우 빈약하다.[192] 실제로 피아노에서 높은 음들이 낮은 음보다 작게 들리기 때문에 우리의 귀가 인식하기 위해서 2개나 3개의 줄을 사용한다.[193]

다시 소리로 돌아가서, 소리에서 잡음과 소음 이들의 진동은 매우 불규칙하고 복잡하여 그 성질을 뚜렷이 알 수 없다.

Gerhart Harrer는『Grundlagen der Musiktherapie und Musikpsychologie』에서 소음과 잡음에 대한 정의를 내리는데, 소음은 음의 강도나 음의 높이가 빠르게 주기적인 교환이 일어나는 울림이고 잡음은 교란적인 울림이라고 한다. 이러한 잡음은 물리적인 음향진동의 불규칙성을 근거로 함과 동시에 이러한 진동의 시간적 진행역시 불규칙함을 의미한다. 이로 인해서 정보교류의 지장을 초래하게 된다. 반면 소음인 경우에는 음향진동의 규칙성을 근거로 음의 강도나 음의 높이가 빠르게 주기적으로 교환됨을 의미하지만, 이는 정보교류를 방해하지는 않는 것을 의미한다.

2) 배음

우리가 음악에서 사용하는 주파수 영역에서 모든 규칙적인 진동을 갖는 모든 음들은 물리적으로 기체, 고체 아니면 액체이든지 어떤 물체를 매개체로 진동이 시작됨과 동시에 배음이 형성된다. 즉 진동체에 어떤 에너지를 전달하면 여러 가지의 주파수가 섞여 소리가 나게 된다. 예를 들어 소리굽쇠(音叉)를 울려서 주의해서 듣고 있으면 소리가 약해

---

191) Musik im Kopf. Manfred Spitzer. p.28

192) Das wohltemperierte Gehirn, Robert Jourdain. p.58

193) Musik im Kopf, Manfred Spitzer, p.31

음악,
그리고 음악치료

짐과 동시에 높이가 달리 들리는 현상을 말한다.

이것은 우리가 알고 있는 음은 사실상 배음을 갖는 한 개의 주파수로부터 그 주파수의 배음들에 에너지가 분산되는 합성음이라는 것을 말해준다. 이러한 현상은 특히 2,000Hz 정도의 주파수 영역에서 두드러지는데[194], 우리가 일상에서 소음이나 잡음의 정확한 구분 없이 사용하는 일반적인 소리라고 하는 것은 바로 이러한 배음을 갖는 음을 말한다. 이때 가장 낮은 주파수가 근음으로서 그 울림의 음정을 알려주고 나머지들을 배음이 된다. 그리고 이 배음들은 음색을 결정한다[195]. 현악기에서 하나의 줄은 기본 주파수를 갖는다. 그리고 이 줄의 절반은 2배의 주파수를 갖는다. 1/3은 3배의 주파수를 갖는다. 이렇게 계속 반씩 나누어져 울림을 발생하게 되면 이들의 진동은 배수의 형태로 나타나게 된다.

예를 들어 C의 배음들을 순서대로 나열하면, C음을 기준음정으로 차례대로 C, C, G, C, E, G, Bb, C, D, E, F#, G, Ab, Bb, B, C, C#, D, D#, E 등이 나타난다. 여기서 16배음이나 그 이후의 진동이 나타날 확률이 거의 없다. 이렇게 해서 음들의 높고 낮음을 순서대로 나열한 음계(音階)는 기본음 위에 4옥타브 내에서 배음들에 모두 뭉쳐져 만들어진 것이다.[196] 거의 각각 음(기본음)의 음계가 여기에 다 있다. 그리고 화성적으로 순서대로 먼저 나온 배음 순서가 잘 어울리는 화음들이고 나중으로 갈수록 잘 어울리지 않는 화음들인 셈이다. 어떤 화음이 협화음인지 불협화음인지는 바로 이것이 결정하게 된다.

여기서 비율에 따른 두음의 높이의 차를 말하는 음정(音程)관계도 발

---

194) 음악심리학. 이석원. p.79 : 관현악단이 다같이 ff로 연주하는 부분 속에서도 피콜로 독주 소리는 유난히도 튀어나오는 것으로 들리는데, 이는 피콜로의 음색이 순음에 가깝고 그 주파수 영역은 2,000Hz 정도이기 때문이다.

195) Heilen mit Musik, Hinrich van Deest, p.105

196) Das wohltemperierte Gehirn, Robert Jourdain. p.55~56

생한다. 옥타브는 2:1, 완전5도는 3:2, 완전4도는 4:3, 장6도는 5:3, 장3도는 5:4, 단3도는 6:5, 단6도는 8:5, 단7도는 9:5, 장2도는 9:8, 장7도는 15:8, 단2도는 16:15의 비율이 나타난다. A의 옥타브를 예로 들면 피아노 중앙에서 3옥타브 아래는 110Hz → 220Hz → 440Hz → 880Hz 등등이 된다. 이렇게 배음의 구조를 가지고 음계를 표현하는 것을 순정율이라고 한다. 음악적인 음들 또한 배음들의 고정된 연속 순서로 구성되었기 때문에 각각의 음은 기본 주파수의 상부에 여러 옥타브 이상의 화음을 갖는다.

그럼에도 불구하고 우리의 뇌는 어떤 통일체를 분류하여 이해한다. 즉 우리의 뇌는 외부자극들의 범주화를 통하여 규칙적인 배음관계를 잘 구분하고 이해한다.[197] 여기에는 이유들이 있는데, 이 중 하나는 어떤 음의 에너지의 큰 부분은 자신의 기본음에 있기 때문이고, 다른 이유는 기본음은 분명한 배음들에 의해서 지지되기 때문이다. 만약 기본음이 A라면 A의 음 특색과 소리는 높은 옥타브에서 음의 반복으로 항상 강화된다. 게다가 각각의 배음은 기본음과 융합되는 경향이 있다.

3) 음색

기음은 음정을 결정짓는 요소이고, 배음들의 생성과 소멸은 다양한 악기들의 특징적인 소리 즉 음색에 관계한다. 악기들이 다르게 울리는 것은 악기들의 배음의 강도가 다르기 때문이다. 다시 말해서 배음들의 수나 강도, 진동수의 합성관계는 서로서로 소리의 성격에 영향을 준다. 그리고 배음들은 서로 결합되고 또 공명과 공명상태의 조절에 의해 더해지는 배음의 강화를 통해서 특징 있는 음색을 형성한다. 즉 음색이

---

197) Das wohltemperierte Gehirn, Robert Jourdain. p.56

음악,
그리고 음악치료

란 함께 울리는 배음들에 의해서 결정된다.[198]

　대표적인 예로 트럼펫의 경우 소리의 강도나 크기에 따라 음색이 변한다. 음색에 대한 현악기를 예를 들면, 각 현악기들은 현(絃)의 진동을 공명상태의 조절요소인 악기의 몸체를 통하여 현 자체의 소리보다 더 큰 소리를 낼 수 있으며, 더 많은 배음을 만들 수 있다. 그리고 서로 다른 크기의 악기몸체에서 공명을 시켜 더 많은 배음들을 각기 만들어내고, 이렇게 만들어진 서로 다른 배음의 조합형태가 각각의 특징을 형성하게 된다. 이에 더하여 현악기들은 재질, 주법, 크기에 따라 다를 음색이 나온다.[199] [200] 어떤 바이올린이 소리가 나쁘다면, 그 바이올린의 구조가 무엇인지가 올바른 배음을 형성하는 데 영향을 미치기 때문에 또는 부정확한 배음들이 생성되고 있기 때문이라고 봐도 무방하다.

　또 다른 예로 취주악기들의 경우 관내의 공기 기둥의 진동으로 소리를 발생시킨다. 이때 관의 길이가 길어지면 저음이 발생하고 관의 길이가 짧아지면 고음이 발생한다. 음색은 악기의 길이, 관의 단면적, 악기 구멍의 위치, 취구부의 모양과 소리 발생방법, 악기재료 등에 따라 달라진다. 그리고 공명효과를 거쳐서 소리가 강화되고 주변의 공기를 통해서 전달된다. 이를 우리는 음으로 지각한다.

　이는 사람의 목소리 생성과도 비슷한데, 자신의 내면적인 상태를 나타낼 수 있는 직접적인 표현 수단인 사람의 목소리의 특성, 즉 사람에게 있어서 고유한 개인적인 울림을 갖는 음색의 생성은, 먼저 폐가 소리를 내는 데 필요한 공기를 제공한다. 그리고 구조상 사람은 후두 안에 발성기관으로 호흡할 때 벌어져서 삼각형이 되고, 발성할 때에는 사이가 좁아지는 성문과 함께 성대를 갖는다. 여기서 고유한 목소리 형성이 시작한다. 말할 때 성대들은 긴장하고 서로 근접된다. 이 결과 오로

198) Grundlagen der Musiktherapie und Musikpsychologie. G. Harrrer p.32

199) Heilen mit Musik, Hinrich van Deest, p.101

200) Musik im Kopf, Manfred Spitzer, p.35

지 가느다란 공간이 남는다. 공기가 성문을 통하여 밀려들자마자 성대들은 진동한다. 이들의 주파수는 성대의 팽팽한 긴장 또는 느슨한 이완을 통해서 변형된다. 여기서 입의 공간 그리고 코의 공간은 혀, 치아들, 입술의 위치를 통해서 넓어지거나 좁아진다. 그리고 많은 음-음파의 겹침들과의 혼합에서 일정한 음들에 영향을 미칠 수 있다. 즉 강화되거나 또는 감소된다.[201] 따라서 각 사람은 자신의 음성에서 선천적으로 완전히 개인적인 그리고 독특한 음색을 소유한다. 이는 사람마다 공명의 폭이나 강도가 각기 다르기 때문에 이 세상에는 목소리가 완전히 똑같은 사람은 거의 없다고 할 수 있다.

다만 음색의 발성과 공명 상태를 조절하여 다른 사람의 목소리와 비슷하게 흉내만 낼 수 있을 뿐이다. 다른 음악 요소와는 달리 음색은 측정할 단위가 없다. 이에 대한 묘사는 주관적인 설명에 의존한다.[202] 따라서 음색의 결정요인으로는 개인적인 상황, 음악이 만들어지는 환경, 그리고 악기의 공명능력, 음의 특성(예를 들어, 소리 강도의 증가는 더 많은 배음들을 가져온다. 따라서 음색을 바꾼다), 악기들과의 합주 등이 있다.

4) 공명

물리적으로 울림은 에너지 변환의 한 형태이다. 음색을 결정하는 또 하나의 중요한 요소인 공명은 어떤 물체의 진동 에너지가 다른 물체에 흡수되어 그 물체가 진동하는 것을 말한다. 사람의 발성에서 음을 생산할 때 기음(基音)과 약간의 배음만 있을 뿐 그것 자체로서는 음색이 거의 없다. 이 상태에서 공명이 됐을 때, 보다 많은 배음이 형성되어 비로소 특징 있는 음색을 갖는다. 노래하기와 더불어 악기 연주에서도

---

201) Heilen mit Musik, Hinrich van Deest, p.100

202) 음악치료학, 최병철, p.104

음악,
그리고 음악치료

공명은 중요한데, 인간의 공명통인 육체 또는 악기의 공명통은 음의 성질, 소리 강도, 음높이 그리고 울림의 길이의 변화들에 관계한다. 이들 공명통의 각각 재료들은 특별한 출력으로 진동하게 되는데,[203] 이로 인해 음색이 생긴다.

취주악기의 경우 공기기둥의 고유한 진동주파수에 일치하는 진동이 입력될 때, 고유한 진동주파수와 일치하는 주기적인 외부 에너지가 작용할 때 가장 크게 진동하는 현상인 공진현상(resonance)에 의해 소리가 확대되어 악기음이 발생한다. 공진현상에 대해 조금 더 물리적으로 알아보면 모든 물체들은 외부에서 충격을 가할 경우 진동하게 되는데, 이때 물체들은 고유한 진동수를 갖는다. 즉 물체별로 항상 일정한 주파수를 갖게 된다. 여기서 진동에너지의 진동수와 진동에너지를 받는 물체의 고유 진동수가 가까우면 더 큰 공명의 효과를 얻을 수 있다.

예를 들어 철판이나 나무 조각에 충격을 가하면 서로 다른 소리가 난다. 현악기의 두꺼운 줄이나 얇은 줄을 켜보면, 서로 성격이 다른 소리가 난다. 이러한 현상들은 각각의 물체가 다른 진동수를 갖기 때문이다. 소리가 아니라 音으로 확장시키면, 컵에 물을 적당량 담아서 고유 진동수가 440Hz가 되게 만들면 '라'음을 내게 된다. 여기에 물의 양을 바꾼다면 다른 고유 진동수를 갖는다. 즉 물체가 가진 고유 진동수를 정확히 일치하는 외부 진동을 주게 되면 물체의 진폭은 커지게 되고 커진 진폭을 물체가 감당할 수 없을 경우 파괴된다. 즉 440Hz의 컵 주위에 440Hz의 자극을 주면 컵이 깨진다. 당연히 자극이 되는 440Hz는 매우 큰 에너지를 갖고 있어야 한다.

또한 우리는 간단히 소리굽쇠의 현상으로 공명의 힘을 알 수 있다. 같은 진동수를 갖는 한 쌍의 소리굽쇠를 서로 어느 정도 거리를 두고 그 중 한 개의 소리굽쇠를 치면 다른 편의 소리굽쇠는 진동한다. 같은

---

203) Musiktherapie, Leslie Bunt, p.57~58

방법으로 진동수가 서로 다른 소리굽쇠 쌍에서는 진동이 일어나지 않는다. 이러한 현상은 피아노에서도 알 수 있다. 피아노의 페달을 밟고 아무 건반을 누른 다음 목소리로 하나의 음정을 소리 낸다. 이때 건반에 손을 떼고 소리를 멈추어도 피아노는 계속 소리는 내는 것처럼 들린다. 이는 목소리로부터 나오는 음과 이 진동수에 가까운 피아노 현의 진동이 증폭되기 때문이다.

그러나 이처럼 공명은 일정한 진동수에는 민감하게 반응하지만 그 범위를 크게 벗어나면 반응 자체가 없어지기도 한다. 일정한 영역의 음파에만 반응을 하여 소리를 듣는 동물의 귀는 미세한 신호에 반응하는 공명기관이다. 동물마다 들을 수 있는 소리가 조금씩 다른 것은 공명 영역이 각자 조금씩 다르기 때문이다. 이 공명은 리듬에서도 일어날 수 있는데, 사람들 각자는 자기만의 불변의 반복적인 리듬이 있다. 그리고 우리의 몸은 리듬을 만들뿐만 아니라 숨어있는 리듬과 공명·동조하는 능력이 있다. 내적으로 이미 존재하는 리듬의 동조화 때문에 외부의 리듬은 우리에게 쉽게 작용할 수 있다. 그러므로 우리는 외부의 진동에 의해서 수용되며 동시에 동조된다. 이에 따라서 어떤 전체 집단은 리듬적인 동조를 통해서 활동적일 수 있다.[204]

공명과 리듬에 근거를 두는 동조화를 설명할 수 있는 예를 들자면 각각 5살, 10살의 어린아이들이 앉아있는 그네를 일정한 리듬으로 밀다보면 10살의 어린이가 타는 그네가 처음에는 더 빠르고, 더 크게 왔다 갔다 했음에도 불구하고 나중에 더 이상 밀지 않을 때, 이 두 그네가 스스로 똑같은 시간에 앞뒤로 움직이는 것을 볼 수 있다. 이것을 동조화라고 한다. 이와 비슷한 방법으로 만약 떨림이 대상의 공명주파수의 떨림에 융화된다면, 소리의 파동은 떨림 속의 대상에 옮겨진다. 그

---

204) Musik im Kopf, Manfred Spitzer, p.213

음악,
그리고 음악치료

리고 소리의 파동은 마찬가지로 강화된다.[205] 동조화의 또 다른 예를 들면, 다리 위로 걸어갈 때 바람이나 그 밖의 에너지로 영향을 받으면 다리는 흔들린다. 그 위로 걷는 사람은 어떤 보폭이나 속도를 갖더라도 다리의 흔들림에 맞추게 된다.

5) 리듬(Rhythm)과 템포(Tempo)

시간의 진행에서 어떤 진동자극의 반복의 결과 어떤 리듬이 생긴다. 이러한 리듬은 음악의 토대가 되고 기초를 이루는 가장 중요한 요소이며, 일정한 규칙에 지배되는 셈과 여림의 진행이나 변화 있는 장단의 진행, 즉 음악의 수평진행에 있어서 주기적인 반복을 바탕으로 하는 질서 있는 운동을 말한다. 또한 장단의 시간적인 배합인 리듬의 한 단위는 박자가 된다. 더 나아가 곡 전체의 분위기를 결정하는 중요한 요소가 된다. 자연적인 리듬들은 우리의 생물적인 리듬을 나타낸다. 게다가 이 리듬적 기본 틀은 모든 영역에서 나타난다. 이는 우주적이고 동시에 개인적인 표현이다.[206] [207] 이러한 표현은 음악적인 리듬 그리고 자연 또는 사람들 사이에 어떤 일정한 관계들이 존재한다는 것을 말하고 또한 살아있는 모든 것은 일정한 리듬으로 움직이고, 일정한 리듬을 형성한다는 것을 말하는 것이다.[208]

예를 들어 일반적으로 사람들은 거의 매일 한 번은 대변을 보는데 극점에서 사는 사람들은 매일 대변을 보지 않는다. 또한 동쪽은 리듬이 느리지만 서쪽은 리듬이 빠르고 짧은 차이가 있다[209] 또 다른 예를

---

205) Das wohltemperierte Gehirn, Robert Jourdain. p.60

206) Musiktherapie, Leslie Bunt, p.73

207) Musik im Kopf, Manfred Spitzer, p.213

208) Heilen mit Musik, Hinrich van Deest, p.134

209) Ibid. p.135

들면 간단한 리듬은 2박자이다. 이것은 보행이나 심장박동과 연관되어 있다. 그리고 호흡리듬은 3박자이다. 모든 리듬들은 이와 같은 2종류의 리듬들의 연결과 배합으로 이해될 수 있다. 즉 인간에게 가장 직접적으로 느껴지는 리듬들은 맥박 그리고 호흡이다. 잠에서 깸 그리고 수면, 긴장과 이완, 보행과 뛰기, 일상생활과 작업 이러한 모든 우리의 활동들은 대부분 매우 개인적인 리듬에 관련되고 있다. 즉 각각의 사람은 자신의 전형적인 리듬을 소유하며 이를 우리는 원형적인 리듬으로 이해할 수 있다. 그리고 우리의 개인적인 욕구들은 특별한 리듬들을 통해서 나타난다.

예를 들어 친밀, 거리 접촉, 회귀, 창조, 소비, 정보유입, 표현, 먹기, 배설 등등. 어떤 개인적인 리듬들을 통한 의식은 자의식을 준다. 그리고 동시에 성격을 특징짓는다. 따라서 리듬은 우리의 느낌, 표현, 관계를 상징화하여 나타낸 것이다.[210] 그리고 각각 연주된 또는 좋아하는 리듬은 자신의 인격적인 특성과 관계를 갖는다. 이러한 리듬은 속도와 밀접한 관계를 갖는다.

예를 들면 심장박동, 호흡, 보행, 갑상선 활동, 신진대사, 신경 활동 등 인간의 생물적인 리듬은 생물적인 템포와 밀접하게 연결되어 있다. 즉 리듬과 병행하여 각 사람들은 각기 개별적인 템포를 갖는다. 따라서 어떤 새로운 집단이 처음 함께 즉흥연주를 한다면, 자발적 그리고 생리학적인 템포는 음악치료에서 나타난다. 이러한 템포는 쾌적한 심장박동 그리고 육체에 기초를 둔 템포에 정착한다.[211] [212]

음악적으로 어떤 적당한 템포 안에서 보행은 공명과도 관계를 한다. 또한 이러한 공명은 곧 동조화를 의미한다. 예를 들어 사람들이 음악과 함께 춤을 출 때 시간이 지나면 지날수록 같은 스텝으로 움직이게 된다. 음

---

210) Heilen mit Musik, Hinrich van Deest, p.137

211) Musiktherapie, Leslie Bunt, p.68

212) Ibid. p.74

음악,
그리고 음악치료

악적인 경험으로서 리듬과 템포는 모든 행동진행의 동조화를 위한 출발점이 된다.[213] 더 나아가 템포의 변화들을 통한 음악적 표현은 자신이 표현했던 것에 대해 반대로까지 변화시킬 수 있다. 즉 두려움의 음악적 표현이 템포의 변화로 활동적이거나 또는 상응하는 해결감정으로 인해 어떤 정화의 개념으로 사용될 수 있다.[214]

6) 선율(Melody)

선율은 높이가 다른 2개 이상의 음들을 수평적으로, 즉 시간을 기준으로 배열한 것이다.[215] 이 배열에서 주파수에 따른 음의 높낮이, 진동시간의 길이인 음의 길이, 그리고 쉼표에 의한 소리의 중단을 포함하여 다양한 리듬의 요소가 서로 유기적으로 결합된 것이라고 이해된다. 원래 선율은 언어의 현상과 함께한다.

실제로 우리가 단어나 문장들을 우리들이 원하는 의미에 따라서 강세를 둔다면 언어적 선율이 나타난다. 음악에서 주요 음들의 드러남과 덜 중요한 음들의 뒤로 물러남, 목소리의 높아짐과 낮아짐, 반복 또는 사라짐, 의미의 발생, 일정한 선율 부분의 감정화 이들은 어떤 음 순서를 선율적으로 만든다.[216] 게다가 일정한 음 간격이나 음계들은 항상 반복적으로 비슷한 감정적 배경(전후맥락)을 나타낸다.[217] 어떤 선율의 형성은 기술적인 과정이 아니라 오히려 구성적인 발생이다. 그리고 음들을 어떤 생동감 있는 선율로 형태화하는 태도 또는 감정의 핵심이다. 예를 들면 독재적인 사람들은 자신의 마지막 단어를 특히 강조하는 경향이 있고 불안정한 사람들은

---

213) Musiktherapie, Leslie Bunt, p.75

214) Musik-Medizin, Ralph Sprintge & Roland Droh, p.41

215) Musik im Kopf, Manfred Spitzer, p.81

216) Heilen mit Musik, Hinrich van Deest, p.140~141

217) Musiktherapie, Leslie Bunt, p.79

때때로 어떤 강조를 피하려는 경향이 있다.[218]

7) 화성(Harmony)

언어적인 혼동이 자주 일어나는데 화음(chord)이란 높이가 다른 2개 이상의 음이 동시에 울리는 것을 의미하고, 화성(harmony)은 화음이 일정한 법칙에 의해 연결된 것을 의미한다. 즉 진행과 정지를 기준으로 구별이 된다. 따라서 3화음이란 3도 간격으로 쌓인 세 개의 정지된 음을 말하고, 주파수가 다른 두 개의 음이 동시에 날 때 맺어지는 관계로 정의될 수가 있다.[219]

반면 화성은 높이가 다른 2개 이상의 음들이 수직적으로 동시에 울리는 화음(Chord)들의 연결을 말하며, 선율과 리듬의 배경이 되며 음색을 변화 있게 나타낸다. 여기서 각 구성 음들 간의 넓이에 따른 성격이나 음의 밝기(음이 높을수록 밝게 인식된다), 그리고 외적인 조건에 따라 화성의 색체 변화가 일어날 수 있다. 음악치료에서 이러한 화성이란 개념은 복합적인 상호작용(영향)을 (즉흥)연주에서 나타낸다. 그리고 음악적인 상호작용을 통해서 치료사와 환자들은 자신들의 종합보다 큰 어떤 새로운 것을 창조한다.[220]

---

218) Heilen mit Musik, Hinrich van Deest, p.141

219) 음악치료학, 최병철, p.104

220) Musiktherapie, Leslie Bunt, p.80

감정과 음악

음악에는 앞서 언급된 다양한 기억체계들이 관계한다. 그리고 음악에 관계되는 정보들은 매우 다양한 뇌의 영역들에 저장되어 있는 상태이다. 따라서 음악은 뇌 전체에서 만들어지고 처리된다고 이해될 수 있다.[221] 이미 살펴본 바와 흡사하게 Robert Jourdain 역시 1차 청각피질은 음향적인 인식이 저장되어 있는 단기기억에서 활동적이며, 어떤 들어오는 소리들의 순간적인 수용을 기록한다는 데 동의한다. 아마 이러한 단기기억의 내용이 없이는 어떤 발달된 문장이나 악장 부분을 짜 맞추는 것이 불가능할 것이다. 그리고 이후 분석은 1차 청각피질을 싸고 있는 달팽이관 또는 뇌간에서 나오는 정보들과는 관계가 없고, 단지 1차 청각피질에서 나온 정보들과 관계하여 2차 청각피질에서 이루어진다고 한다. 이러한 2차 청각피질은 여러 개의 영역으로 조직 되어 있는데, 이들 중 몇몇은 주파수들에 따른 1차 청각피질처럼, 그리고 다른 몇몇은 복잡한 과정에 따라 배열되어 있다고 한다.

이 영역들의 수는 다양한 동물종류에서 구분되는데, 두더지 같은 단순한 포유류는 오직 하나의 영역을 갖고, 고양이는 3개의 영역을 갖는다. 그러나 인간의 2차 청각 영역에서 몇 개의 영역을 갖는지는 아직까지 명확하게 발견이 되지 않은 상태임을 Jourdain은 지적한다. 계속해서 Jourdain은 1차 청각피질의 신경세포들은 85%가 습관적으로 어

---

221) Musik im Kopf, Manfred Spitzer, p.208

떤 일정한 간격으로 소리가 반복될 때 둔감화를 통해 다른 신경세포들의 작용을 억제한다고 한다. 즉 이 신경들이 오랫동안 자극되면 될수록 청각적인 기능은 상실된다고 한다. 이를 통해서 뇌는 들어오는 음향적인 정보를 명백한 소리요소들의 윤곽을 세련되게 하고, 배경적인 소음을 억눌러서 간단히 한다.

그래서 2차 청각피질로의 계속적인 처리를 위해서 아주 정확한 모형을 선택한다고 한다. 우리는 음들을 인식한다. 달팽이관을 통해 온 다양한 혼합 음은 뇌간에서 개개의 음들의 동질성 확인과 분석이 이루어진다. 이러한 1차 신경적 영역에서 주파수, 음량 그리고 발음장소를 구분하는 것이 가능하다. 그런데 Jourdain에 따르면 뇌간에는 지금까지 잘 알려져 있지 않았던 소리를 처리하는 방식이 존재한다고 한다. 일명 분산 발생체계(diffuse aufsteigenden System)라고 하는데, 지금까지 연구자들은 이러한 능력을 완전히 무시하고 있었다. 이곳의 신경세포들은 주파수를 따르지 않고 배열되어 있으며, 상대적으로 천천히 반응한다. 따라서 오랜 시간에 걸쳐 감각인상들을 매개하는 것에 관계한다. 그리고 분산발생체계는 주의집중, 기억, 학습에 관계하는 대뇌피질의 부분들과 상호작용한다. 이러한 기능들은 우리의 음악적인 이해를 위해서 중요하고, 오로지 인간만이 소리에 관계해서 점차적으로 상호작용하는 것을 훈련하게 되는 뇌를 가지는 것을 가능하게 한다. 그리고 뇌가 소리를 주파수들의 띠들에서 간단히 분류할 뿐만 아니라, 소리를 소리의 길이와 强度의 거시적 단계, 소리의 주파수, 强度, 그리고 길이의 변화에 따라서 구분하고 계통화하는 것을 가능하게 한다고 말한다.

이미 언급했듯이 경험을 통해서 우리의 뇌는 다양한 조건들에서 나온 일정한 소리들의 특성을 학습하고, 경험들을 통해서 무의식적으로 학습한다. 이와 함께 우리는 음들을 사람들이 복합적 분류 능력들로 이해하는 범주화를 통해서 분류한다. 이러한 범주화에 따라서 어떤 영

음악,
그리고 음악치료

역 안의 중심에 가까이 있는 모든 것은 각각의 범주에 동일하게 생각된다. 이로써 뇌는 활동을 효율적으로 하게 될 것이다. 대뇌피질의 처리 용량이 효율적으로 형성되는 가능성은 피질의 기능들이 좌우 한 쌍의 기관으로 기능·분화됨에 있다.

　행동과 인식의 기본적인 기능들은 몸의 두 좌우측면을 고려하기 위해서 좌우반구를 필요로 한다. 그러므로 1차 청각피질의 왼쪽 편과 오른쪽 편은 귀의 오른쪽과 왼쪽에서 온 정보들을 처리하기 위해서 거의 동일하게 형성되어있다. 보다 높은 상위의 분석들은 두 반구들이 서로서로 자신들의 활동결과들을 교환하는 것을 통해서 이루어지게 되는데, 이러한 교환은 두 반구 사이의 수많은 신경섬유들로 구성된 뇌교를 통해서 이루어진다.

　예를 들어 오른쪽 청각피질은 동시에 일어나는 소리들에 집중한다. 그리고 조화를 전제로 유사성을 분석한다. 순수한 음(깨끗한 주파수를 갖는)들에서 우뇌는 좌뇌에 대해서 우세함이 없다. 그러나 우뇌는 음들이 다양한 배음들을 갖고 나타날 때에는 분명히 더 우세하다. 이와 반대로 왼쪽의 2차 청각피질은 음계들 사이의 관계들에 집중한다. 이 청각피질은 이러한 음계들의 순서의 계층에 집중하고, 이를 갖고 매우 분명하게 리듬의 인식에 관계한다. 이에 따라서 좌뇌가 언어에 관계한다는 것은 그리 놀랄만한 것이 못된다. 청각피질은 각각의 드러난 소리를 정확하게 나타내는 녹음기처럼 기능하지 않는다. 음들의 연속은 아주 특유하고 새로운 반응을 청각피질에서 불러일으킨다. 즉 뇌는 개개의 음을 고립화시키지 않고 항상 이전과의 배경과 관계를 갖고 소리를 해석한다.우리의 주관적인 인상들은 강하게 통일화된 큰 소리의 흐름들로 구성된다. 그리고 어떤 방법으로든 뇌는 청각피질이 찾아낸 소리들의 요소들을 다시 이합집산을 통해서 통일체를 구성하게 된다.[222]

222) Das wohltemperierte Gehirn, Robert Jourdain. p.82~83

우리의 주관적인 인상을 기초로 하는 모든 감정들은 부정적이거나 긍정적이다. 그리고 부정적인 감정들은 현실성이 기대에 도달하지 못하면 생긴다. 예를 들어 사람이 자동차에 시동을 걸 때, 만약 시동이 걸리지 않으면 부정적인 감정이 생긴다. 긍정적인 감정은 반대로 현실성이 우리의 기대에 부합하면 생긴다. 우리가 하루 종일 일하고 나서 쉴 수 있다는 기대를 할 때, 이 쉼이 긍정적인 감정으로 나타난다는 것이다. 만약 작은 긍정적 결과들이 항상 반복적으로 나타난다면, 우리는 장기간의 행복을 느끼게 될 것이다. 음악은 이러한 기대들을 구축하고 충족시킨다. 게다가 음악은 혼란을 억제할 수 있다. 그리고 이 기대들을 여전히 계속 상승시킨다. 그러나 반대로 각각의 기대에 벗어남은 경향적으로 다음에 오는 예상의 약화를 초래한다.

예를 들어 속도(Tempo)의 시간적인 변화는 순간적으로 감정의 호흡을 필요로 한다. 이는 동시에 리듬적인 진행에 관한 기대들에 저항한다. 만약 속도에서 많은 벗어남이 있다면 청취자는 기본적인 박자에 대한 느낌을 잃어버린다. 그리고 박자를 정확하지 않게 예견하게 될 것이다. 부정적인 감정들이 충족되지 못한 기대들에서 발생한다는 것은 장조는 밝은 느낌, 단조는 어두운 느낌으로 울린다는 사실을 증명하게 된다. 장조와 단조의 느낌은 문화적인 조건에 따라 구분될 수 있는데, 여기에서는 매우 다양한 반응들로 증명된다. 즉 서양음악이 아닌 다른 음악에서는 다른 감정을 일으킬 수 있다.

사실 인도네시아에서는 단조가 기쁨이나 밝음을 나타낸다. 인도네시아인들은 음악 청취에서 완전히 다른 화성학 체계를 사용한다. 따라서 화성적인 관계들이 아주 다르다. 그러나 서양음악에서 단조는 3화음으로 형성된 서양음악의 화성체계에서 중요하게 어두운 느낌으로 울린다. 왜냐하면 단조에서 기대들이 손상되었기 때문이다. 단조의 3화음들의 배음들은 장조 화음보다 더 잘 겹쳐지지 않는다. 따라서 단조 3

화음은 배음들의 불일치를 통해서 기본적으로 갈등이 있다. 화성법칙이나 형식법칙과 같은 음악적인 구조들 그리고 화성적인 전체체계에 기본이 되는 논리는 우리의 기대들을 일정한 방향으로 반복적으로, 끊임없이 부활시킨다. 또한 우리는 화음이 논리에 맞게 시종일관 다른 화음으로 진행해 간다는 것을 되풀이하여 경험한다.[223] 따라서 너무 과도한 규칙성의 음악은 우리의 뇌에서 거부된다. 이는 둔감화나 습관화를 통해 주의(注意)를 받지 못하는 무감각함에 이르게 된다는 것이다.

예를 들면 컴퓨터음악은 완벽한 불변의 속도와 강도를 갖는다. 이러한 음악은 음악적으로 민감한 청취자들에게서는 불쾌의 원인이 된다. 왜냐하면 우리의 뇌, 우리의 신경체계들은 변화에 너무 잘 반응하려는 경향이 강하기 때문이다. 따라서 불쾌함은 뇌나 신경체계의 경향성이 습관화를 통해서 더 이상 반응하지 않고, 우리의 모든 의식수준에서 나타나지 않기 때문이다. 우리의 뇌는 새롭거나 이해하지 못하는 사건을 선호한다.[224] 컴퓨터음악이나 전자 악기에 의한 불쾌는 공명관계로도 설명될 수 있다. 긍정적 감정, 유쾌한 감정, 평형상태 등을 얻기 위해서 기대의 충족은 리듬에서 나타나는 박자를 미리 예측하는 데서 유쾌 또는 안정이 나타나기도 한다.[225]

또한 일상에서 뇌는 세상의 혼란에서 질서를 구하는 것에 노력한다. 질서는 곧 아름다움이며, 질서는 곧 안정이며 그리고 질서는 곧 쾌락이다.[226] 질서는 진행상황에서 나타나는 것이지 고착상태에서 나타나는 것은 아니다. 즉 움직임 가운데 생기는 것이다. 여기서 질서를 고립된 것으로 이해해서는 안될 것이다. 고전적인 설명에 따르면 유쾌한 감정과 불쾌한 감정에 대한 차이는 어떤 (신체)기관이 자신의 환경과 평형

---

223) Das wohltemperierte Gehirn, Robert Jourdain. p.379~380

224) Das wohltemperierte Gehirn, Robert Jourdain. p.381

225) Ibid. p.387

226) Ibid. p.398

상태인지 아닌지에 달려있다고 한다. 평형상태에 멀어지면 불쾌한 감정이고, 다시 평형상태로 돌아오면 유쾌한 감정이라는 것이다. 여기서도 역시 평형상태라는 것을 고착된 습관화로 이해 해서는 안된다. 평안한 상태는 평형상태에 관계하는데 이는 상대적이다.[227] 불쾌한 감정에 대항하여 쾌락 또는 평형상태 또는 유쾌한 감정을 위해서 신경들은 작용한다. 즉 아픔이나 고통으로 인해 불쾌한 감정이 오면 신경들은 유쾌한 감정을 위해서 뇌의 명령을 받아 엔도르핀(Endorphine)을 분비한다. 그러면 주관적으로 아픔은 적어진다. 또한 현실이 어떤 방식으로 기대들과 충돌된다면 스트레스나 불쾌한 감정이 나타난다.

뇌는 상황들이 새롭게 해석되는 것을 강요한다. 즉 불쾌한 감정을 새로운 상황인 유쾌한 감정으로 해석한다. 이러한 사실이 가장 잘 나타나는 예로서 오랫동안 정신과에서는 마약중독자 치료에서 Naloxon이라는 약품을 사용했다. 이 약품은 뇌의 아편 수용기들을 막는다. 만약 모든 아편수용기들을 막는다면 아편은 더 이상 작용할 수 없다. 엔도르핀의 작용이 이러한 방식으로 막을 수 있을 수 있기 때문에 사람들은 엔도르핀이 음악을 들을 때 작용하는가를 시험했다. Naloxon을 복용한 검사집단에게 음악을 들려주었다. 이들은 분명히 축소된 음악쾌감을 보고하였다.

반면 Plazebo효과를 적용한 대조집단은 여느 때처럼 활기 있는 느낌을 받았다. 여기서 알 수 있는 것은 음악이 기본적으로 우리 존재의 모든 수준에서 쾌락과 안녕을 불러일으킬 수 있다는 것이다.[228]

227) Ibid. p.383

228) Das wohltemperierte Gehirn, Robert Jourdain. p.395

음악,
그리고 음악치료

05

동질화

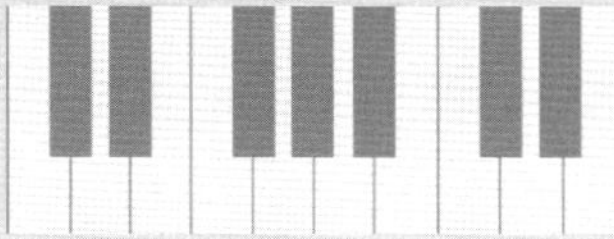

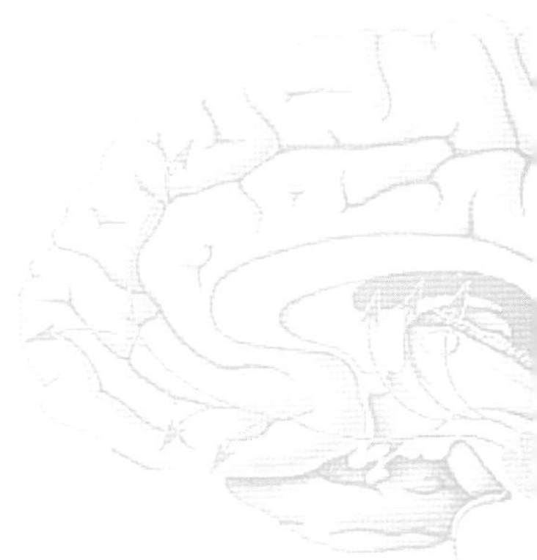

동질화

    음악치료에 관한 글을 보다보면 동질화라는 말을 종종 접하게 된다. 이 동질화는 우리 개인들마다 특성이 나누어지는 임신기간을 거쳐 출생 그리고 어린 시절을 거쳐 현재까지의 내적 인식에서 출발하여 소리의 역사를 나타내는 내적 소리 또는 소리의 존재에 관한 개념을 포함한다. 이러한 내적 소리는 누구나 가지고 있는 공통분모로서 치료사와 환자와의 소통의 통로를 만들 때 핵심적으로 사용된다. 음악치료에서 동질화가 실행되는 방법을 간단히 말하자면, 우울한 사람에게는 밝고, 활기찬 음악을 들려주어야 할 것 같지만 반대로 어둡고 우울한 느낌을 주는 음악을 제공하여 환자의 내면과 동일한 상태에서 교감을 이루는 것을 말한다.

    음악 기능 중 하나는 공명을 통해 조화와 질서를 기초로 동질화의 기능을 갖는 것이다. 여기에는 생물적, 생리적, 심리적, 사회적, 문화적 다양한 작용들이나 효과들이 포함되어 있는데,[229] 먼저 생리적·생물적인 영역에서 결과적으로 음악의 조화와 질서작용에 도달하기 위한 동

---

229) Heilen mit Musik, Hinrich van Deest, p.17

음악,
그리고 음악치료

질화는 앞서 음악의 요소를 다루면서 공명 그리고 리듬(rhythm)과 속도 (tempo)에 대해서 언급한 바와 같이 공명현상과 동일화 현상으로 설명이 가능하다.

예를 들어 물리적인 관점에서 울부짖음은 어떤 불규칙적인 진동으로 구성된 소음인 반면, 음악적인 톤의 진동은 규칙적인데, 이러한 톤은 질서에 그리고 항상 같은 시간 안에서 동일한 반복에 내재적인 리듬에 관계한다.[230] 이러한 관계에서 동질화는 궁극적으로 우리가 미리 살펴 본 바와 같이 자율신경체계나 내분비활동, 우리의 행동에까지 영향을 미칠 수 있다.

이미 Pythagoras학파 사람들은 세계상의 조화적 법칙을 음악에서 직접적으로 들을 수 있다고 했다. 따라서 이들은 "세계는 하나의 음악 이다."라고 까지 표현한다. 이들에게 있어서 음계는 7개의 음표들 사 이의 비율에 관계, 태양계 행성들의 거리 비율의 관계 그리고 원자들 의 거리 비율의 관계 등의 중요성을 나타낸다. 여기서부터 음악에서 수 학-덕-조화를 중점으로 하는 기조적인 의미가 유래한다. 이는 또한 음악치료의 시작점이 된다.[231] 왜냐하면 음악치료는 모든 요소들 간의 균형적 질서를 목적으로 하기 때문이다. 이들에게 음악은 우주적 관계 의 모형으로, 세계질서의 조화로운 완벽함의 표현으로 그리고 창조의 조화로운 완벽함으로 이해되었다. 이러한 사상을 바탕으로 음악은 사 회의 지배적인 질서들을 자신들의 고유한 방식으로 옹호할 수 있고, 반 대로 사회의 지배적인 질서들을 파괴할 수도 있고 폐지할 수도 있지만, 음악은 분명히 혼돈에서 질서 그리고 질서화를 만드는 동인(動因)으로 이해되었다.[232]

---

230) Psychoanalytische Betrachtungen über die Musik und den Musiker, Heinrich Racker, 1965. p.213~214

231) Über die psychoanaltische Deutung der Musik, 1953, Erich Haisch, p.159

232) Psychoanalyse und Musik, Ludwig Haesler, 1997, p.398

여기서 공명과 동질화에는 분명한 차이가 있다는 것에 주의해야 한다. 공명을 일반적으로 소통을 가능하게도 하지만 방해하기도 한다. 반복되지만 동질화의 가장 큰 목적은 치료사와 환자 사이의 소통통로를 만들기 위해서 환자의 심적 활동속도에 소리나 음악을 일치시키는 데 있다. 따라서 공명은 의사소통의 통로를 만드는 동질성의 원칙과는 완전히 일치하지는 않는다. 치료사가 환자와의 동질성을 발견하려는 것은 전혀 장애를유발하지 않는다. 이것이 공명과 분리하여 따로 동질화를 기술하는 가장 큰 이유가 될 것이다. 그리고 전혀 장애를 유발하지 않는다는 것이 치료를 목적으로 동질화가 사용되어야 하는 이유가 된다. 심리적으로 인간은 항상 복합적인 조직체계들로 발달한다. 이후 어떤 외부세계에 대한 끊임없이 성장하는 인식이 자아(Ich)와 자신(Selbst) 그리고 외부세계 사이의 구분이 상승하는 의식화로 발달한다.[233]

다시 말해서 음악에 대한 각각의 청취경험에서 정신분석적인 구조모형에 따라 구분되었던 Es, 자아(Ich) 그리고 초자아(Über-ich)들은 항상 연계되어 나타나고, 이들의 역동적인 혼합관계는 청취경험의 진행에서 항상 변화된다. 여기서 음악을 통한 동질성을 시작으로 음악치료가 시작될 수 있는데, Heinz Kohut에 따르면 원시적 욕구에 충실한 Es 관계에서의 음악은 정화적(kathartisch) 경험으로, 무의식적 경험으로, 타협 형성으로, 승화(昇華 :저속한 성욕적 에너지가 고상한 문화적, 예술적 에너지로 전환하는 것)로 이해된다. 즉 억압된 욕망에 의해서 만들어진 긴장들은 음악적인 감정에서 대리적으로 해결된다.

이는 몇몇의 원시적인 리듬적 경험들은 Freud가 유아적인 성욕의 개념 아래서 포함하는 정신적인 생활의 각각의 영역에 속하고, 초기의 성적 긴장들의 정화(Katharsis)는 우리의 선율에 대한 또는 주제적인 변화에 대한 의식적 주의가 일어나며, 리듬적인 현상들이 전환되는 것을 통

---

233) Betrachtungen über die psychologischen Funktionen der Musik, 1957, Heinz Kohut, p.178

음악,
그리고 음악치료

해서 가능함을 의미한다.[234]

　정리하면, 어떤 감정적인 경험으로 음악의 기본적인 자극은 어떤 정화를 가능하게 하고, 유희의 한 형태인 음악의 행위는 억제 안에서 치환적인 어떤 연습을 묘사한다. 그리고 사람들이 복종해야 하는 규칙의 표현이 된다. 성장하는 음악적인 자아는 부수적으로 유아적인 심리로부터 음악적 음들의 영역에서 내용이나 형식의 질서를 이해하는 능력을 통해서 나누어진다. 또한 성장하는 자아는 음악적인 음들을 통한 자극과 함께 지각의 도움으로 성숙되어 간다. 이미 존재하는 경과구들의 반복, 구성들의 유형, 형태와 함께하는 숙달 그리고 기존 악기들의 사용 등은 자아를 돕는다.[235] 분명히 음악의 청취 또는 실행은 무의식적인 체험의 깊은 층들과 밀접한 관계가 있다.[236] 분리된 것을 통합하는 것, 붕괴된 것을 다시 복원하는 것, 쪼개진 것을 결합하는 것, 자아(Ich)와 충동들 사이의 부조화를 상쇄하는 것, 인간의 정신적인 것과 동물적인 것을 서로 조화 또는 화합하는 것들을 활동의 기본원리로 하는 정신분석적인[237] 구조모형에 따라서 퇴행의 가능성들(Es), 특별한 억제의 가능성들(Ich), 그리고 음악의 음향적인 의사소통의 매개체 안에서 질서·규칙에 관한 경험의 가능성들(Über-Ich)이 구분되어 작용할 수 있다. 또한 음악은 동질화와 유사한 적응 또는 순응적인 관점에서 자아 그리고 자아를 통한 외부세계 사이에서 조화를 상호주관적으로 고정시킨다. 여기서 음악은 자아와 관계해서 다양한 방법으로 내적심리적인 갈등 안에서 기능하고 작용하는 것이 가능하다.[238]

---

234) Betrachtungen über die psychologischen Funktionen der Musik, Heinz Kohut, 1957. p.170~171

235) Betrachtungen über die psychologischen Funktionen der Musik, Heinz Kohut, 1957. p.172

236) Musik als Möglichkeit zum Ausdruck und zur Transformation präverbaler Erlebnismuster, 2000, Dieter Tenbrink, p.453

237) Psychoanalytische Betrachtungen über die Musik und den Musiker, Heinrich Racker, 1965. p.215~216

238) Psychoanalyse und Musik, 1997, Ludiwig Haesler, p.395

사회의 지배적인 질서를 받아들이고 인정하는 음악에서 주어진 규칙과 질서들의 경험을 요약하는 초자아 관점들은 음악체험의 Es적인 그리고 자아적인 방식에 대항하여 존재한다. 또한 초자아에 관계해서 음악은 화성과 조화 그리고 형식과 규칙을 표방하는데, 여기서 초자아 관점들은 음악의 가공, 체험에서 매우 다양한 방식으로 개인들에게 영향력을 가질 수 있다.[239] 음악에서 미학적인 경험이 되는 것은 초자아의 형식적인 요구의 충족과 밀접한 관계가 있다. 따라서 어떤 미학적인 규칙의 복종은 안정과 윤리적인 만족감을 준다. 예술가는 아름다움에 관한 자신의 내적인 기준을 따른다. 그리고 창조적인 음악가는 지금까지 알려진 경계를 넘어 아름다움의 영역을 확장시키는 능력을 나타내려 한다. 음악적인 형식에서 발전과 변화의 과정의 한 부분은 미학적 규칙의 존재에 대항하는 어떤 저항일 것이다. 즉 어떤 불충분하게 통합된 초자아의 저항을 말한다. 이 저항의 결과는 가끔 반란과 복종 사이의 절충형성일 것이다.

문화적으로 음악은 자신들의 상황에 관계없이 존재한다. 이는 선조, 종족, 문화적 환경에 따라 유전학적인 체험은 생물이 어떤 자극을 받은 후 같은 자극에 대하여 쉽게 반응하게 되는 현상인 육체적 기억에 속하기 때문이다. 이를 동질화의 원천인 원형이라고 봐도 무방하다. 또한 음악은 동질화의 결과인 문화의 한 부분이고 이것은 인간 창조성의 생산물이다. 인간이 이러한 음악을 수용하는 것은 문화라고 표현되는 인간들의 심신발달에 달려있다. 그러므로 동질화의 원리는 다양한 문화적 관계에서 보아야 한다.[240] 그리고 음악과 문화에 대한 더 구체적인 내용을 이미 4단원에서 언급하였기에 생략하기로 한다.

이러한 다양한 영역에서 작용하는 동질화를 Rolando O. Benenzon

---

239) Betrachtungen über die psychologischen Funktionen der Musik, Heinz Kohut, 1957. p.173~174

240) Einführung in di Musiktherapie. Rolando O. Benenyon. p.45~46

음악,
그리고 음악치료

는 형태적 동질(Gestalt-Iso), 상보(相補)적 동질(Komplementär-ISO), 집단적 동질(Gruppen-Iso) 그리고 일반적 동질(Universal-Iso)로 구별한다. 먼저 형태적 동질은 역동적인 부분이다. 이러한 형태적 동질을 통해서 각각의 사람에게 의사소통형성을 가능하게 하고, 더 나아가 치료적 관계형성에 도달하기 용이하게 한다. 개인마다 임신기간을 거쳐 출생하고 어린 시절을 거쳐 현재까지의 소리의 역사를 나타내는 내적 음악적 요소가 있다. 당연히 여기서 이합집산을 통한 형태(Gestalt)가 형성된다. 이 동질화는 음악의 크기나 리듬에도 관계한다.[241]

실제적인 치료환경에서 동질화를 획득하기 위해서 치료사는 다양한 빠르기나 분위기, 리듬을 시도한다. 이는 치료사가 환자의 연주나 놀이와 합해지거나 그리고 어떤 접촉점을 찾기 위해서 행해진다. 이러한 것이 얻어지면서 음악적으로 상호작용하는 것을 시작하게 된다. 상보(相補)동질은 매일 또는 매번 음악치료에서 환경에 따른 또는 역동적인 상황들을 통해서 발생되는 작은 변화들이다. 특별한 환경에서 야기되는 형태동질의 순간적인 동요이다. 집단적 동질은 집단의 올바른 선택에서 한 집단동질을 만드는 개개인의 사회적 환경에 밀접한 관계가 있다. 이 동질화의 구성과 형성에서 어느 정도의 시간은 필요하다. 즉 집단 구성원들은 자신들이 함께 음악활동을 하기 위한 방법을 찾을 때까지 잠시 시간이 필요하다. 치료사는 구성원들에게 미리 주어진 빠르기와 분위기에서부터 음악으로 함께 소속감을 느끼기 위해서 노력한다.[242] 이 집단동질화는 비언어적으로 치료적 집단에 동화되기 위해서 중요한 의미를 갖는다. 집단동질화는 기본적으로 생물학적인(종족), 문화적인(언어) 그리고 지역적인 척도들을 통해서 구분되는데, 이는 역시 소리의 동질성과 떨어지지 않고, 개개의 문화를 배우는 역동적인 과정과 문화의

---

241) Musiktherapie. Leslie Bunt p.43

242) Musiktherapie Leslie Bunt p.44

변화와 안정성에 종속되어 관계한다.[243] 이러한 집단적 동질화는 심신의 소리요소와 환자의 형태동질화에 근거하는 행동의 전체총합을 포함한다고 할 수 있다.[244]

일반적 동질화는 모든 인간적인 존재들이 자신이 속한 집단, 문화, 역사 그리고 심리생리적인 특색에 독립되어 특성화되는 소리적 동일성이 중요하다. 이러한 일반적 동질화 내에는 심장박동, 호흡 그리고 어머니의 목소리 같은 특색을 지닌다.[245]

Benenzon의 이해에 따르면 세부적으로 4가지의 동질화를 포함하는 동질화 원리는 음악치료에서 환자들이 스스로 자신의 환경을 좀 더 잘 이해하고, 그들이 자유스럽게 활동하고, 더 나은 심리적·육체적인 강인함과 유연성을 발달시키는 기회를 제공하기 위해 필수적이다. 실제로 어떤 음악치료 기법이든지 거의 공통적으로 크게 진단과 치료로 구성되는데 진단 부분에서 환자나 집단의 동질화 원리가 발견되어야 한다. Benenzon의 경우 음악치료의 시작은 설문조사와 환자의 비언어적 그림으로 검사된다.

이 설문조사는 환자에 관한 그리고 환자의 가족에 관한 환자의 소리나 음악적 전력을 기술한다. 여기서 환자의 소리에 대한 인상의 유형을 얻고자 환자의 부모나 조부모의 가족문화에서 자생된 그들의 고유한 현상을 얻는다. 그리고 사회적 요소와 임신기간 중의 경험, 유년기에서 현재까지의 음향적 정보들을 알아낸다. 이후 비언어적인 현상의 검사에서 환자에게 어떤 타악기들이나 선율악기들을 제시한다. 그리고 어떻게 환자가 이들을 가지고 표현을 시도하는지 관찰한다. 중재기능을 가진 대상으로서 악기는 가설적인 환자의 동질화를 이끌어낼 수 있기 때문이다. 이러한 관찰 후 환자와 치료자의 활동적인 행위가 시행되는

---

243) Einführung in di Musiktherapie. Rolando O. Benenyon. p.40

244) Ibid. p.41

245) Tendenz der gegenwartigen Musiktherapie, Fuchs Anja, p.58~59

음악,
그리고 음악치료

데, 여기서 퇴화된 수준에서의 소통통로를 환자의 소리동질성의 도움으로 찾게 되거나 아니면 집단에서 합일되거나 다른 치료에 연결되는 새로운 소통통로를 형성한다.[246]

이 진단과정에서 일어나는 비언어적 영역의 인식과 비언어적 영역의 관찰에서 환자의 상보적 동질화의 가설을 발견하고 작성한다. 여기서 치료자는 상황에 맞는 음향적 환자의 동질성을 인식한다. 그리고 환자의 형태동질화에 융합된다. 그리고 치료사는 자신의 동질화를 인식하고 환자에게 환자의 동질화에 상응하는 객관적인 대답을 한다. 이때 환자에게는 무의식적인 형태동질화가 두드러지게 된다. 그리고 형태동질화가 확고히 됨으로서 상보동질화는 사라지게 된다. 이 형태동질화의 두드러짐은 의식적이 되고 외부로 드러난다. 집단치료에서의 경우 다른 환자는 이것을 어떤 정보로 얻게 된다.[247]

만약 동질화의 두드러짐이 치료사의 의식에 도달한다면, 정보는 일반적인 동질화와 환자의 동질화 사이에서 구별되기 위해 변화된다. 이러한 구별은 비언어적 표현이 정보의 반복을 통하여 밝혀지기 때문에 가능하다. 비언어적 표현의 반복은 음악치료에서 소통통로를 연결하는 데 용이하다. 여기서 치료자와 환자 사이에 분명한 대화 형태가 발달된다.[248] 이러한 언어화는 치료가 막바지에 이를 때 집중적으로 실행되어야 한다. 이 언어화 자체는 환자에게 있어서 어떤 변화를 의미한다.

---

246) Einführung in die Musiktherapie. Rolando O. Benenyon. p.61

247) Ibid. p.75

248) Ibid. p.77

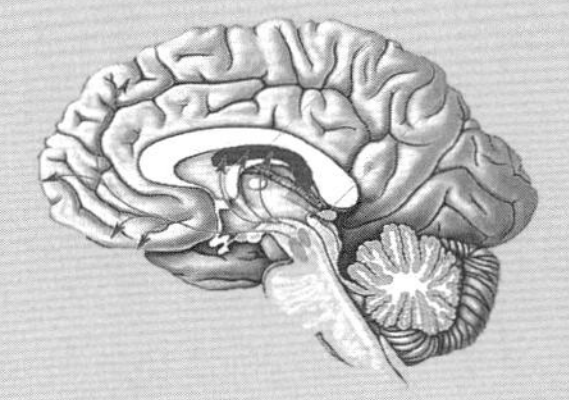

06

조화 그리고 질서

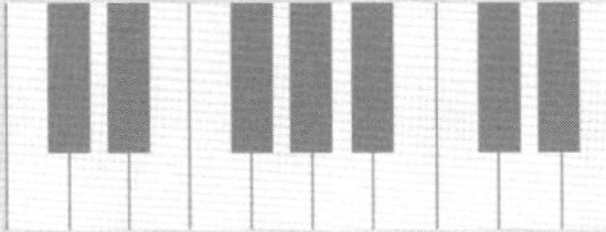

조화 그리고 질서

건강이란 무엇인가? 또 질병은 무엇인가? 건강이란 역동적인 삶속에서 육체적 조화와 질서, 정신적인 조화와 질서 그리고 육체−정신적 조화와 질서가 유지되는 상태를 말한다. 나중에 다시 언급되겠지만 Ute Wagner의 정의에 따르면 "건강이란 매순간 새로 만들어지는 균형이다."라고 한다. 이 균형은 자신의 모든 능력을 동원해서 조절과 적응을 통해 종합적으로 이루어지게 되는데, 치료는 이러한 모든 능력들 간에 조화와 질서를 복구하는 데 있다고 본다. 왜냐하면 세계보건기구에서 정한 건강의 정의는 육체적, 정신적 그리고 사회적인 안녕(安寧)이라고 하는데, 여기서 안녕이란 편안함이 내포되어 있다고 이해한다. 이러한 안녕은 조화나 질서 그리고 균형을 전제 조건으로 한다. 또한 안녕에는 유쾌함이나 행복의 의미가 포함되어 있다.

Pontvik은 음악이 균형관계를 반영한다는 것을 주장한다.[249] 이는 우리의 뇌가 일반적으로 혼란에서 질서를 구하기 위해 노력하는 성향을 갖고 있음에 근거한 주장이다.[250] 이 질서를 기초로 우리가 느끼는

---

249) Musiltherapie: Grundlagen, Formen, Möglichkeiten, Wolfgang Strobel & Gernot Huppmann, p.22
250) Das wohltemperierte Gehirn, Robert Jourdain. p.398

아름다움이 생성되고, 역시 이 질서를 기초로 쾌락이 발생한다. 예를 들어 혈액순환, 호흡, 장 활동, 성적활동 같은 육체의 많은 활동적인 기능들은 질서로 대변되는 리듬을 가지고 있다. 여기서 질서란 균형과 밀접한 관계가 있다. 균형과 질서의 활동 진행이 장애된다면 부정적 감정으로 표시된다. 그리고 우리는 이 부정적인 감정을 무의식에서 불쾌로 느낀다.[251] 여기서 유쾌와 불쾌에 대한 고전적인 설명에 따르면 어떤 (신체)기관이 자신의 환경과 평형상태를 가지기 위해 노력하는데, 이 평형상태에서 멀어지면 불쾌이고, 다시 평형상태로 돌아오면 유쾌라는 것이다.[252]

Augustinus는(De Civitate Dei XIX, 13, 1; PL 41,640) 육체의 평화는 그의 모든 부분들의 잘 정돈된 균형이고, 동물의 삶에 있어서 평화는 욕구들의 정돈된 조화이고, 이성적인 영혼의 평화는 이성적인 지식과 의지의 조화라고 했다. 그리고 가정의 평화는 명령과 순종에 있어서 동일하게 주거하는 거주자들 사이의 조화라고 했다. 더 나아가 나라의 평화는 가족으로부터 모든 시민들을 포함하는 데까지 확장되는 일관된 조화이고, 궁극적으로 그리스도교적인 나라의 평화는 신을 향유하고 신 안에서 서로 사랑하는, 완전히 정돈된 인간들의 사회이다. 그러므로 어떤 경우든 평화는 질서의 평안이라고 주장하였다.[253] 이러한 사실을 음악에 관계해서 설명하면, 개개의 화음들이 화성적인 진행의 방향을 정한다. 그리고 화성이 이러한 통로들에서 움직이는 동안에 우리는 안정함을 느낀다.

반대로 급작스러운 음계의 변화는 상당히 불쾌감을 준다. 선율의 즐거움은 선율적인 윤곽의 예상에서 발생한다. 선율윤곽이 예상에 맞게

---

251) Die irrationalen Grundlagen der Musik, Desiderius Mosonyi, 1935, p.79 (Vortrag XV. Internationalen Psychoanalytischen Kongress von 1-8, August 1938 in Paris.)

252) Das wohltemperierte Gehirn, Robert Jourdain. p.383

253) Augustinus 사상. 에티엔느 질송. p.340~341

올라가고 내려간다면 우리는 안정과 유쾌함을 느낀다. 리듬에서도 나타나는 박자를 미리 예측하는 데서 유쾌함과 안정이 나타난다.[254] 또 다른 음악에 대한 설명으로, 우리가 앞서 살펴본 바에 따르면, 인간은 대개 2살부터 습관화 학습이 생기고, 이에 따라서 신생아는 이미 간단한 멜로디나 리듬을 구분하기 시작하고, 협화와 불협화에 대한 인식도 발달된다.[255] 이러한 신생아들은 불협화 음악에서보다는 협화 음악에서 적은 운동 활동을 보인다. 이는 신생아가 불안하지 않고 안정적이라는 의미이다.

불협화의 경우 보다 많은 활동을 보이게 되는데 이것은 두렵고 불편함을 신호로 알리는 것이다. 따라서 불협화에서 사람들의 흥분은 기쁨이나 평안함이 아니라 불편한 활기로 이해한다.[256] 음악은 정신을 조화로운 질서에 맞게 정리할 수 있다. 왜냐하면 표현된 소리들은 연주에서 어떤 음악적 요소들의 구조 원리를 통해서 합일체로 결합될 수 있기 때문이다.[257] 그리고 여기에서 더 나아가 육체적인 행위에서도 질서를 바탕으로 한 영향을 끼치게 되는데, 인식과 병행해서 감정적 정서는 어떤 시간차원을 소유한다. 물론 감정들은 우리의 시간체험을 변화시키기도 하고, 종종 시간 안에서 갑자기 나타나게 되는 변화들의 결과이기도 하지만, 거의 모든 감정들은 시간의 질서 내에서 경과한다.

음악에서 시간에 따라 변화하는 소리는 감정을 불러일으킨다. 그리고 감정을 소리 안에서 표현하는 것을 가능하게 한다. 이렇듯 질서화된 인식과정에서 음악은 운동적 과정을 개선하는 가능성을 갖고, 이를 기초로 어떤 일정한 운동적 행위에서 예견하는 것이 가능하다.[258] 이는

---

254) Das wohltemperierte Gehirn, Robert Jourdain. p.387

255) Musik im Kopf, Manfred Spitzer, p.162

256) Ibid. p.163

257) Grundlagen der Musiktherapie, Henk Smeijsters. p.109

258) Grundlagen der Musiktherapie, Henk Smeijsters. p.41

음악,
그리고 음악치료

질서를 갖는 인식과정이 운동적 과정을 질서화 시킨다는 것이다. 고대 그리스에서는 Platon과 Aristoteles 이후 헬레니즘 시대의 철학은 善을 마음의 동요에서 해방된 주관적인 즉 정신적인 쾌락으로 생각하는 Epicuros의 사상과 우주를 합리적·이성적인 질서세계로 인식하고 자연의 섭리나 법칙에 복종하는 것이 善이라고 주장하는 Stoa의 사상으로 구별되는데, Epicuros 사상은 쾌락은 최고이자 유일한 善이라고 하고, 이는 신체의 건강과 마음의 평정의 상태를 의미하며 다른 사물에 의존하지 않는 자유로운 정신 상태를 말한다.

반면 이성적인 쾌락을 중시하는 Stoa 사상은, 우주의 본질을 보편적인 이성인 로고스(Logos)로 본다. 그리고 인간의 본질을 작은 우주로 이해한다. 따라서 우주의 일부로서 인간은 누구나 선천적으로 로고스의 분신인 이성을 갖고 태어나므로 인간은 우주자연의 법칙을 파악하고 이해할 수 있다고 이해한다.

Platon에게 있어서
조화와 질서

　Aristoteles의 스승인 Platon에게 있어서 가장 큰 관심의 대상은 "사람에게 가장 훌륭한 삶이 무엇인가?" 하는 것이었다. 이에 대한 대답은 인간이 가진 모든 타고난 잠재력들이 총체적으로 조화되어 발전되고 완성되는 절대적인 善또는 德의 상태로 되돌아가는 것이다. 이것은 금욕을 통해서가 아니라 온갖 능력을 통일적 활동 속에서 적극적으로 실현시켜 감으로써 성취되는 것이다.[259] 이를 위해서 욕정과 의지를 억제하고 지도할 인간 본래의 힘인 이성을 사용한다. 앞에서 선 또는 덕의 상태로 되돌아간다는 표현이 있었는데 이는 Platon의 관점에서는 윤회에 따라 육체를 가지기 전부터 있었던 원래(원형) 이데아(Idea)의 세계로, 즉 모든 잠재하는 세계로 되돌아간다는 것을 의미한다.

　그러나 인간들은 몸을 가지고 태어나면서 감각을 통해 사물인 상들을 보고 경험을 하면서 받아들이고 더 나아가 복잡한 像들을 지각을 통해 인식하고 체득하는 학습만을 함에 따라서 육체와 달리 자유롭게 스스로 움직이고, 시작과 끝이 없는 영혼은 육체와 일시적으로 결합하나, 영혼이 육체와 분리되었을 때 진리와 이데아(Idea)의 세계로 도달한다고 한다. 여기서 이데아란 우리가 인식을 하든지, 못하든지 관계없이 原型이자 참된 그리고 불변하는 영원성을 갖는 實在임을 말하는 것이고, 우리가 경험하는 감각적 현실의 사물은 단지 모든 사물의 원형인 이데아의 그림자 즉 모형이라는 것이다.

---

259) 서양철학사. p.60~61. S. P. Lamprecht, 김태길 윤명로, 최병관 옮김

음악,
그리고 음악치료

우리가 실제 경험하는 현실세계에서 각각의 유한한 사물들은 같은 종류라도 여러 개가 있을 수 있다. 그리고 이 각각의 사물들은 통합되는 의미 없이 각각의 부분적인 의미를 가질 수 있다. 하지만 좀 더 생각해보면 각각의 사물들을 완전하게 하나로 하는 포괄적인 형태가 있음을 알 수 있다. 이 포괄적인 형태가 바로 원형인 이데아인 것이다. 그런데 이 이데아는 질서를 근거로 하는 造化이고 이러한 이데아의 세계로 들어가는 것을 완성된 좋은 삶이라고 한다. 잠재력들의 총체적 발전은 질서와 造化의 원리로 발전한다.

Platon은 이러한 조화와 질서가 인간세상에서 중요한 원리임을 국가론에서 역설한다. 즉 Platon은 국가와 인간을 개념적으로 동일한 것으로 보고, 형태적으로 국가를 인간의 확대로 이해한다. 그리고 자신의 저서 국가론에서 국가가 완전무결하기 위한 필요조건으로서 질서를 피력한다. Platon의 국가론에 따르면 국가의 구성원들이 각각 그들의 자연적인 능력에 부합하는 일을 질서에 따라 하면 국가는 造化를 이루고, 따라서 국가는 최선의 상태에 있게 된다고 한다.[260] 국가의 구성원 중 통치계급인 지혜자(知慧者)란, 부분의 이익과 전체의 이익을 분별하는 지식이자 지혜의 근원인 이성, 용기, 절제, 의지가 하나의 통일체를 이루며 잘 造化되는 사람이다.

또한 Platon에 의하면, 이성을 최고선으로 생각하고 다른 정신작용들의 조화를 도모하는 지혜자는 모든 지혜를 바라는 사람이자 사물을 전체적으로 볼 수 있는 사람이고, 이 지혜자만이 선의 이데아에 대한 지식을 가지고 있다고 한다. 이러한 지혜자는 잠재력이 있는 자를 찾아내어 교육을 하므로 만들어지는데, 체육, 음악, 수학, 논리학, 철학 등과 같은 교육을 10세에서부터 시작하여 단계적으로 50세가 될 때까지

---

260) 국가의 구성원을 세 직종으로 분류하는데 통치계급, 수호계급(전사), 생산계급(농민, 수공업자, 노동자)이 있고 이들 각각은 각자에 합당한 구성덕목들은 영혼을 가진 개인에게 있어서 구체화된 덕목들의 근원이 된다. 그리고 이 덕목들이 국가 내에서 조화를 잘 이룰 때 정의로운 이상국가가 된다고 한다.

교육 받는다. 여기서 체육은 체력을 숙련시키기 위한 운동 자체에만 힘
쓰는 것이 아니고 음악과 같이 인간의 본성 가운데 기개를 일깨우기
위하여 가지는 것으로 보고 있다.

조절된 예술은 도덕적 목적을 위해서 유용하고, 사람들의 마음속에
절제의 덕을 북돋워 줄 것이라고 믿었다. 또한 신체가 영혼에 대해서도
영향을 미치므로 음악과 체육은 정신을 건강하게 해주며 강한 기질과
굳센 의지를 발달하게 할 수 있다고 믿었다.

음악,
그리고 음악치료

Aristoteles에게 있어서 조화와 질서

완전한 하나의 최고 원리이며 영원불멸하는 초감각적인 원형인 이데아를 강조하는 Platon과는 달리 Aristoteles는 형상과 질료의 결합으로 이루어진 만물은 목적을 향해 나아가려는 역동적인 힘의 과정이 있음을 인정하면서(모든 것은 변화과정에 있다), 변화를 實體의 정상적인 상태라 보고 현실에서 인간이 관찰과 실험을 통해서 감각할 수 있는 세계를 강조한다. 그러므로 Aristoteles에게서 현실은 후천적으로 얻어지는 감각을 근거로 한 경험의 세계라고 이해한다.

Aristoteles에 의하면 실체라는 것은 정적인 사물의 구조적 원리를 나타내는 형상과 질료의 역동적인 가능태에서 현실태로의 운동 그리고 사물이 갖고 있는 목적에 따라 생성, 소멸한다. 또한 현실태를 넘어서 최종적인 완전한 실재를 완전태라고 말한다.

예를 들면 가능태인 아이는 현실태에서 성인이 되고 성인의 완전태는 행복이다. 자연에 있는 개개의 사물들은 각기 자신들의 가능성에서 각각의 완성태를 실현하려는 노력을 한다. 이것이 세계질서의 과정이다. 여기서 인간의 완성태인 행복은 인간의 이론적 지식에 따르는 행동인 지성적인 덕, 인간의 실천적 행동인 도덕적 또는 습관적 덕 그리고 인간의 선택과 결단을 통한 행동에 있어서 극으로 치우치지 않고 균형을 바탕으로 하는 중용(中庸)의 덕을 잘 발휘하는 것이라고 하는데, 이들 덕은 서로 독립적이 아니라 상보(相補)관계에 있다. 또한 행복은 인간이 오랜 기간 동안 반복된 올바른 습관을 통해 얻게 되는 행동에서 얻게 된다고 한다.

Pythagoras의
조화와 질서

세계의 원리가 數로 나타내어진다는 Pythagoras와 Platon에게는 물질세계 안에서 비례가 중요하다. 특히 Pythagoras는 음악과 영혼의 관계가 수의 비례에 의한 질서와 조화로 구성되어 있고, 더 나아가 물질세계, 神, 우주 역시 이와 동일하다고 이해했다. 그리고 이러한 이해를 바탕으로 우주를 조화 있는 질서의 세계인 수 또는 수적 관계, 즉 비례로 나타내었다.

내용을 살펴보면, 세상은 불, 물, 흙, 공기 이 4가지 기본 요소로 이루어져 있다고 한다. 그리고 하늘의 별들, 기하학, 음악의 운동에 통일을 가져오는 질서의 원리인 수 1은 모든 것의 균형을 이루게 하여 우주의 통일성을 가져오는 근원으로 善이라고 생각했다. 또한 인간을 포함한 모든 것은 그 요소나 활동이 적당한 비례를 나타낼 경우에 최선의 형태를 띠게 된다고 이해했다.[261] 그리고 이러한 이해의 동일선상에서 음정 사이에 수적 비율이 있음을 다양한 매체를 통한 실험에 따라 단순한 수의 비율을 이룰 때 협화음정이 나타남을 발견하였다. 이는 소음을 포함한 어떠한 소리도 어떤 형식을 갖추게 되면 음악이 될 수 있음의 기초가 된다. 이 수적 비율은 의학적인 관점에서도 적용되는데 사람의 건강이라 육체 요소들 사이의 상호관계에서 어떤 수적 비율을 갖는 것이라고 이해한다. 즉 건강은 조화로운 상태에 있을 때 가능하다고 본다.

---

261) 서양철학사 S. P. Lamprecht, 김태길 윤명로, 최병관 옮김. p.30

또한 Pythagoras는 음의 고저와 진동하는 현의 길이가 갖는 비례관계를 발견하고 자연의 음향현상 속에 숨겨진 조화의 수적관계를 통찰했는데 이때 완전 협화음정으로는 옥타브, 완전5도, 완전4도이다. 이들 각각의 수의 비율은 옥타브는 2:1, 완전5도는 3:2, 완전4도는 4:3이다. 이러한 질서는 음악을 통해서 균제미로 나타나는 수학적 비례가 유사성에 따라서 존재 전체에 적용됨으로써 음악의 조화는 인간의 조화이고 또 우주의 조화이며 우주의 음악이라는 궁극적인 수적 본질에 도달하고 있다.

하지만 이후 보에티우스(Boethius)에게 있어서 音을 들을 때 인간의 인식방식은 다양하기 때문에 듣는 것에 대해서는 오류가 생긴다는 주장이 제기되기도 했지만 협화음정은 청각에 의해서가 아니라 이성에 의해서 측정된다. 따라서 경험적 인식을 근거한 형태화의 가능성이 중요하다. 이는 후에 음악은 우주의 리듬을 반영하고 또 수적 관계를 잠재의식으로 이해함으로써 마음에 경험된 근본적인 수학적 현실 즉 우리의 정신이 무의식적으로 수에 대한 감각이 있기에 음악에 있어서 아름다움은 수와의 일치에 있다고 주장하는 Leibniz에게까지 영향을 주게 된다.[262]

---

262) 음악심리학. 이석원. p.38

Aurelius Augustinus에 있어서 조화와 질서

Augustinus는 신플라톤주의(Neoplatonism)에 따라 일자(하나)는 시간의 변화에 따르지 않는 恒久的, 아무리 의심해도 의심할 수 없는 必然的, 변하지 않는 不動的인 특징[263]을 가진 神 즉 하나님의 진리, 善, 지혜라고 이해했다. 또한 하나님에 의해서, 하나님을 통해서 참되고, 선하고 지혜롭게 된다고 이해했다. 그리고 진리, 선, 지혜, 행복인 신을 향한 영혼의 지향성을 영혼의 본성이라고 보았다.[264] 또한 신을 의지하는 사람 더 나아가 신을 소유하는 사람은 선한 사람이고, 이에 대한 노력의 결과가 행복을 소유할 수 있다고 믿었다. 우리 인간은 누구나 행복을 갈구하는 데 가변적이거나, 선택적이거나, 상실에 대한 두려움으로 인해서 진정한 행복을 얻을 수가 없다.

따라서 행복이란 행복이 가져다주는 대상이 상실될까 하는 두려움으로부터 자유로운 완벽한 기쁨이다. 모든 인간은 궁극적으로 행복의 영역인 진리, 선 또는 신(하나님)의 영역으로 가고자 한다. 그러나 이러한 진리, 선, 지혜, 행복은 하나님으로부터 오는 조명을 받을 때(마음에 계시를 받을 때) 직관 속에서 소유할 수 있다고 믿었다. 즉 육체를 시작으로 중간매체인 정신 또는 영혼을 통해서 神적인 진리로 가는 길이 단계적으로 상승하여 이룩된다.[265] 중간 매개물인 영혼이란 恒久的, 必然的,

---

263) Augustinus의 사상. 에티엔느 질송 p.371

264) De Musica 6, 13, 37

265) Augustinus의 사상. 에티엔느 질송. p.105~106

不動的인 특징들이 아직 부여되지 않은 상태인 진리나 지혜 그리고 선으로 이해된다. 그리고 정신에는 이러한 매개물로 이해되는 여러 가지 요소들이 있는데, 이러한 요소들은 상호 의존적이고 서로 분리할 수 없는 것이다.[266] 그러니까 영혼이 어떤 사물을 본다는 것은 영혼 자체 안에 감각적 대상의 사상을 생성해 냄과 동시에 그것을 파악하는 것이다. 감각은 육체를 향하여 방향을 잡고 있는 영혼의 본성적 활동으로서 감각적 인식의 주체는 영혼이며 감각의 발생에 있어서 대상물은 간접적 작용만을 할 뿐 직접적 작용은 영혼에 의한다.

하지만 대상과 시각에 잡힌 사상은 다른 것으로 구분되며 이 단계는 영혼의 지향성에 의해 매개되는데, 영혼의 지향성은 지각되는 사물을 향해 감관을 움직여 나가고 그 대상과 감관을 융합시켜 인상으로 형상화시킴으로써 초월적 인식의 원천이 될 수 있다.

Augustinus는 세계나 인간을 하나님으로부터 유출물이라고 보지는 않는다. 왜냐하면 창조는 하나님의 권능으로부터 결과 되는 것이기 때문이다. 피조물인 육체역시 영혼과 함께 하나님에 의해 창조된 것으로서 善한 것이지만 육체는 감각을 통해서 심리적 보고들을 전달하는 도구로서 인정했을 뿐이며, 심지어 영혼의 발전을 위해서는 제어되어야 할 방해 요소였다. 여기서 유념해야 하는 것은 인간을 육체와 영혼으로 구분하는 것이 아니라 인간은 육체와 영혼의 종합으로 이해한다는 것이다.[267] 이 두 요소 가운데 하나가 결핍된다면 사고하는 실체로서 인간이 아니다.

그런데 Augustinus에게서 인간의 영혼은 육체에 생명과 운동을 주고, 육체는 다른 물질들과 끝없이 변하는 관계 속에 놓여 있지만, 감각은 신체의 변화가 마음속에 일으킨 결과가 아니라, 마음이 자신의 목

---

266) De Trinitate VI, 4,6 Augustinus의 사상. 에티엔느 질송 p.268
267) Augustinus의 사상. 에티엔느 질송. p.104

적과 관계가 있는 신체에 어떤 변화들을 자유롭게 택하여 주의해 보는 心적활동 이라고 한다.[268] 그러므로 Augustinus에게 있어서 육체가 정신에 작용한다는 생각은 근본적으로 배제된다.

항상 정신이 주도하고 제일 먼저 행동한다. 어떤 감각을 지니고 있을 때, 우리가 우리의 신체 속에 진행되고 있는 어떤 변화를 드러내는 것이며, 따라서 이러한 변화에 관한 어떤 사물에 대해 우리를 개인의 한계에 가두어 버리는 지식을 획득하고 있는 것이다.[269] 육체의 세계로 대변될 수 있는 모든 사물의 세계는 뚜렷한 계층구조를 가지는데 상위계층은 항상 하위계층을 지배한다. 이러한 계층구조는 더 나아가 하나님(神)이 영혼에게 생명을 주며 영혼을 지배하는 것처럼, 영혼은 육체에게 생명과 운동을 주고 그것을 지배한다.[270] 즉 사물의 세계에 대한 육체의 감각은 지식에의 길이다.

따라서 음악, 수학, 기하학, 천문학을 통하여 인간은 감각적이고 질료적인 것들(리듬, 기하학적 형상, 수, 천체의 운동)로부터 신적인 사물에 나아간다. 감각은 또한 일정한 목적을 가진 활동으로서, 마음의 의도와 그 마음이 관계하는 신체의 상태에 대한 무엇인가를 나타내어 준다. 그러므로 감각은 가장 단순한 형태일 경우에 있어서조차도 이미 지적 및 의욕적 요소들을 지니고 있다. 그것은 은연중에 동물적 신체 및 동물적 신체와 접촉하고 있는 다른 물체들에 관한 판단이다.

앞서 언급한 철학자들과는 달리 Augustinus는 신앙을 인정한다. 여기서 신앙이란 보이는 사물들의 인식과 믿어지는 사물들에 대한 인식이 구별될 뿐 지식과 같은 정신의 인식으로 이해한다. 하나님을 신뢰하고 이해하려는 욕구를 가진 영혼은 자기정화라고 하는 아주 어려운 일에 있어서 하나님의 도움을 얻어 자기정화가 완성되도록 가장 경건하

---

268) De Musica 6, 5, 10
269) Augustinus 사상. 에티엔느 질송. p.236
270) Augustinus 사상. 에티엔느 질송. p.365

음악,
그리고 음악치료

고 가장 안전하게 하나님의 정의에 자신을 맡긴다. 하나님을 알기 위해서는 자연적이고 필연적인 정신행위인 신앙과 더불어 학문이 커다란 역할을 수행한다. 즉 알기 위해서는 믿는 것이 필요하다는 것이다. 진리탐구의 모든 것은 하나님을 알고 영혼을 아는 것이다. 먼저 믿기만 한다면 우리는 신과의 접촉, 신으로부터의 조명을 얻고 이는 결국 정신적인 것에 대한 지식 곧 지혜가 될 것이라고 이해한다. 그리고 신앙에 따른 복종은 인간의 무조건적 복종이 아니라 이성에 의한 이해와 자유로운 의지를 바탕으로 복종으로 이해한다.[271]

궁극적으로 행복에 대한 인식인 지식 곧 지혜는 기억을 필요로 한다. 즉 우리는 주의 깊은 관찰과 성찰에 의해서 지성적인 것에 도달하기 위하여 정신이 따라가야 하는 길들을 기억하고 기억에 의해서 지성적인 것을 다시 발견할 수 있게 된다. 영혼은 기억을 소유할 수 있는 능력이 있다. 인간 영혼이 비록 인간의 육체 안에 있기는 하지만, 영혼은 이 육체를 초월하여 자신보다 크거나, 위대한 존재를 기억 속에 품을 수 있다. 그리고 필요할 때 그것들을 생산한다. 따라서 인간의 기억은 인간의 모든 지식에 대한 근거가 된다.[272]

Augustinus는 신앙 안에서 지혜, 진리, 미에 대한 추구를 근본적으로 동일한 것으로 간주했다. 『감각적인 것들이 안정적으로 소유하고 있는 것은 수, 질서, 척도이다(Enarr. in Ps. 41)』[273] 참된 美를 영원불변한 신적 수에 근거한 질서의 인식에서 찾고자 했고 수적질서의 미를 판단하는 것은 감각이 아닌 이성으로 보았다. 美는 삶의 여정에서 영혼의 정화와 구원을 위한 역할을 담당한다고 생각했다.

먼저 Augustinus는 수를 신의 흔적이라고 인식함으로써 고대 그리스 전통과 그리스도교 사상을 결합시켰다. 이러한 Augustinus의 수

---

271) Augustinus의 사상. 에티엔느 질송. p.67

272) Augustinus 사상. 에티엔느 질송. p.209~212

273) Ibid. p.46

학적 음악관은 고대 그리스의 피타고라스와 플라톤의 음악관에 의거한 것이었다. 게다가 고대 그리스로부터 계승된 리듬 개념은 수학적인 개념으로서 심지어 리듬은 수라고 불렸으며 거의 음악에만 국한되어 사용되었지만, Augustinus는 리듬을 그의 전체 미학의 기본 개념으로 사용함으로써 리듬을 모든 美의 근원으로 생각했다. 좋은 음악은 완전한 수를 내포한다.

따라서 음악이란 올바르게 조절하는, 즉 박자를 잘 매기는 것에 관한 지식이라 정의하고, 음악의 본질적 원리는 이성에 맞추어 율동하는 리듬이라고 했다. 이 리듬은 궁극적이고 神적이고 영원한 것이다. 언어가 선율이나 리듬을 수반하여 발하였을 때 커다란 감동을 주고, 궁극적인 진리인 영원불변의 善, 또는 하나님(신)을 구체화시킨다. 하지만 여기서 중요한 점은 최고의 차원 즉 영원불변한 하나님(신)의 차원에서는 절대라는 단순성으로 나타나므로 비례가 적용될 수 없다고 주장한다.[274] 따라서 우리가 궁극적으로 도달하고자 하는 차원은 단순성에 가까울수록 아름답다. 우리의 정신은 이미 그 자체 속에 존재하는 영원불변함에 근거한 이성적 판단력으로 감각에서 좋은 리듬을 제대로 느낄 수 있도록 기억을 통해서 유사성을 인지하여야 한다. 그리하여 가장 듣기 좋은 리듬 감각은 그때그때 상황에 따라서 변할 수 있으므로 항상 변하는 감각을 정신은 올바른 판단력으로 조절한다.

Augustinus에 따르면 인간의 영혼 안에는 이미 이 영원한 수가 있어, 모든 리듬은 각각의 정도 안에서 반영되어 있다고 보았다. 즉 불변의 리듬은 리듬의 이데아이며, 가변적 리듬들은 그것을 분유하며, 그 분유의 정도에 따라서 리듬의 단계들이 생겨난다고 주장한다. 질서의 원리인 영원불변한 수를 인식하는 유일한 길은 내적으로 신을 향하는 길뿐이다. 그리스도 교리에 따르면 인간 영혼은 자기 자신 안에서 영원

---

274) De Musica 6, 13, 37

음악,
그리고 음악치료

불변한 신을 체험할 수 있다. 그러므로 내적으로 신을 향하는 안목을 갖추는 일이 중요하다.

Augustinus는 비례와 조화의 우주적 질서에 기초하여 수적 동등성, 즉 동등한 비례를 미의 가장 중요한 기준으로 보았다.[275] 동등성을 비례와 관련시키는데 있어서 Augustinus는 이것을 물질세계에만 적용시킴으로써 Platon과는 달리 비례가 감각 세계에서는 통하지만 美 그 자체에는 적용될 수 없다는(美 자체는 완전한 단순성이므로 동등성이 적용될 수 없다는) Plotinus의 입장을 따른다. 바꾸어 말하면 영원불변의 神적인 동등성은 모든 차원의 동등성의 기준이 된다. Augustinus에게 있어서 동등성은 변화의 정도에 따라서 위계적으로 생각되었고, 미적 원리로서의 동등성의 정의는 차원에 따라 다르게 정의되었다.

음악에서는 가장 듣기 좋은 리듬감각은 그때그때 상황에 따라서 변할 수 있으므로 항상 변하는 감각에 대해 정신은 올바른 판단력으로 조절해야 한다. 즉 정신은 이미 그 자체 속에 존재하는 영원불변의 동등성에 근거한 판단력으로[276] 감각에서 좋은 리듬을 제대로 느낄 수 있도록 기억을 통해서 유사성을 인지하여 조절한다. 인간 영혼의 본래적 상태는 참진리인 신을 관조 하면서 신과 함께 거하는 것으로서, 삶의 목표는 영혼의 타락에서 벗어나 본래적 상태로 회귀하는 것이다. 이것이 완전한 행복에 이르는 길이다. 美는 삶의 여정에서 영혼의 정화와 구원을 위한 역할을 담당한다. 또한 좋은 음악은 완전한 數를 내포한다. Augustinus의 주된 관심은 단지 소리로서의 리듬(數) 현상에 대한 분석에 있지 않고, 그의 主목적은 영혼이 리듬을 인지하는 과정을 분석함으로써 감각적인 리듬으로부터 궁극적인 진리인 이성적인 리듬에까지 상승하는 영혼의 역동적인 지향성을 탐구하고자 하는 것이다.

---

275) De Musica, 2, 6, 10, 18~19, 26

276) De Musica, 6, 12, 35

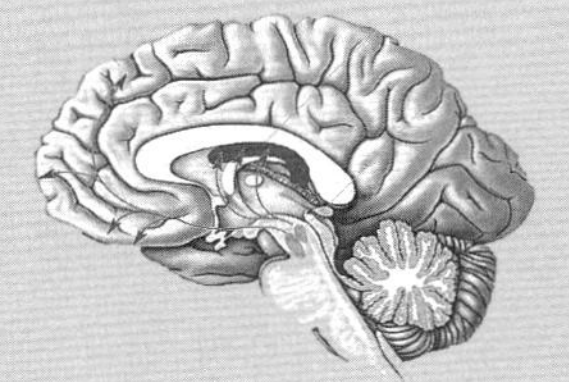

07

소통으로서의 음악

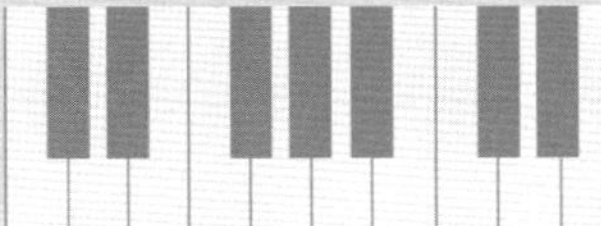

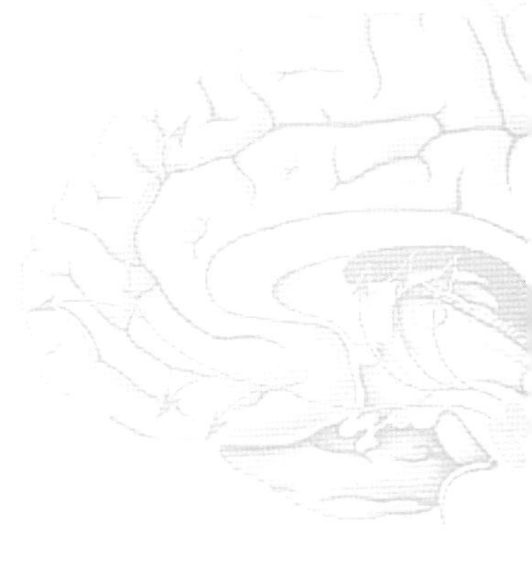

소통으로서의 음악

이미 살펴보았듯 어린이의 뇌는 이미 자신이 속한 환경에서 흡체계에 관해 인식하고 그리고 경험하고 리듬이나 화음까지도 포함하는 일정한 소리모형을 소유물로서 갖는다. 따라서 모든 인간은 기본적으로 음악적재능이 내재화 되어 있다고 볼 수 있다.

유아의 트림하기, 딸꾹질하기 그리고 옹알이들은 명백한 음악적 음들 생산의 시도라고 볼 수 있다. 대개 1살 정도에 언어발달이나 음악적 발달에 중요한 인식적 변화들이 일어나게 되는데, 새로운 연구결과들은 많은 어린이들이 이미 생후 2개월에 그들이 그들의 어머니로부터 들었던 노래들의 선율구조나 음들을 묘사할 수 있음을 나타낸다. 여기서 대부분의 어린이는 음악을 대부분 억양, 리듬이 일그러진 상태의 언어로 경험을 한다. 어린이가 생후 6개월 정도에 옹알이를 시작할 때, 자발적인 노래 부르기의 어떤 특성이 시작한다. 즉 이 시기에는 항상 똑같은 선율적인 형태가 반복되고 음정도 부정확하고 이 시기의 어린아이들은 어떤 선율 안에서 화성적인 연결들을 위한 인식이 결여되어 있다.

음악,
그리고 음악치료

당연히 이것은 노래인지 아니면 언어인지를 구분하기는 간단하지 않다. 하지만 순수한 음악인식은 어린이가 점점 음악에 관한 많은 관점들과 함께 경험들이 만들어질 때 점차적으로 언어에서부터 분리가 된다.

이미 신생아는 10개월부터 장3화음의 변화나 다른 조의 소리들에 반응할 수 있고,[277] 생후 8~12개월에 옹알거림은 분명한 단어로 발전한다. 여기서 어린이는 분명히 음악으로 간주될 수 있는 어떤 방식으로 모음을 확대하기 시작하고 여기에 더해서 점차 언어로 구분되어짐이 나타나게 된다.[278] 이후 신생아는 2살부터 간단한 멜로디나 리듬을 구분하기 시작하면서 협화와 불협화의 인식도 발달된다.[279]

이러한 신생아의 멜로디 인식여부를 알기 위해서 Manfred Spitzer는 신생아에게 기본형으로 C-B-A-E-D-C 음들을 제시하고, 각각 다른 음계로 전조하여 E♭-D-C-G-F-E♭, 다른 음정으로 C-A-G-F-E-C, 다른 형태로 C-E-C-D-A-C 제시하고서 머리돌림을 검사한 실험을 소개했는데, 이 검사의 결과, 개개의 음이 아니라 멜로디의 형태로 들려주었을 때가 가장 머리돌림의 빈도가 높았다. 그러나 신생아가 어떤 멜로디가 높거나 또는 낮은 위치로 바뀔 때 흥미로운 방식으로 반응은 나타내지 않았는데, 이는 신생아가 멜로디를 들을 때 다른 어떤 것보다(음계나 음정보다) 윤곽(Kontur)으로 듣는다는 것을 의미한다. 이것은 어린이의 뇌 자체는 어떤 일정한 선율진행을 간단하게 기억에 저장하는 것이 아니라 오히려 음들 사이에 관계의 어떤 질서를 인식한다는 것을 의미한다.

여기서 좀 더 나아가 장3화음이 신생아에게 어떤 특별한 의미가 있는지를 알아보았다. 먼저 C-E-G-E-C, A-C#-E-C#-A, B-D-F-D-B 등 1-3-5-3-1의 구조를 가진 기본형을 제시한다. 그리고 간

---

277) Musik im Kopf, Manfred Spitzer. p.165

278) Das wohltemperierte Gehirn, Robert Jourdain. p.90~91

279) Musik im Kopf, Manfred Spitzer. p.162

간히 2개의 장3도로 구성된 3화음을 제시한다. 그런데 여기서 먼저 장3화음을 들려주고 2개의 장3도로 구성된 3화음을 들려주었더니, 신생아는 2개의 장3도로 구성된 3화음에서 거의 50%의 머리움직임의 반응을 보이고, 장3화음에서는 30%의 머리움직임을 보였다. 다시 2개의 장3도로 구성된 3화음을 들려주고 나서 장3화음을 들려주었더니 역시 2개의 장3도로 구성된 화음에서는 거의 50%에 육박하는 빈도를 보이고 장3화음에서는 45%의 빈도를 보였다.

결과적으로 9개월 된 신생아는 특별히 장3화음에 특별한 위치를 인식할 수 있다. 좀 더 민감해지면 5도 권으로 변화된 것을 인식한다고 소개했다. 점차적으로 신생아들은 음악이 어떤 음들의 진행에서 구성된 것이라는 것 그리고 음들은 어떤 일정한 시간적인 길이를 나타낸다는 것을 깨닫게 되는데 이때 신생아들은 자신들에게 들려지는 선율적인 진행의 올라가고 내려가는 것에 동감하면서도 두 개의 다른 선율들을 여전히 같은 것으로 판단한다. 이후 이들은 정확한 음정 그리고 조성을 회상하는 어려운 단계에 들어가게 되는데, 음악적인 자극에서 이미 음들 사이의 다양한 주파수를 구분할 수 있는 어떤 유아의 첫 반응은 주의 깊게 몰두하는 것이다. 그리고 유아는 선율의 윤곽(Kontur)을 인식한다. 사실 음악적으로 비전문가들의 어떤 윤곽의 인식은 전문가와 전혀 차이가 없다.

여기서 심리학자들은 무엇이 어떤 일정한 선율적인 윤곽을 쾌적하거나 또는 불쾌하게 만드는가에 집중한다. 그리고 왜 우리는 어떤 선율의 음들을 일정한 방법으로 집단화하는가에 집중한다. 특히 형태심리학을 추종하는 사람들은 어떻게 우리는 세상을 시각적으로 분류하는가에 대한 규칙들의 순서들에 집중하고, 이것으로 어떻게 우리가 선율적인 단편이나 동기가 완전한 선율들에 구성되는가를 설명하게 된다. 이들에 따르면 우리의 뇌는 표준들을 선호하고 그리고 우리의 뇌는 공통의 방향에서 연달아 뒤따르는 윤곽에 자동적으로 연결된다.[280] 그러나 이러한 형태법칙들은 오로지 선율적인 윤곽을 설명하는 데 도움이 될 뿐이다. 어떻게 화성이나 리듬이 선율을 지지하는지는 아무것도 말할 수 없다.

결국 윤곽 자체는 선율을 형성하지 못하고 화음(Akkord)들의 질서에 따른 또는 순서에 따른 연결인 조화(Harmonic)가 필요함을 깨닫게 된다. 사실상 사람들은 화음의 윤곽 안에서 화음을 구성하는 각각의 음들이 분산된 상태에서 조화의 연속을 선율로 이해한다.

우리의 뇌는 자동적으로 각각 최근의 음들을 회상하기 때문에 조화적인 진행은 잃어버리지 않는다. 그리고 우리는 항상 화음의 변화를 듣는다.[231] 음악이나 언어는 긴 시간 동안 높은 수준으로 구조화된 소리 모형을 의미한다. 심지어 우리의 뇌는 음악에서는 악절 그리고 언어에서는 운율을 똑같이 이해한다.[282]

또한 Lévész는(1972) 음악과 언어가 공통적인 원형(原型)에 근거한다고 주장했다.[283] 언어란 물리적인 기준을 인식하거나, 인식되게 하는 주체와의 교류 안에서 관념을 전달하는 가장 공통적인 수단이다. 하지만 음악적인 요소들은 문화적으로 언어의 경우보다 더 많이 전달요소들이 혼합된다. 즉 음악이 언어를 포함한다는 것이다. 그 결과 다양한 음악의 흔적들은 어떤 집단의 문화적 상속에서 언어의 흔적보다 더 많이 나타난다.[284] 분명히 이러한 소통은 소통에 관계하는 사람 중 한 사람의 뇌 속에서 어떤 상응하는 청각영상을 불러일으킨다고 하면, 그것은 생리적 과정이 뒤따르는 완전히 정신적인 현상이다.

---

280) Das wohltemperierte Gehirn, Robert Jourdain. p.112

281) Das wohltemperierte Gehirn, Robert Jourdain. p.113

282) Das wohltemperierte Gehirn, Robert Jourdain. p.336

283) Musiktherapie: Grundlagen, Formen, Möglichkeiten, Wolfgang Strobel & Gernot Huppmann, p.54

284) Musik im Kopf. Manfred Spitzer. p.361

뇌는 발음기관에 그 영상과 관련되는 자극을 전한다. 그리고 음파는 상대방의 귀까지 전파된다. 이것은 순수한 물리적 과정이다. 그러고 나서 순환은 역순으로 계속된다. 즉 귀에서 뇌까지 청각영상이 생리적으로 전달되고, 뇌 속에서 이 영상과 상응하는 개념의 정신적 결합이 이루어진다.[285] 여기서 뇌의 활동은 의식적으로 자극에 대하여 자신들의 활동을 집중한다. 그리고 자신을 구성하고 있는 각 요소들의 상보적이며, 종합적이고 복합적인 활동을 기초로 하여 들어오는 정보의 분석적인 처리단계에 들어선다.

만약 우리가 어떤 복합적인 음악을 인식한다면, 우리는 끊임없이 우리의 주의(注意)를 음악에 대한 다양한 관점들 사이에서 이합집산적으로 음악적인 통일체들의 처음과 끝을 묘사하는 의미 있는 모형들을 찾기 위해서 움직인다. 따라서 박절적인 모형이 장애된다면 우리는 선율이나, 화성, 리듬에 주의한다. 우리의 뇌는 이러한 연결위치들 사이에 관계들을 즉 연결망을 형성한다. 그리고 이들을 몇 초 동안 기억에 저장한다. 그리고 이미 기억에 있는 범주화된 사실들과의 연상이 일어나고 또 다시 연결망을 형성한다.

여기에 형태심리학적 관점을 더 보충해서 보면 청각피질은 들어오는 소리들의 일정한 주파수들을 자동적으로 두드러지게 한다. 즉 청각피질은 주파수 집단들의 윤곽들을 만들어냄으로써 청각피질은 주파수들과 연관된다. 따라서 청각피질은 자동적으로 간단한 진동을 갖는 자연적인 배음들을 분류한다. 이러한 자동운동은 개개의 소리들의 동일함을 능가하고 많은 소리들의 집단들을 형성한다. 이러한 과정은 연속의 법칙에 따라서 뇌는 인접한 대상들을 하나의 통일체로 보는데, 음악에서는 시간적인 인접함을 기초로 연속하는 음들을 선율로 인식하게 된다. 그리고 다른 또 하나의 법칙인 유사의 법칙에 따라서 집단화를 이

---

285) 일반언어학 강의, Ferdinand de Saussure, p.17~18

음악,
그리고 음악치료

루고 더 나아가서 범주화를 형성한다.[286]

　이들을 토대로 우리들은 삽화적인 기억과 관계있는 기대와 의미적 기억과 관계가 있는 예측을 할 수 있다. 생소하거나 실험적인 음악일수록, 사람들은 어렵게 예측하게 될 것이지만, 만약 사람들이 어떤 일정한 노래를 확실히 잘 안다면, 사람들은 음들의 정확한 재현을 기대한다. 다른 한편으로 사람들은 음악이 일정한 구조적·양식적 규칙을 따른다는 것을 신뢰함으로써, 사람들은 전혀 들어보지 못한 음악을 예측할 수 있다. 따라서 음악의 정확한 진행을 예견할 수 있기 위해서는 자주 음악을 들어야 하는 전제조건이 충족되어야 한다.

　인간의 대표적인 소통 방식으로 아날로그적인 음악과 디지털적인 언어는 뇌와 밀접한 관계가 있다. 이러한 소통방식은 더 세밀하게 말하면 화자의 생각을 표현하는 언어적 의미 그리고 화자의 감정을 나타내는 억양적 의미 또는 이 둘을 다 포함하는 방식이 있다. 여기서 대부분의 억양은 의미를 갖는데, 이 억양은 수많은 우리의 감정의 세분화 그리고 표현의 의도들을 나타내기 위해서 우리는 자음과 모음을 강조하거나 변화를 준다.[287] 이러한 억양은 우뇌와 관계가 깊은데, 이는 우뇌 손상을 입은 사람들은 불쾌하고 부자연스러운 언어를 구사하는 데서 증명되었다.

　그러면 좌뇌는 어떤 역할을 하는가? 이미 오래 전에 뇌의 활동과 정신적인 활동은 직접적인 상호관계가 있다는 것이 관찰되었다. 이는 노출된 뇌 부상 환자들, 총상 환자들 또는 혈액 공급 장애의 환자들의 사후에 이들의 뇌를 검사하면서 알 수 있었다. 그리고 사람들 몇몇의 정신적인 능력이 뇌의 일정 부위에 연결되어 있음을 발견하였다.

　대표적으로 프랑스인 Paul Broca는 1865년에 운동적인 언어집중영역

---

286) Das wohltemperierte Gehirn, Robert Jourdain. p.305~306

287) Das wohltemperierte Gehirn, Robert Jourdain. p.332

이 왼쪽 신피질에 있음을 뇌졸중 후에 언어를 잃어버린 환자를 통해서 발견하였다. 그리고 1874년 독일의 Carl Wernicke는 감각적인 언어집중영역을 왼쪽 신피질 영역이 있음을 발견하였다.[288] 특히 좌반구는 여러 가지 언어처리능력에서 강하게 관계한다고 이해하였다. 뇌손상으로 인한 실어증 환자는 운동적 실어증(motorische Aphasie)인 경우 갑자기 말할 수가 없었고, 감각적 실어증(sensorische Aphasie)인 경우 언어를 어렵게나마 구사할 수는 있었지만 더 이상 이해할 수 없었다. 이들은 대부분 뇌의 일정한 부분에 손상이 있었으나 일반적으로 청각이나 그 밖의 혀, 입술, 구강의 움직임에는 이상이 없었다. 이들은 입력과 출력의 관계가 문제가 있는 것이 아니라 단지 언어와 관계된 정보처리의 손상에 문제가 있는 것이다. 뇌의 영역별 활동에 관계해서 Bogen&Gordon(1971)은 작용시간이 아주 짧은 마취제를 이용하여 뇌의 양 반구에서 언어중추를 검사하는 WADA-Test[289] 동안에 노래 부르기에 대한 체계적인 실험을 하였는데, 여기에서 환자들은 간단한 멜로디를 흥얼거리기가 요구되었다. 그리고 마취제에 의해서 우반구나 좌반구 활동이 제한되었다. 좌반구 활동이 제한된 환자들은 여전히 멜로디를 노래할 수 있었으나 언어는 잃어버렸다. 반대로 우반구 활동이 제한된 경우 말할 수 있었지만 노래하는 능력은 불가능했다.[290]

계속해서 Broca영역의 운동적인 언어영역과 감각적영역인 Wernicke 영역과 병행해서 계속적으로 언어가공을 위해서 신피질 영역이 발견된

---

288) Musik im Kopf, Manfred Spitzer. p.180

289) Juhn Wada가 개발한 좌반구와 우반구의 기능분리를 말하는 대뇌의 편측화 (cerebral lateraligahon)로 검사하는 방법으로 한쪽 목의 경동맥에 마취약 종류인 아미탈(sodium amytal)를 주사하면 해당 반구가 바르게 수초 이내로 마취가 된다. 따라서 반구의 반대편 절반의 몸이 마비되어 감각이 없게 된다. 이 상태에서 아미탈 투여자에게 질문하는데, 마취가 이루어진 반구가 언어적으로 우세하면 마취 동안 전혀 말할 수가 없다. 따라서 어느 쪽이 언어적으로 우세한지 알 수 있다. 하지만 어느 쪽 반구를 마취하든지 언어구사에 부정적인 영향이 일어난다. 이는 언어가 한쪽 반구에서만 완성되지 않음을 의미한다.

290) Musik im Kopf, Manfred Spitzer. p.195

음악,
그리고 음악치료

다. 즉 왼쪽 반구의 독단적인 언어가공이 부정되었다. 왜냐하면 일정한 언어의 관점들은 오른쪽이나 또는 무엇보다도 왼쪽에서 가공되기 때문이다. 이러한 이해는 연결 관계 속에서 현재 좌우반구의 특성화에 대한 고찰을 초래했다.[291] 즉 운동적·감각적 언어영역을 담당하는 뇌의 영역이 독립적으로 활동하는 것이 아니라 두 영역이 공히 두 언어영역에 관계를 하는데, 운동적인 언어영역은 신피질의 Broca영역에서 주도적으로 담당하고, 감각적인 언어영역은 Wernicke영역에서 주도적으로 담당한다는 말이다. 이러한 결과가 나오기 전까지 우반구의 앞쪽 끝은 감정적인 반응들에 우세하게 관계하고, 좌반구는 여러 가지 언어처리 능력에서 강하게 관계한다고 이해하였고, 우반구는 음악에 대하여 우선적으로 관계한다고 이해하였다. 반면 언어는 거의 항상 분명히 한쪽 편으로 위치됨에도 불구하고, 많은 사람들은 음악에서는 우반구, 언어는 좌반구로 나누어지는 것이 아니라고 주장한다.[292]

이러한 이해에 대한 예를 들면 1866년 Jackson은 음악의 생산과 인식은 우반구에서 이루어진다고 주장했다. 반대로 언어는 좌반구라고 했다. 또한 1745년의 Springer와 Deutsch의 보고서에서는 좌반구의 영역에 손상을 입은 실어증 환자에게서 음악이 우반구에서 관계함을 보고하였다.

이외에도 많은 조사가 이루어졌는데 이들은 모두 음악이 우반구에 위치함을 알아내었고, 유추적으로 언어의 장소규정은 좌반구였다.[293] 또한 왼쪽은 남성적, 오른쪽은 여성적, 왼쪽은 기쁨, 오른쪽은 슬픔, 왼쪽은 언어적, 오른쪽은 회화적이라는 이전의 강력한 뇌 반구의 특성화에 대한 이해는 모두 극단적으로 단순화 된 것이라는 것을 알게 되었다.

---

291) Musik im Kopf, Manfred Spitzer. p.193

292) Das wohltemperierte Gehirn, Robert Jourdain. p.341~342

293) Musik im Kopf, Manfred Spitzer. p.194

이에 대한 증명으로 Maurice Ravel의 경우 말년에 실음증을 갖고 있었다. 죽기 전 4년 동안 Ravel은 여러 가지 작업을 수행해야 함에도 불구하고 더 이상 작곡을 할 수 없었다. 1933년 더 이상 쓸 수 없는 실서증(失書症)의 증상이 있었다. 1933년 말에는 더 이상 Ravel은 읽지 못하고, 게다가 그는 더 이상 자신의 이름조차 쓸 수가 없었다. 말하는 능력도 어려움을 겪고 있었다.[294] 그는 이러한 어려움에도 불구하고 죽기 전까지 음악을 인식하고 평가할 수 있었는데 실제로 Ravel은 몇몇 작품의 음악회에 참석했고, 몇 개의 오류를 인지했다. 그의 음악적 기억력은 온전했다. 그는 피아노에서 음계를 연주할 수 있었다. 하지만 이는 어떤 악보에 있는 작품이 아니었다. 만약에 사람이 Ravel에게 어떤 음의 이름을 불러주면, 자신의 악곡을 기록했다. 그러나 이는 매우 느렸고, 많은 오류들을 포함했다. Ravel은 전체적으로 피아노를 연주할 수 있었고, 음악을 들을 수 있었고, 음표를 그릴 수 있었고 그리고 음악을 표현할 수 있었다. 그에게 있어서 왼쪽 위의 측두엽 영역 그리고 부분적인 두정엽 영역에서 진행성 해체과정 때문에 그에게 불가능했던 것은 들은 것을 쓰기, 읽은 것의 연주나 표현의 부분능력의 통합이었다.[295]

이러한 좌반구의 손상에 따른 음악에 관계된 능력을 상실한 Ravel의 경우는 우리에게 언어는 좌반구 그리고 음악은 우반구라는 간단한 뇌의 구분은 확실하지 않다는 것을 분명하게 나타낸다. 생리적으로 오른쪽 귀에 들어온 리듬이 더 정확하게 인식되는데 이는 좌반구에서 경향적으로 더 우세하게 작용된다는 것이다.[296] 그리고 선율은 왼쪽 귀에서 도달되는 것이 더 잘 인식되어지는데 이는 우반구가 우세하게 작용된다는 것이다. 또 대부분 사람들은 오른손은 좌반구, 왼손은 우반구

294) Musik im Kopf, Manfred Spitzer. p.195

295) Musik im Kopf, Manfred Spitzer. p.196

296) Das wohltemperierte Gehirn, Robert Jourdain. p.353

음악,
그리고 음악치료

에 의해서 조절된다. 만약 좌반구에 많은 리듬에 대한 육감을 가지고
있다면 이것은 오른손에 나타난다. 혼동하지 말아야 하는 것은 우세하
다는 것이지 명확하게 구별되어 전적으로 우반구나 좌반구만 작용한다
는 것이 아니라는 것이다. 특성상 우반구는 더 빠르고, 총체적이고 통
합적인 반면 좌반구는 상대적으로 느리지만 정교하고 분석적으로 활동
한다.[297]

　화성과 선율의 경우 감정적인 체험과 관계하는 우반구에서 더 잘 인
식되는 경향이 있다. 이는 우반구의 청각중심의 손상은 화성 그리고
선율의 인식능력을 무력화하고 또한 좌반구의 2차 청각 피질의 손상은
박자 모형을 재현하는 능력이 방해될 수 있다는[298] 사실에 근거한다.
또한 우반구는 음들의 동질성에서 우세하고 이것은 선율에서도 마찬가
지로 나타난다. 그리고 선율은 어떤 음계의 음들 사이의 화성적인 관계
들에 기초하기 때문에 우뇌의 우월성은 당연하다. 왜냐하면 이미 살펴
보았듯이 화성적인 인식은 우반구의 청각피질에서 이루어진다. 그리고
순수한 주파수의 음들은 좌우반구에서 분석되는 반면, 우반구에서는
주로 배음적인 음들이 처리되기 때문이다. 배음이 적은 Flöte의 음들
경우는 다른 악기들의 음들보다 적게 피질적 분석이 이루어진다. 이러
한 이유로 다른 악기들과 합주에서 보다 명확히 우리에게 우선적으로
지각된다.

　여기서 꼭 짚고 넘어가야 하는 중요한 사실이 있는데, 이미 우반구는
전체적·통합적으로 활동하기 때문에 선율들은 여기서 잘 드러난다는
언급이 있었다. 그러나 이것은 전적으로 우반구가 선율인식에 활동적
이라는 것은 아니다. 선율들 안에서 리듬적인 모형의 분석에 관계하는
좌반구도 단지 강도가 약할 뿐 화성적인 분석에 관계한다.[299] 그리고

---

297) Musik im Kopf, Manfred Spitzer. p.193~194

298) Das wohltemperierte Gehirn, Robert Jourdain. p.193

299) Das wohltemperierte Gehirn, Robert Jourdain. p.116

전체적으로 시간적인 관계를 인식하지만 어떤 복합적인 서열을 모사(模寫)하는 것이 불가능한 우반구는 어떤 선율의 음들이 동시에 나타나지 않음에도 불구하고 선율의 음들을 비교한다.

우반구는 선율적인 윤곽의 형태를 뒤따르기 위해서 1분 정도의 작은 부분을 위해서 화성적인 관계들을 유지한다. 그러나 만약 선율이 수분 이상 주제적으로 발전한다면, 좌반구의 우세한 지배를 받는다.[300] 음악 전문가들의 경우 이들에게서는 선율의 인식은 우반구가 아니라 좌반구에 더 많은 비중이 있다.[301] 이는 점점 더 증가하는 음악적인 훈련으로 선율에 대한 대뇌의 우세는 우반구에서 좌반구로 이동한 결과인 것이다. 즉 음악전문가들은 선율을 오로지 연관된 윤곽(Kontur)으로 듣는 것이 아니라 추상적인 관계들을 통하여 서로 연결된 조각들의 연속에서 선율을 분해한다. 이 때문에 좌반구의 활동이 상승한다. 아마도 사람들은 확대되고 좀 더 발전된 주제들을 이해하기 위해서 좌반구의 우세함이 필요할 것이다.

이는 Brever&Chiarello(1974)의 실험에서 증명되었는데, 이들의 실험에서 두 집단은 간단한 멜로디를 인식해야 한다. 1집단은 14명의 일반집단이고, 2집단은 22명의 숙련집단이다. 이들에게 오른쪽이나 왼쪽 귀에 멜로디가 연주되었다. 숙련집단에서는 좌반구의 처리가 우세하고, 일반집단에게서는 우반구가 우세함을 나타내었다. 일반인들에게는 음악은 전체적으로 형태적(gestalthaft)으로 들리고, 숙련자들에게 음악은 분석적으로 들린다는 것을 의미한다. 이는 어떤 뇌 반구가 음악을 더 강하게 처리하는가 하는 것을 통하여 결정되는 음악에 대한 경험이다. 가능한 방법으로 이러한 현상은 일반적으로 음악적 사실에 관계할 뿐만 아니라 음악에 관한 일정한 관점에 또는 처리전략에 관계한다.[302] 이

---

300) Das wohltemperierte Gehirn, Robert Jourdain. p.343

301) Musik im Kopf, Manfred Spitzer. p.169

302) Musik im Kopf, Manfred Spitzer. p.196

음악,
그리고 음악치료

는 좌우반구가 기능적으로 명확하게 나누어져 활동하는 것이 아니라 서로 상보관계가 있다는 것이고 더 나아가 필요에 따라 서로의 기능을 넘겨받을 수 있다는 것도 가능하다는 것을 의미한다.

따라서 명백히 말하면 뇌에는 음악 관장하는 주된 위치가 없다. 의식적인 노력 없이 거의 모든 사람들은 음악의 청취에서 귀에 들어오는 기계적인 에너지의 공간적 그리고 시간적 모형을 멜로디, 화성, 리듬으로 변환한다. 사람들은 이를 위해서 최대한 조화적으로 떨리는 동체, 음정관계, 조성에 관한 입력된 정보들을 사용한다. 또한 여기다 이전의 체험을 회상하고 어떤 일정한 소리로 옮긴다. 즉 뇌 전체가 음악에 집중한다.[303]

여기서 알 수 있는 것은 뇌 각각의 표면들은 일정한 기능들을 우세하게 지배한다는 것이다. 이는 이들 부위들이 정확하게 구분되어 있지 않고 상호관계가 있다는 것이다. 특히 리듬적인 능력들은 아주 분명하게 화성적인 능력보다 불분명하게 위치가 정해진 상태이다. 추측이지만 리듬적인 기능들은 전체 뇌에 편재되어 있을 수 있다. 그리고 리듬적인 기능들은 어떤 뇌손상 후에 빠르게 건강한 뇌영역에 의해서 인수된다. 왜냐하면 화성은 단지 청취자의 어떤 특성인 반면, 시간을 인식의 각각의 방법을 위해 중요하기 때문이다.[304]

Friedrich Klausmeier(1978)는 자신의 책 『Die Lust, sich musikalisch auszudrüken』에서 1개월 이내의 어린이의 행동방식을 검사했다. 어린이의 처음 소리 지름은 노래하기나 음악활동처럼 충동들이나 잠재감정들의 표현이었다. 이러한 표현은 신체적·심리적인 안정을 강하게 하였다. 따라서 각종 음악적인 활동들의 기본적 충동은 이러한 관점에서 개인적인 감정들을 표현하는 충동 또는 희망으로 이해했다.

---

303) Musik im Kopf, Manfred Spitzer. p.212

304) Das wohltemperierte Gehirn, Robert Jourdain. p.194

또한 악기를 연주하려는 희망은 여기서 인간의 기본적인 활동욕구에서 관악기에서 호흡, 타악기와 현악기에서 팔과 손의 움직임, 오르간에서 팔과 다리의 움직임 등 행동에 따른 모형 틀에 따라 나타난다. 움직임에 따른 욕구는 Klausmeier에 따르면 악기연주에서 자아(Ich)의 표현으로 이해하였다.[305] 잠재감정들의 표현이 심리적·신체적인 안정을 강하게 한다는 것은 곧 정신분석적으로는 무의식적인 Es의 쾌락과 만족에 따른 표현일 것이다. 이는 소리 지름이 단순히 배고픔에 대한 공포, 즉 불쾌의 의식적이지 않은 자동적인 음악적 표현이 된다는 것이다.

이러한 주장은 Kneutgen(1974)이 음악형식들은 생물적인 욕구를 해결하는 행동방식이라고 주장하면서 지지했다.[306] 언어는 외부 사건들의 현실적이고 사실적인 내용을 매개하는 반면, 음악은 우리의 내부에서 체험을 분명하게 새로이 연출한다. 그리고 이러한 사실 때문에 음악은 감정의 언어라고 이해할 수 있다.[307] 여기서 더 나아가 Leonard Bernstein은 음악의 구조와 언어의 구조가 같음을 주장하였다.[308] 하지만 구조만 같을 뿐이지 음악은 언어가 상징화하는 것보다 더 체험을 모방한다. 또한 음악은 내적인 감각의 시간적인 연속을 미세하게 나타낸다.[309] 따라서 음악은 말로 표현할 수 없는 것을 표현하고 중재할 수 있다.

이러한 말로 표현할 수 없는 것은 대개 무의식에서 나온 소재(素材)인데 Dieter Tenbrink에 의하면 1.5세에서 2세까지 언어습득 전에 조직되었던 경험은 표현되기 위해서 어떤 상징적인 틀을 찾는다고 한다. 이러한 과정은 균형이 잡힌 비교적 간단한 이합집산을 통해 형태화된다.

---

305) Heilen mit Musik, Hinrich van Deest, p.23

306) Musiktherapie: Grundlagen, Formen, Möglichkeiten, Wolfgang Strobel & Gernot Huppmann, p.54

307) Das wohltemperierte Gehirn, Robert Jourdain. p.357

308) Musik im Kopf, Manfred Spitzer. p.34

309) Das wohltemperierte Gehirn, Robert Jourdain. p.360

음악,
그리고 음악치료

언어습득前 요소의 상징화는 자신과 함께 어떤 영속하는 작용을 제공하는 어떤 변형의 과정인 것이다.[310] 이는 인간에 일생동안 작용하는 무의식적인 정신과정의 핵심을 형성하고, 이러한 언어습득 전에 형성된 사고를 포함한 행동의 틀과 내용은 일생동안 인간의 정신적인 처리 방식을 결정하게 된다는 것을 말한다. 그리고 이러한 처리방식은 성격의 구조수준에 종속하고, 대상관계에 따라서 현실적 또는 상상적 대상들에 대한 표현 가능성을 찾거나 분화된 상징적 틀 안에서 변형에 작용함을 의미한다. 따라서 각각의 사람들의 무한한 잠재력은 무의식적인 양식에 기초해서 수집 또는 경험되고 더 나아가 동화 또는 적응될 수 있다. 이때 언어습득 전의 무의식적인 정신과정은 육체적 행위, 목소리, 몸짓, 표정, 분위기 등 다른 사람이나 대상에 대한 원초적 반응인 비언어적인 방식으로 표현된다.

음과 소음들을 포함하는 소리 역시 언어 그리고 단어 습득의 전단계이다. 따라서 음과 소음을 포함하는 음악은 의사소통이나 교환의 매개체가 될 수 있다. 비언어적인 유추의 매개체가 될 것이다. Dieter Tenbrink는 또한 여기서 발전된 표현 형태가 예술이라고 주장한다.[311] [312] 따라서 음악은 언어습득 전의 체험을 표현하거나 또는 변형하는 시도에서 중요한 요소가 된다.

치료에서 비언어는 내담자가 말하기 또는 생각하기에 장애가 있을 때 의미가 있다. 그리고 여기서 상징이 사용된다.[313] 음악은 인간의 환상이나 꿈 그리고 상징들을 전환하는 과정이다. 여기서 음악의 표현

---

310) Musik als Möglichkeit zum Ausdruck und zur Transformation präverbaler Erlebnismuster, 2000, Dieter Tenbrink, p.455

311) Musik als Möglichkeit zum Ausdruck und zur Transformation präverbaler Erlebnismuster, 2000, Dieter Tenbrink, p.455

312) Die irrationalen Grundlagen der Musik, Desiderius Mosonyi, 1935, p.73 (Vortrag XV. Internationalen Psychoanalytischen Kongress von 1-8, August 1938 in Paris.)

313) Grundlagen der Musiktherapie, Henk Smeijsters. p.19

방식은 내적 그리고 외적 세계 사이를 연결하는 것을 말한다.[314] 상징이란 근거 없는 모호함을 표현하는 것이 아니라 확실성을 기반으로 어떤 심층적인 내용을 지시하고 암시한다. 내담자는 상징의 매개체인 음악으로 사건들과 경험들을 묘사할 수 있다.[315] 그리고 의사소통에서는 다양한 비언어적인 수준에서, 즉 몸짓이나 표정에서 정보들의 교환이 가능하다.[316]

음악적인 요소들은 언어행위에서 다양한 방식으로 특별하고 의미적인 기능에 관계하는데[317] Heinz Kohut에 따르면 Es의 1차 진행과정들은 직접적이고, 빠른 해방을 통한 심리적인 긴장처리의 원시적인 또한 단순한 형식들이다. 성숙한 자아(Ich)의 2차 진행과정은 논리적인 사고, 문제해결, 계획, 추상개념형성에 관해서 긴장처리의 복합적이고 정제된 방법이다. 음악의 기능과 의미는 1차 그리고 2차 과정의 기능들의 개념으로 정의된다. 성인의 심리에서 Es안의 1차 진행들은 계속적으로 존재한다. 그리고 소망의 예에서 충족되는, 환각(幻覺)적인 해소현상들을 꿈을 통해 체험한다. 그러나 이들은 성숙한 자아(Ich)의 2차 진행을 통해서 숨겨져 있는 상태이다.

예를 들어 어떤 간단한 리듬은 종종 전체적으로 높이 발달되고 숙련된 선율을 통해서 또는 어떤 주제의 복잡한 진행을 통하여 숨겨진다. 이러한 계층화는 詩의 구조와 흡사하다. 시의 정신적인 내용들은 현상의 2차적 과정들에 속하는 표면들을 형성한다. 그러나 이들의 형식은 1차 과정이라고 할 수 있는 운(韻)들의 소리적 연상과 단어의 리듬과 함께 무의식의 깊은 층들에 속한다.

음악적인 리듬은 항상 어떤 음악의 1차 과정에 편입된 요소가 아니

---

314) Musiktherapie Leslie Bunt s.46

315) Grundlagen der Musiktherapie, Henk Smeijsters. p.40

316) Tendenz der gegenwartigen Musiktherapie, Fuchs Anja, p.12

317) Psychoanalyse und Musik, 1997, Ludiwig Haesler, p.400

음악,
그리고 음악치료

다. 복합리듬적인 변형(Variation)은 짧은 시간에 2차적인 음악적 진행들의 영역으로 들어간다. 따라서 1차와 2차 과정의 복합체로 보이게 된다. 그리고 이와 함께 계층들의 묘사는 복잡하게 된다. 즉 1차 과정에 속하는 간단한 리듬들은 2차 과정에 속하는 변형에 의해서 숨겨진다. 간단히 말해서 우리가 일상에서 경험하는 리듬경험은 명백하게 원시적 또는 단순한 음악의 요소들에 환원하는 것이다.[318] 단어들 그리고 이들의 의미는 2차 과정이다. 예를 들어 1차적으로 아버지의 목소리는 원시적인 단순한 층이다. 2차적으로 대부분의 사람들은 남성적인 목소리의 특별한 변형·변조에서 화난 아버지의 목소리를 듣는다. 그리고 여기에서 불안을 갖고 반응한다.

여기서 더 나아가 우리의 초자아의 중요한 영역은 소리로 전달되는 부모의 명령, 판단, 동의에서 발달된다. 이것은 스며든다. 또는 새겨 넣어진다. 초자아의 이러한 영역은 2차 과정의 기능수준에서 체험될 수 있고 표현될 수 있는 내용뿐만 아니라 양심이나 도덕의식의 목소리인 조화를 바탕으로 하는音 또는 소리라고 말하는 틀을 포함한다. 초자아의 깊은 층들 또는 자신의 형식적인 특성들은 어떤 비언어적인 음향적 영역이나 범위와 상호 관계한다. 이러한 연결은 음악의 대부분의 형식들의 깊은 완화, 진정 또는 최면에 가까운 작용을 설명한다. 이들의 본보기는 어머니의 자장가를 듣던 초기 경험을 통해서 주어진 것이다. 음악은 윤리법전을 변화시킬 수 없다.

그러나 음악은 차가운 내적인 목소리를 어떤 사랑스러운 목소리로 변하게 할 수 있다.[319] 이것은 음악의 체험을 통해서 2차적으로 퇴행적인 움직임들이 유발될 수 있기 때문이다. 그러므로 이것은 이차적으로 현실에서 심리적인 후퇴로, 환상들의/회상들의 그리고 소망심상들의

---

318) Betrachtungen über die psychologischen Funktionen der Musik, 1957, Heinz Kohut, p.175~176
319) Betrachtungen über die psychologischen Funktionen der Musik, 1957, Heinz Kohut, p.176~177

호출로, 투영적·동일시적인 기제들로, 현실관계와 시간관계, 게다가 자아-경계의 폐지로까지 이완과 변화로 갈 수 있다.[320] 인간적인 감정느낌의 틀은 추리적인 언어의 형태들보다 더 음악적인 틀과 흡사하기 때문에 음악은 감정의 존재를 어떤 상세 기술이나 실제를 가지고 드러낼 수 있다. 음악은 사람 각각의 감정들을 개인적으로 말할 수 있다. 그런데 여기서 언어처럼 개념적인 일반화를 위한 강제성이 존재하지 않는다.

이 때문에 예를 들어 언어의 도움으로 음악적인 체험을 설명하는 것은 어렵다. 항상 음악체험은 개별적인 개념보다 더 많은 것을 포함한다.[321] 즉 음악은 자신의 특징적인 표현의 체계 안에서 언어가 처리할 수 없는 틀들을 표현한다. 그리고 음악에서 나타나는 것은 언어로 번역이 불가능하다. 왜냐하면 다양한 의미적인 체계들 사이에 유사성이 없기 때문이다.[322] 하지만 이러한 아날로그적인 의사소통으로서 음악은 현실에서 적은 저항속에서 의사소통을 묘사한다. 그리고 동시에 인간들 간에 관계들, 접촉 그리고 자아의 강화를 좀 더 수월하게 한다. 특히 음악치료에서 음악은 인지, 행동, 감정이 서로 상보관계에 있다고 보기 때문에 비언어적 의사소통을 매개체로 이해한다.[323] 그리고 음악치료는 감정의 장애들이 특이한 행동, 결핍동기, 사회행동 그리고 무엇보다 접촉의 어려움, 의사소통의 어려움으로 나타나기 때문에 효과적이다.[324] 또한 의사소통, 인간 상호간의 관계들은 어떻게 개인이 환경을 인식하는가에 달려있기 때문에 어느 정도 인지능력이 민감하게 유지되어야 한다.

그러나 실제로 인지장애자들은 부족한 의사소통능력과 접촉의 어려

---

320) Psychoanalyse und Musik, 1997, Ludiwig Haesler, p.400

321) Heilen mit Musik, Hinrich van Deest, p.19

322) Psychoanalyse und Musik, 1997, Ludiwig Haesler, p.400~401

323) Tendenz der gegenwartigen Musiktherapie, Fuchs Anja, p.79

324) Tendenz der gegenwartigen Musiktherapie, Fuchs Anja, p.77

음악,
그리고 음악치료

움을 나타낸다. 접촉의 활성화는 정보들을 얻고, 축적하고 변형시키는 등 역동적인 체계나 부분체계를 이해하는 것들 사이에서 정보들의 교환인 의사소통을 한결 원활하게 하는 전제 조건이다.[325] [326] 따라서 여러 수준에서 음향적, 시각적, 사회적, 감정적 의사소통을 하게 하는 음악은 단순한 재능이나 지식의 전달이 아니라 인간 상호관계들의 어떤 특별한 형식인 음악으로 개인적인 발전을 하도록 하고[327] 치료환경에서 음악은 비언어적, 감정적인 의사소통수단으로 언어보다 명백히 의미가 높다.

이러한 이유에서 음악은 정신적 질병 그리고 뇌손상 환자의 치료에서 감정들을 포함한 의사 전달에 용이하다. 또한 사회적인 행동, 접촉의 촉진이 가능하다.[328] 아마도 이것이 음악치료가 시행되어야 하는 이유가 될 것이다.

---

325) Methodik der Musiktherapie und deren theoretische Grundlagen. Christopf Schwabe, p.109~110

326) Musiktherapie: Grundlagen, Formen, Möglichkeiten, Wolfgang Strobel & Gernot Huppmann, p.53

327) Tendenz der gegenwartigen Musiktherapie, Fuchs Anja, p.13

328) Musik-Medizin, Ralph Sprintge & Roland Droh, p.16

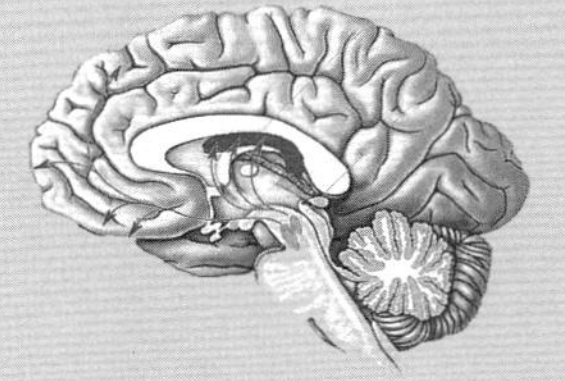

08

음악치료

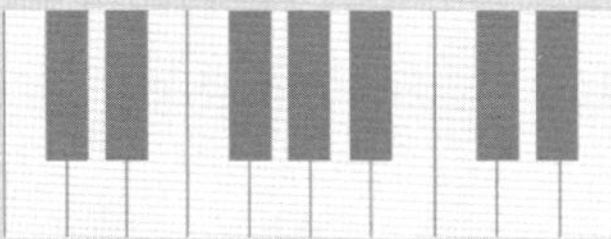

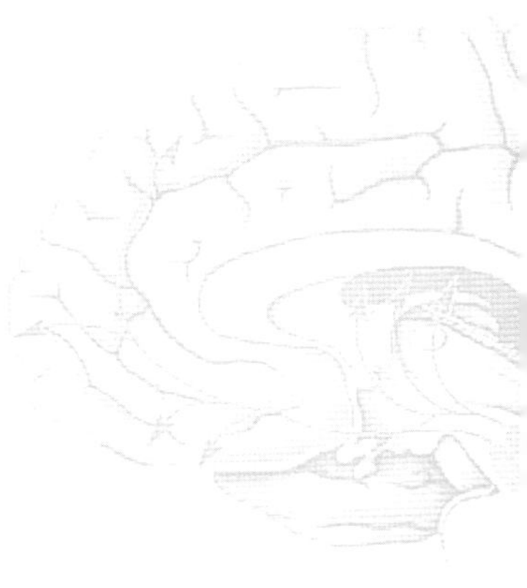

음악치료

Ralph Sprintge와 Roland Droh에 의하면 고대의 음악적 치료는 안정적이고 이완적인 음악을 가지고 이완이나 내적 정화를 이끌게 하는 일정한 음악의 종류를 사용했었던 Korybanten-Weihe[329]가 있었고, 이것은 기원전 6세기 고대 그리스의 치료법에서 Thales, Anaximander, Pythagoras, Alkmaion, Demorkit 등등 자연철학자들의 연구 활동이 결합되어 나타났다. 특히 음악치료에 대한 최초의 합리적인 접근은 기원전 500년경 Pythagoras학파 사람들이 음정들 사이의 양적인 관계들을 발견하면서 여기에 우주 안에서의 비율들을 만들었다. 그리고 더 나아가 상응하는 심리생리적인 비율들을 발견하였다.

고대 그리스에서는 음악은 영혼의 내적으로 들어갈 수 있고 영향을 미칠 수 있다고 이해했다. 이를 바탕으로 음악은 영적인 또는 정신적인 무질서를 자신의 공명을 기초로 하는 고유한 조화기능을 통해서 자연적 질서상태로 변화시킨다고 이해했다. 후에 여기에서부터 일정한 음계가 특별한 작용들을 갖는다는 개념이 등장했다.

---

329) Weihe는 진료시간이란 뜻을 갖는다.

또한 여기서 더 나아가 Pythagoras학파 사람들은 음악으로 야기된 정화의 치료적 작용을 알았다. 따라서 음악은 정신 또는 영혼을 교육할 수 있고 정신적인 평안을 줄 수 있고 정화할 수 있는 도구였다.[330] 게다가 Platon은 선율이나 리듬들을 영혼의 내적인 질서 그리고 조화를 다시 회복할 수 있다는 것을 믿고 음악을 영혼의 교육을 위한 적당한 도구로 이해했다.[331] 이 당시 대표적으로 프리기아 음계는 기분전환, 활동적, 기운을 돋우는 기능이 있었다고 하고, 도리아 음계는 평온하게 하는 기능이 있었다고 이해했다. 이러한 이해를 바탕으로 음악은 정신적-영적인 조화의 회복을 위한 포괄적인 치료적 원리로 이해되었다.

그리고 Demokrit는 이러한 음악의 치료능력을 자신의 책『리듬에 관하여』에서 성악을 통해서 횡경막과 가슴이 강화되고, 안면근육의 발달이 촉진되었음을 기술하였고, 고대 해부학자 Chalkedon 출신의 Herophilos, Tarent 출신의 Aristoxenos, 그리고 Aristoteles의 제자들은 음악이론을 의지해서 맥박, 출력, 리듬에 관해서 서술하였다. 이들에 반하여 고대 이집트, 페르시아, 이스라엘 등에서는 음악치료에 관해서 마술적 그리고 신화적인 영향으로 음악의 치료 작용을 말하였다.

Pythagoras와 Pythagoras를 추종하는 사람들의 이해는 나중에 Möller에게 "음악은 수와 조화(화성)의 기초적인 요소들 때문에 심리생리적인 균형 그리고 조화의 복원을 위한 포괄적인 치료원리이다."라는 이해를 가능하게 한다. 이후에 수적 비율이 아니라 관찰된 사실 등을 중요하게 생각했던 Aristoteles는 나중에 병적인 심리적 자극에서 음악적 정화의 진행을 Pythagoras 이전의 영적치료를 위한 의식(儀式)으로부터 분리했다.

---

330) Heilen mit Musik, Hinrich van Deest, p.171

331) Musiltherapie: Grundlagen, Formen, Möglichkeiten, Wolfgang Strobel & Gernot Huppmann, p.17~18

Aristoteles는 Platon처럼 육체와 정신의 분리를 주장하였지만 이들은 공통적으로 정신적인 상호작용들을 강조하였다. 당시 의사들은 이러한 사실에 근거해서 육체에서 물질적인 변화들은 상응하는 정신적인 질병들을 유발할 수 있고, 심리적인 질병들은 혈액의 변화들을 통해서 발생할 수 있다고 믿었다.

기원후 약 500년경 철학자 Anicius Boethius는 음악을 수적 비율로 이해했다. 그리고 이러한 이해를 바탕으로 음악을 우주음악(musica mundana: 음악은 천체움직임에서 울려난다), 인간음악(musica humana: 음악은 인간적인 소우주이다.) 그리고 악기음악(musica instrumentalis: 음악은 앞선 두 천체의 모형이다. 이는 인간에게 자신의 음들 그리고 소리들을 가지고 조화를 이끈다.)으로 구분했다.

특히 Boethius는 어린아이에서 음악의 생리적인 작용들에 대해서 언급했는데, Boethius에 의하면 날카로운 선율들에서 충동적인 반응이 있음에 비해서 자장가에는 안정적인 효과가 있음을 주장하였다.[332] 이와 함께 고대 사상들은 초기 중세시대까지 머무르게 되었다. 질서나 비례 그리고 조화를 중요시하는 당시 사고에서 건강은 인간 육체 내의 피나 가래 등 체액의 균형을 의미했었다. 이러한 이해는 중세시대부터 변화하게 되었는데, 당시 모든 영역에 큰 영향을 미친 기독교 교회는 고대 그리스와 로마의 역사에서 이교도적인 부분들을 제거하려고 노력하였기 때문이다. 하지만 이에 반해 아랍의 학문은 헬레니즘의 의학전통을 보존하여 Hippokrates 그리고 육체와 정신에서 음악의 올바른 사용을 인정한 Galen의 저술들을 아랍어로 번역하였다.[333]

Wolfgang Strobel과 Gernot Huppmann은 이러한 아랍의 학술적인 노력을 기초로 하여 Simon이 환자에게 음악들 들려주면 환자가

---

332) Musik-Medizin, Ralph Sprintge & Roland Droh, p.9
333) Musik-Medizin, Ralph Sprintge & Roland Droh, p.10

음악,
그리고 음악치료

잠자게 된다는 영혼과 육체의 상호작용을 강조하였던 Hippokrates의 주장을 소개한 사실을 언급하였다. 그리고 Caelius Aurelianus는 정신이상자의 치료에 음악을 사용할 것을 추천하였음을 소개하였다.[334]

기독교 그리고 철학적인 교리로서 아리스토텔레스적 사상을 변화시키려고 노력했던 스토아학파의 철학자들은 영혼을 육체에서 분리하여 육체를 최소한의 가치로만 나타내는 경향을 갖게 되었다. 이러한 사고는 육체와 정신의 동등한 연결을 거부하는 기독교적인 사고로 변화하였다. 따라서 앞선 육체와 영혼의 상호관계를 중요시하는 사고, 즉 정신적인 정서가 육체에 영향을 미친다는 사고는 점점 소외되었다. 이들에게 있어서 육체는 하나님의 선물 또는 영혼의 옷 정도로 이해되었다.

이러한 영향으로 나중에 16세기와 17세기에 Rene' Descartes같은 인본주의자나 생리학자들은 영혼과 육체를 엄격하게 분리하는 것 그리고 기계론적으로 설명하는 것을 시도하였다.[335] 또한 의사이자 철학자인 Cornelius Agrippa von Nettersheim(1486~1535)은 음악 특히 성악의 치료 작용을 설명하는 것을 시도하였다. 즉 성악은 노래하는 사람의 상상력 그리고 정신을 조화롭게 표현할 수 있고 이와 함께 듣는 사람의 정신에 가볍게 침투하여 노래하는 사람의 열의와 감정을 계속 전달할 수 있다고 보았다.[336]

중세시대 음악이론의 중요한 점은 기원전 300년에 이미 측정되었던 인간의 맥박에 관계했다는 것이다. 기원전 300년 당시 사람들은 건강한 사람의 맥박과 병든 사람의 맥박을 구별하였는데 이러한 맥박이 음악적인 리듬과 관계한다는 생각을 중세시대의 음악이론이 받아들였다. 14세기경에는 맥박의 내적인 리듬이 음정들에 관계를 갖는 것을 이해하였고 옥타브, 완전5도, 완전4도의 비율들은 표준적인 것으로 여겨졌

---

334) Musiltherapie: Grundlagen, Formen, Möglichkeiten, Wolfgang Strobel & Gernot Huppmann, p.18

335) Heilen mit Musik, Hinrich van Deest, p.177

336) Heilen mit Musik, Hinrich van Deest, p.184

으며 15세기경에는 긴 박동들의 연속으로서 맥박을 이해하였다. 그리고 이 시기에 Leonardo da vinci는 맥박을 절대적인 시간으로 측정하였다. 16세기경에는 맥박이 대우주와 소우주의 조화로운 상호관계 속에서 질서 지어지는 맥박이론에 나타나게 되고, 18세기경에는 당시 지배적이었던 경험적-실제적인 검사방법들을 기초로 Menuett의 박자는 건강한 맥박의 속도와 동일시되었다. 또한 Werkmeister, Quantz, Beethoven 등등은 Tempo를 자주 맥박에 관계하여 정했다.[337]

중세시대의 관점에서 건강한 육체는 음악적인 악기와 비슷하다고 여겼다. 만약 줄들이 손상된 상태라면 사람들은 줄을 조화롭게 만들기 위해서 오랜 시간 조율을 한다. 이들에게 있어서 질병은 육체의 자연적인 질서가 파괴된 것으로 이해하고, 사람들은 음악이 모든 요소들의 균형과 조화를 지원하고 재생산한다고 믿었다. 왜냐하면 음악은 인간의 영혼 그리고 육체와 유사하기 때문이었다.

예를 들어 500년경 Boethius는 음악적인 치료작용을 육체 그리고 영혼의 어떤 결합으로 이해했는데 중세적인 사고에서 의학은 인간적 음악(musica humana)의 사상 아래에서 영혼과 육체의 신적, 중용적 질서를 우선시 하였다.[338]

그리고 르네상스(Renaissance)시대의 의학은 이러한 musica humana 사상을 출발점으로 사용하였다.[339] 기독교 시대에 고대 이론들이 전체적으로 사장되고 나서, 르네상스시대 다시 음악이 치료도구라는 생각이 받아들여졌다. 약 1600년에서 1750년까지 그러니까 바로크(Barock)시대 때 Descarte의 영혼과 육체의 분리 그리고 William Harvey(1616)의 혈액순환의 개념이 발견되었고, 이에 영향을 받은 이 시대의 음악치료는 육체와 정신 또는 영혼의 관계에 관한 고대의 이해, 르

---

337) Heilen mit Musik, Hinrich van Deest, p.174~175

338) Heilen mit Musik, Hinrich van Deest, p.176

339) Heilen mit Musik, Hinrich van Deest, p.177

음악,
그리고 음악치료

네상스의 해부적·생리적인 인식, 기독교적인 이해들과 서로 밀접한 관계를 맺고 있었다. 건강은 무엇보다도 육체에서 기계적인 과정들의 장애가 없는 진행으로 이해했고, 정신적인 질병은 여기에 반대하여 근거한다고 이해했다. 그래서 사람들은 정신적, 동물적 그리고 질적인 변화들을 믿었다. 배설, 사혈, 음악은 중요한 치료방법이었다. 이에 대하여 Leibniz는 자신의 소논문 『Musik als Arzney』에서 북을 치는 것, 박자, Kadens 등등은 자신들의 규칙 그리고 질서들 덕에 환자의 정신에 긍정적인 영향을 미칠 수 있음을 기술하였다.[340]

19세기에는 Jacobi, Schneider, Roller 등등 독일의 정신과의사들이 음악의 치료 작용을 인정했고, 시행하였다.[341] 그리고 19세기 말경부터 실증주의의 영향으로 자연과학적인 심리학과 이에 상응하는 의술이 발생하였다. 이는 음악의 치료 작용에 대한 새로운 시각을 이끌었는데 사람들은 음악청취를 통해서 심장박동, 혈압, 혈액순환, 산소소비, 땀 흘리기, 근육긴장 등의 변화를 발견하였다.

20세기 중반에 D. Soibelman은 자율신경적인 반응들을 정신적 체험의 기준으로 받아들이는 것을 시도하였다.[342] 하지만 19세기 독일에서 Virchow에 의해 현미경의 발명과 사용으로 인해 해부학을 근거한 세포 병리학이 나타났고, 이것은 지금까지 인과론적인 이분법적 치료 개념에 결정적인 영향을 미쳤다. 이에 따라서 인간의 내장기관이 환경과의 상호관계를 갖는다는 것은 무시되고 인간의 내장기관을 세포들의 인과율적인 상호관계의 총합으로 본다. 이러한 발전은 생물학적인 병원인의 발견에 힘을 실어주고, 이는 신진대사에 따른 병리적 장애의 이해에 연결되었다.

이를 바탕으로 20세기에는 자연과학과 기술의 발달로 인해서 진단,

---

340) Heilen mit Musik, Hinrich van Deest, p.185

341) Musiltherapie: Grundlagen, Formen, Möglichkeiten, Wolfgang Strobel & Gernot Huppmann, p.21

342) Ibid. p.22

약물치료, 물리적 치료들에서 대단한 발전이 일어났다. 이 결과 오늘 날 의학은 생물학적인, 생리학적인 사건을 넘어 발병과정에 근본적으로 영향을 주는 모든 요소들을 체계적으로 성찰하는 움직임이 일어남에도 불구하고, 질병 자체에만 관심을 갖는 성향을 여전히 기초로 하게 되었다.[343] 이러한 영향은 심리적 장애들에 대한 이해에도 많은 영향을 끼쳤는데, 결과적으로 정신적 장애는 병으로서 전혀 알려지지 않거나 더디게 알려지게 되었다. 그리고 더 나아가 정신병들은 형태나 기능상의 변화를 관찰하여 병적 상태와 질병의 원인을 밝혀내는 해부학을 기초로 일반 병리학에서의 병 개념으로 분류되어 이해되었다.[344]

하지만 이는 정신적으로 잘못된 발전을 보이는 신경증은 내적인 심리적 갈등이 있거나 외부에서 오는 스트레스를 다루는 과정에서 생긴 불안을 조정하는 과정에서 심리적 긴장이나 증상을 일으키게 되는데, 결국 신경증이란 불안 증상 자체와 또 이러한 불안을 다루기 위해 동원된 방어 기제, 특히 억압의 불충분한 작용과 현실과의 심리적인 불균형의 결과와 합쳐져서 여러 가지 일상생활에 지장을 초래하는 불안정한 정서와 생활 태도를 보이는 증상을 유발하는 것이다.

현실 자각을 하는 신경증을 가진 환자들은 정신증 환자들이 보이는 망상이나 환각, 괴상한 행동은 보이지 않지만, 이들의 원인들을 상대적으로 복잡한 사회적 환경적 그리고 심리적인 사실을 포함한다.[345] 우울증, 불안증, 공포증, 해리, 전환장애[346], 건강염려증, 신체화장애[347] [348],

---

343) Heilen mit Musik, Hinrich van Deest, p.12

344) Methodik der Musiktherapie und deren theoretische Grundlagen. Christopf Schwabe, p.20~21

345) Methodik der Musiktherapie und deren theoretische Grundlagen. Christopf Schwabe, p.34

346) 심리적인 원인 때문에 운동이나 감각기능에 결함을 나타낸다. 주로 히스테리 증세에 의한 것이다.

347) 심리적인 요인이나 갈등에 의해 생기는데, 이 심리적인 장애가 신체적인 형태로 나타난다.

348) "신체정신의학의 문제는 심리사회적 그리고 신체적 요소들 그리고 이에 따른 병리학적인 현상의 경우에서 병인적인 규명의 복잡한 원인-작용 관계의 복합성이다." Methodik der Musiktherapie und deren theoretische Grundlagen. Christopf Schwabe, p.31

음악,
그리고 음악치료

심인성 동통, 정신성 장애들이 신경증으로 분류되었지만, 현대에서는 우울증, 불안증, 정신성 장애들은 신경증에서 분리되었다.

우리가 신경증에서 나타나는 신체적인 증상들을 생리적으로만 또는 생물학적으로만 아니면 심리학적으로만 설명할 수 있을까? 대답은 단호히 불가능하다는 것이다. 우리의 모든 행동은 사회적 그리고 자연적 환경과의 협정과, 복잡한 학습과정, 개인의 고유한 행동방식의 총체이다. 그리고 여기에서 심리적인 요소는 제외될 수 없다. 그리고 신경증범주에 포함되는 신체화장애에서 신체적 장애는 역시 심리적인 요소를 제외할 수 없을 것이다.[349] 왜냐하면 정신적 오류를 갖는 발달은 신경증 개념에서 초기 어린 시절에 형성될 수 있을 뿐 아니라 성인이 되고 나서도 일정한 사건을 통해서 생길 수 있기 때문이다. 이는 곧 이분법적인 이해로는 모든 장애 또는 병을 설명하기 어려움이 있음을 말해준다.

이 책의 결론을 맺고자 한다. 지금까지 우리의 생리에서의 균형과 조화, 이를 생리학이나 의학에서는 항상성이라고 표현하고 이를 위해 길항작용이라든지 아니면 삼투압이 실행되는 데 있어서 뇌에 의한 신경전달물질이나 호르몬의 작용과 영향 그리고 음악에서 비례라고 표현되는 조화나 질서의 의미를 알아보았다. 오늘날 세계보건기구에 따르면 건강이란 육체적, 정신적, 사회적으로 질서가 흐트러지지 않는 안녕(安寧)을 말한다.[350] 이를 반대로 말하면 육체적, 정신적 그리고 사회적인 불균형은 장애나 질병을 일으킨다는 말이 된다. 그리고 이는 건강 혹은 질병들이 결국 육체적, 정신적, 사회적인 결과물인 생활조건들, 생활계획들, 생활방식들을 통하여 영향을 받는다는 것을 의미한다. 그리고 이에 더 나아가 전통적인 의학의 합리성에 대한 의심이 생긴다.[351]

---

349) Methodik der Musiktherapie und deren theoretische Grundlagen. Christopf Schwabe, p.23, 30

350) Methodik der Musiktherapie und deren theoretische Grundlagen. Christopf Schwabe, p.24

351) Heilen mit Musik, Hinrich van Deest, p.13

질병이란 돌이킬 수 없는 결과물이 아니다. 과정적인 경고의 신호이다. 만약 결과물이라면 이분법적인 인과율에 따라서 제거하면 간단하다. 또한 육체와 정신의 만족한 생활을 방해하는 것에 대항하는 신호이다. 생활에서 인간은 모든 가용 가능한 감각기관을 사용하여 자신의 감정을 가장 좋게, 최선으로 발달시킬 수 있다. 그리고 각각의 사람에게는 어떤 형태로든지 건강으로 설명 가능한 어떤 긍정적인 심상이 존재한다.

우리는 이러한 긍정적인 심상을 인지하고, 진지하게 받아들이고 발전시켜야 한다.[352] "건강은 발전적이고 진화적이다. 그것은 점점 더 풍요롭고 완전한 상태로 변화하는 일종의 현재과정이다. 그것은 현재의 과거 상태가 아니라 우리가 될 수 있는 존재가 되기 위해 끊임없이 노력하는 능동적이고 의도적인 미래를 만들어 가는 것이다.[353]"

Ute Wagner는 "건강이란 매순간 새로 만들어지는 어떤 균형이다."라고 했다.[354] 매 순간 만들어진다는 것은 지금-현재의 내외적 상황에서 균형을 이루어야 한다는 의미이다. 이 균형은 모든 자신의 능력을 동원해서 종합적으로 이루어진다. Schwabe에 의하면 인간은 내적인 그리고 외적인 상황에 대하여 자기 스스로의 조절능력과 적응능력들을 가지고 있다고 한다. 이 조절능력과 적응능력들이 손상되지 않았을 때가 건강한 때이다. 치료는 이러한 건강의 어떤 직접적이거나 간접적인 훈련가능성의 촉진을 의미한다.[355] 이때 음악이 치료대상들의 발달이나 처치에 어떤 확실한 기여가 이루어진다면, 음악치료는 치료행위가 된다. 이러한 이해는 음악치료의 목적에 부합하는 것이다.

음악이 음악치료의 특징과 목적을 충족시킬 때 음악치료의 조건이

---

352) Ibid. p.15

353) 음악치료, Kenneth E. Bruscia, 최병철 역, p.111

354) Heilen mit Musik, Hinrich van Deest, p.147

355) Methodik der Musiktherapie und deren theoretische Grundlagen. Christopf Schwabe, p.24

성립된다. 즉 음악이 환자의 창의성을 복원·향상시킬 때, 환자의 정신적, 심리적, 생리적인 향상, 유지, 복원 그리고 음악을 내담자와 치료자 사이의 관계 확장을 목적으로, 또는 음악적 요소들을 의사소통의 매개체로 사용할 수 있을 때 음악치료가 치료에 큰 효과를 나타낼 수 있다. 세부적으로는 표현능력이 결여된 사람, 의사소통에 문제가 있는 사람, 정서적 또는 대인관계를 포함하는 사회적인 문제점을 보이는 사람, 신경증적인 증상을 보이는 사람 등에게서나 학습장애, 육체적 능력들의 발달, 인지적 잠재력의 발달, 동기들의 발달, 언어능력의 발달, 말하기 능력의 발달, 비언어적인 표현, 사회적 능력의 발달, 결정능력의 발달 그리고 독립성의 발달 또한 성인의 임상에서 음악치료적인 처치들의 결과로서 기분변화들, 긴장이완, 감정표현, 집단 내에서 상호작용, 자신감의 발달 등을 필요로 하는 사람에게 효과적이다. 이러한 음악치료의 목적을 위해 그리고 바로 앞서 말한 문제를 가진 사람들에게 음악의 효과를 극대화하기 위해 마지막으로 음악치료의 정의와 여러 기법들을 간략하게 소개하면서 이 책을 마치고자 한다.

음악치료의 정의

　미국의 음악치료학자 Bruscia는 "음악치료는 클라이언트가 문제를 해결하고 건강의 잠재력을 증진시키는 데 필요한 자원을 찾는 것으로, 치료사와 클라이언트가 주요한 역할 관계를 가지고 다양한 음악적 경험을 교류하는 과정이다.", "음악치료는 음악적 경험이 클라이언트의 건강을 개선, 유지 혹은 회복하기 위하여 사용되는 사람과 사람간의 대인 관계 과정이다.", "음악치료는 치료사가 변화의 역동적인 힘으로서 음악적 경험과 관계를 통해 발달시켜 클라이언트의 건강을 개선시키고 유지하며 복원하도록 돕는 목적 지향적 과정이다." 그리고 "음악치료는 치료사가 음악과 음악의 모든 국면–신체적, 정서적, 정신적, 사회적, 미적, 영적–들을 사용하여 클라이언트가 건강을 개선하고, 복원하거나 유지토록 돕는 교류적 과정이다.[356]"라고 정의하면서 종국에는 한층 간결하게 "음악치료란 치료사가 클라이언트를 도와 변화의 역동적인 힘을 발달시키는 음악적 경험과 관계를 사용하여 건강을 증진시키는 체계적인 중재의 과정이다.[357]"라고 정의한다.

　또한 Burscia는 자신이 속한 미국의 음악치료협회(National Association for Music Therapy)의 정의를 "음악치료는 치료적인 목적, 즉 정신과 신체 건강을 복원(rehabilitation), 유지(maintenance)하며 향상(habituation)시키

---

356) 음악치료, Kenneth E. Bruscia, 최병철 역, p.303

357) 음악치료, Kenneth E. Bruscia, 최병철 역, p.40

음악,
그리고 음악치료

기 위해 음악을 사용하는 것이다. 이것은 음악치료사가 치료적인 환경 속에서 치료 대상자의 행동을 바람직한 방향으로 변화시키기 위한 목적으로 음악을 단계적으로 사용하는 것이다.

이러한 변화는 치료를 받는 개인이 자신과 주변의 세계를 깊이 있게 이해하게 되어 사회에 좀 더 잘 적응할 수 있도록 도와준다. 치료를 맡은 팀의 한 멤버로서 전문 음악치료사는 자신의 치료계획을 세우거나 특정한 음악적 활동을 시행하기 전에 치료 팀이 환자의 문제를 분석하여 일반적인 치료의 목적을 설정하는 데 먼저 참여하게 된다. 또한 시행하는 치료과정이 효율적인지를 알기 위해 평가를 행하게 된다.[358]"라고 소개한다.

그런데 Ruud와 Mahns은 같은 미국의 음악치료협회(National Association for Music Therapy)의 정의를 "음악치료는 정신적·육체적인 건강을 회복(복구), 유지 그리고 향상하는 것과 같은 치료적인 목적들에 도달하기 위해서 음악 또는 음악적인 요소들의 목적된 사용이다. 음악치료를 통해서 환자들에게 자기 스스로를 그리고 자신의 환경을 더 낫게 이해하는 기회를, 자유롭게 효과적으로 움직이는 기회를, 더 나은 심리적·생리적인 안정성 그리고 유연성을 발달시키는 기회를 제공하게 된다.

이러한 목적에 도달하기 위해서 교육을 받은 음악치료사는 치료 집단과 함께 또는 의사와 함께 환자들을 발달시키는 치료목적을 따라야 한다. 규칙적인 사정(평가)들을 통해서 치료적인 처치들의 작용이 검사되어야 한다."라고 서술하면서 다시 "음악치료는 치료적 목적에 도달하기 위해서 음악과 음악적 요소들을 영적 그리고 육체적 건강함을 촉진하고, 유지하고, 회복하는 목적으로 사용하는 것이다.[359]"라고 소

---

358) 음악치료학, 최병철, p.14

359) Meta-Musiktherapie. Ruud und Mahns. s.19

개한다.

Blanke의 경우 "음악치료는 음악치료사를 통해서 선택된 일정한 음악 결과들이 장애가 있는 사람에게 학문적으로 기초가 되어 예견할 수 있고, 조절할 수 있고, 검사할 수 있고, 객관적으로 증명할 수 있는 영향을 불러일으키고, 현대 총체적 치료의 틀에서 이해할 수 있는 의학적 방법이다.[360]"라고 했다.

Simon은 "음악치료는 심리치료의 진단적 조치방법이다. 신경증, 신체·정신적 장애들, 정신병 그리고 생물적 신경변화에 근거한 장애들의 조치에서 치료적 효과를 목적으로 하기 위한 특별한 의사소통매개체인 음악을 수용적, 활동적으로 사용하는 것이다."라고 정의했다. 또한 세계음악치료연합이라는 단체는 "음악치료는 음악치료사, 클라이언트 혹은 그룹에 의해 의사소통, 관계, 학습, 동작, 표현과 조직(신체적, 정서적, 정신적, 사회적 그리고 인식적)의 활성화를 추진하고 잠재력 개발과 개인의 기능 발전 가능성을 개발·회복하기 위해, 그 결과 클라이언트가 더 좋은 내적 대인 관계의 조화와 더 나은 삶의 질을 이룰 수 있도록 음악과 음악적 요소(음, 박자, 멜로디 그리고 하모니)를 사용하는 것이다.[361]"라고 음악치료를 정의한다.

여러 정의들을 살펴보았는데, 먼저 Bruscia의 정의들은 음악치료를 하나의 과정으로 이해한다. 그리고 음악치료는 음악적인 경험을 치료에 사용한다. 그러나 음악치료의 주체가 내담자일 경우와 치료사일 경우가 있다. 그리고 NAMT의 경우 치료의 주체를 치료사로 규정한다. 여기에는 어느 정도 혼란을 유발할 수 있다. 음악치료에서 치료의 주체가 누구냐에 따라서 음악치료의 성격이 달라질 수 있기 때문이다. 즉 치료사가 주체가 될 경우 이후에 설명되겠지만 수동적 음악치료법이

---

360) Methodik der Musiktherapie und deren theoretische Grundlagen. Christopf Schwabe, p.150

361) 음악치료, Kenneth E. Bruscia, 최병철 역, p.311

음악,
그리고 음악치료

음악치료를 대변할 수 있고, 내담자가 주체가 될 경우 인간중심적 음악 치료법이 역시 음악치료를 대변할 수 있고, 치료자와 내담자간의 동등한 협력을 기초로 치료가 진행된다면 대상관계적인 음악치료법이 음악치료를 대변하게 된다.

이는 주체에 따라서 치료의 기본 관점이 달라지고 따라서 치료방법이 달라질 수 있음을 말한다. 즉 앞에서의 정의들은 음악치료를 정의할 때 치료목적과 치료방식까지를 포함해서 정의를 하게 되는 것이다. 이러한 정의방식을 따른다면 기본 틀을 벗어나지 않으면서 관점에 따라—일정한 치료적인 심상들, 경험들 또는 경험에 의거한 사건들에 따른 음악의 사용에 따라—여러 가지 음악치료에 대한 정의들이 생길 수 있다.

예를 들면, Bonny의 경우 음악치료란 "사람의 정서 그리고 신체적 건강에 변화들을 가져오기 위해 음악치료사가 실행하는 체계적인 음악의 시행이다. 이에 따라 미적, 오락적 측면보다는 기능적인 면이 강조된다.[362]"라고 하고, Orff의 경우 음악치료는 다중감각치료이다. 음악적 재료들의 사용 —운율 리듬적 스피치, 자유스러운 박자리듬, 스피치와 노래에서의 가락, 악기의 사용— 이 모든 것을 모든 감각에 대처하는 방법으로 조직한다.[363]

Schwabe(1972)는 음악치료는 음악의 다양한 요소나 다양한 음악장르, 음악수용의 다양한 형태 그리고 음악활동을 가지고 정서적 활동, 긴장에 반응하는 효과 그리고 개방적인 만남을 촉진시키고, 체험능력을 상승시키는 어떤 치료적 영향을 주는 어떤 심리 치료적 치료방법으로 이해한다.[364]

---

362) 음악치료, Kenneth E. Bruscia, 최병철 역. p.302

363) 음악치료, Kenneth E. Bruscia, 최병철 역, p.308 : 보충적으로 설명하면: Alvin이나 Orff는 Fuchs Anja의 설명에 따르면 음악치료를 치료교육으로 정의한다. 또한 Rolando O. Benenzon은 음악치료를 의학적-음악적 치료방법으로 정의한다.

364) Methodik der Musiktherapie und deren theoretische Grundlagen. Christopf Schwabe, p.150~151

　게다가 Schwabe는 음악치료를 음악 그리고 음악양식의 다양한 요소를 가지고 어떤 감정적인 활동, 긴장조정적인 작용, 접촉촉진적인 영향 또는 체험능력의 상승에 치료적인 영향을 실행을 의도하는 심리치료적인 치료방법으로 이해한다.[365]

　사실상 음악치료는 많은 전문적인 영역에 걸쳐 이합집산적인 과정을 통해 구성된 치료방법이다.[366] 어느 한 가지 이론이나 관점을 가지고 행해지는 치료방법이 아니다. 실제로 Orff음악치료의 경우 대상관계 이론이나, 교육적 이론 그리고 행동치료적 이론을 포함하고 있고, 분석적 음악치료 역시 정신분석적 이론이나, 대상관계 이론 그리고 자기심리학적인 이론을 포함한다. 이들은 경우에 따라서 형태심리학적 이론까지도 포함하기도 한다. 이러한 사실 때문에 좀 더 빠른 이해를 위해서 통합적인 정의가 필요하다.

　독일 음악치료 협회는 "음악치료를 육체적 그리고 정신적인 건강의 회복, 유지, 향상을 목적으로 음악 또는 음악적인 요소들을 목적에 맞게 사용하는 치료방법"으로 정의한다.[367] 이러한 정의 하에 음악치료는 창의성을 제한하지 않는 과학적인 체계적 특징[368], 정신적, 심리적, 생리적인 향상, 유지, 복원을 목적으로 음악 또는 음악적 요소들을 매개체로 사용하는 특징,[369] [370] 그리고 내담자와 치료자 사이의 관계 확장을 목적으로 음악 또는 음악적 요소들을 의사소통의 매개체로 사용하는 특징을 갖게 될 것이다.[371] [372] [373]

365) Musiltherapie: Grundlagen, Formen, Möglichkeiten, Wolfgang Strobel & Gernot Huppmann, p.14

366) Heilen mit Musik, Hinrich van Deest, p.14

367) Tendenz der gegenwartigen Musiktherapie, Fuchs Anja, p.15

368) 음악치료, Kenneth E. Bruscia, 최병철 역, p.40, 46

369) Musiktherapie, Leslie Bunt, p.16

370) 음악치료, Kenneth E. Bruscia, 최병철 역, p.303

371) Musiktherapie, Leslie Bunt, p.18

372) Die Methodik der Musiktherapie und deren theoretische Grundlagen, Christoph Schwabe, p.143

373) Meta-Musiktherapie, Ruud & Mahns, p.18

음악,
그리고 음악치료

음악치료의 형태

Schwabe의 경우 '수동'이라는 말을 '수용(rezeptiv)'이라는 말로 대체해서 사용하고 또한 능동이란 말은 활동적이란 말과 동의어로 쓰기도 하는데, 음악치료는 크게 능동적 그리고 수동적 음악치료로 구분되며, 이들은 다시 개별적 그리고 집단적 음악치료로 구분된다. 그런데 이들 두 치료 형태들은 서로 보완적이다.

예를 들어 시작은 개별적 치료였으나 필요에 따라서 집단치료가 시행될 수 있고 반대의 경우도 가능하다. 집단치료의 목적은 환자가 집단 속에 동화되는 것이다. 따라서 개별적 또는 집단적 음악치료의 선택은 환자의 장애유형에 따라 정해지고, 심리적인 손상이 집단접촉을 허락하는지 또는 요구하는지를 고려하여 정한다. 즉 집단치료의 구성원은 치료의 목적이나 기존의 기준에 따라 선별한다. 그리고 능동적 또는 수동적 음악치료를 구분하는 기준은 간단히 말해서 환자가 스스로 음악을 실행하는 기회가 제공되는가에 따라서 나누어진다.[374]

음악을 실행하는 기회가 제공된다면 능동적 음악치료가 되고 그렇지 않으면 수동적 음악치료가 된다. 학자마다 용어상의 차이는 있지만 이러한 기준으로 보면 쉽게 구별이 가능하다. 그러나 이러한 구별은 사실상 무의미할 때가 많다. 먼저 수동적 음악치료에서 음악을 듣는 능력은 이미 어린아이일 때 발달되었으므로 이를 통해 학습된 경험들에(틈

---

374) Musikitherapie Grundlagen Formen Möglichkeiten W. Strobel & G. Huppman s.68

는 사람의 경험, 듣는 사람의 기대, 흥미, 생각, 사회적 환경) 종속되었기 때문에 음악의 수용은 개인마다 특별하다.

이러한 기초에서 수용적 음악체험은 자주 치료시작단계(대면이나 방향제시의 기본)에서 형성된다.[375] 여기서 환자에게 전적으로 음악을 들려준다. 환자는 연주하거나 노래하는 것이 아니라 오히려 듣기만 한다. 그러나 이러한 수용적인 형식에서 듣기는 오로지 음악적 활동들의 중심에 있는 것은 아니다. 역시 능동적인 음악치료에서도 환자는 음악을 듣게 된다. 왜냐하면 음악자체는 일단 사람이 들을 때 발생하기 때문이다. 이러한 사실로 인해 궁극적으로 청취가 능동적으로 되는 것, 의식적으로 인지하는 것 그리고 의식적으로 체험하는 단초를 제공함을 의미한다. 그러므로 수용적인 음악치료는 어떤 능동적인 치료를 위한 과도(過渡)과정이라고 할 수 있다.

능동적 음악치료는 함께 노래 부르기, 악기로 즉흥연주, 율동을 통한 의사소통, 사회적 행동, 심리내적 활동 그리고 자아강화들을 촉진할 수 있다. 그리고 능동적인 음악치료에서 음악행위는 인위적인 것이 없이 자유로운, 아주 근본적인 생활표현이 되어야 한다.[376]

1) Orff-음악치료기법(Orff-Musiktherapi, OMT)

OMT는 행동주의적 그리고 치료교육적 관점을 충족시켜주는 치료방법이다. 먼저 행동주의적 치료방식에서 중요한 점은 보상과 처벌의 원리에 근거하여 행동방식의 조절에 관계하는 환경자극의 영향에 있다. 이때 무엇이 강화되는 것은 어떤 결과에 대한 어떤 반응을 갖는 사건이

---

375) Tendenz der gegenwartigen Musiktherapie, Fuchs Anja, p.55

376) Musiktherapie: Grundlagen, Formen, Möglichkeiten, W. Strobel & G. Huppmann, p.71

음악,
그리고 음악치료

다. 그리고 이와 함께 다가올 결과의 생성 확률을 높이는 것이다.[377] 대부분의 음악활동 자체는 사람들에게 목표된 행동의 변화들을 촉진시키는 매우 긍정적인 강화일 수 있다.[378] 그리고 여기에서 강화기능을 갖는 음악은 희망하는 행동방식을 위한 자극과 보상으로서 이해된다. 이러한 이해에 따라서 치료자는 일정한 행동방식들을 지지하고 용기를 북돋는다.[379]

이를 위하여 음악치료사는 행동치료 관점 내에서 어떤 관찰가능한 행동이나 변화가 필요한가? 어떤 행동이 증가 또는 제거 되어야 하는가? 행동을 변화시키기 위해서 어떤 강화체계가 사용될 수 있는가? 언제 행동이 문제의 원인이 되는가? 어떤 상황들이 현제 행동을 강화시키는가? 그리고 방해하는가? 등에 관한 체계적인 질문들을 갖고 해답을 구한다.

하지만 치료사는 항상 행동치료방법이 유일한 치료 방법이 아니라는 것을 유념해야 한다. 행동치료에서 음악과 이완훈련의 연합은 매우 많은 환자들에게 즐거운 것으로 느껴진다. 집중력은 높아지게 하고, 안정감이나 따뜻한 경험들이 강화되도록 한다.[380] 교육적인 관점 하에서 치료방식으로는 특수교육과 치료교육이 있는데, 이 둘에 있어서 가장 큰 차이점은 치료인가 아니면 교육인가 하는 것이다.

특수교육의 목적은 급성 질병들을 치료하는 것이 아니라 어떤 최상의 생활적응의 촉진과 형성과 함께 병행해서 생물체에 있는 보상가능성을 지지하는 것이고, 치료교육은 의학적 조치에 밀접하게 연결되고, 이들의 교육목적은 의학적 관점 하에서 설정되고 실현된다.[381] 특히 재

---

377) Meta-Musiktherapie, Ruud & Mahns, p.80~81

378) Musiktherapie Leslie Bunt s.50

379) Musiktherapie Leslie Bunt s.49

380) Musikitherapie Grundlagen Formen Möglichkeiten W. Strobel & G. Huppman s.83

381) Methodik der Musiktherapie und deren theoretische Grundlagen. Christopf Schwabe, p.127

활치료의 경우 의학적, 교육적, 사회적, 경제적인 관점에서 사회집단에 일어나는 사건에 활동적으로 참여하도록 손상된 인간의 능력을 회복하거나 돌봄을 목적으로 한다. 이러한 목적에서 재활치료는 음악적 치료교육으로 이해될 수 있다. 왜냐하면 어떤 형태로든지 각각의 사람에게는 건강으로 설명 가능한 어떤 긍정적인 심상이 존재하고, 우리는 이러한 긍정적인 심상을 인지하고, 진지하게 받아들이고 발전시켜야 하는데, 음악은 여기서 이러한 목적을 위하여 어떤 체험적인 형식으로 기능할 수 있고, 음악은 동시에 어떤 감각훈련 또는 감각학습의 매개체일 수 있기 때문이다. 그리고 음악치료는 인간의 건강에 대한 긍정적인 심상들, 욕구들, 희망들을 더욱 만족시키는 가능성들을 갖는다.[382]

Gertrud Orff의 『Die Orff-Musiktherapie』와 『Schlüsselbegriff der Orff - Musiktherapie』에 따르면 OMT는 악기나 음악에 전혀 사전지식이 없는 정상적인 어린이의 음악교육을 위한 Orff교과과정의 교육적 기능들을 계승하였기 때문에 Orff교육활동과 밀접한 관계가 있다고 한다. 여기서 외침, 음운(音韻), 단어 그리고 노래들은 Orff교과과정에서 결정적인 출발점이고, 게다가 율동, 노래하기, 연주하기는 중요한 부분을 차지한다.

이때 언어, 동작, 춤의 요소들을 통합한 음악을 Gertrud의 아버지인 Carl Orff는 자연적이며, 원초적이기 때문에 누구나 배울 수 있고 체험할 수 있는 기초음악(elemental music)이라고 정의한다. 이러한 음악적인 환경 내에서 자신을 표현하고, 자신을 한 개인으로서 경험하며, 다른 사람들과 함께 음악 만들기를 경험하는 것을 목표로 한다. 또한 사회적 상호작용에서 표출을 가능하도록 한다.

다시 말해서 Orff교과과정은 음악적 자극을 통해 자신의 감각을 지각하고 인지하며 자신을 느끼고, 자신을 둘러싼 주위 환경과 사물, 공

---

382) Heilen mit Musik, Hinrich van Deest, p.15

음악,
그리고 음악치료

간을 인식하고 타인과의 음악적 경험을 통해 사회적 상호교류를 경험하고 사회적 기술들을 학습해가는 과정이다. 합주나 함께 노래 부르기 등 능동적인 음악활동에 에 기초를 두고 있기 때문에 능동적 음악치료로 분류되는 OMT에서는 여러 감각기관들이 동시에 병렬적으로 사용된다. 이때 모든 음악적으로 사용될 수 있는 모든 요소들을 자유로이 사용할 수 있다.

OMT에서도 역시 기초음악 개념을 토대로 하여 리듬과 노래, 말과 동작 그리고 놀이 등을 통하여 치료대상자가 스스로 창조적으로 자유롭게 표현하고, 자신의 표현을 사회와 관계하여 적용할 수 있도록 하고 또한 이러한 과정 속에서 자신의 문제를 해결하도록 도와주는 접근이다. 즉 기초 음악적 자극을 통해 이에 따른 자신의 감각을 지각하고, 느끼고, 자신감을 강화하고, 감정 등을 표현하는 능력의 증대하고 또한 자신을 둘러싼 주위환경을 인식하고, 타인과의 음악적 경험을 통해 사회에서 요구하는 사고나 행동들을 학습해 가는 과정이라고 할 수 있다.

이를 통해서 두려움을 최소화 하고, 사회활동을 더 낫게 하고 육체적–정신적 장애를 갖는 어린이들에게 긍정적인 작용을 나타낸다. 여기에는 청취자가 없고 함께 연주하는 사람만 있다. OMT는 행동장애, 발달장애 그리고 의사소통장애영역에 효과적이다. OMT에서 음악은 내적 감정들의 종합적 묘사를 위해 항상 행동, 춤 그리고 언어와 함께 연결된다. 중요한 것은 표현 또는 묘사이다.

우선 먼저 의사소통을 생성한다. 그리고 이를 바탕으로 계속되는 치료활동이 이루어지게 된다. 여기서 치료는 선입관에 사로잡힌 목표를 갖지 않고, 과정으로 이해하고 내담자의 자발성을 근거한다.

2) 정신역동적 관점에서 음악치료

Klausmeier는 연주를 정신분석에서 직접적인 충동목표에 대한 충동소망들을 다른 사회문화적으로 합목적적인 그리고 쾌적한 목적으로 바꾸는 능력으로 이해하는 승화라고 주장한다.[383] 사실상 무의식적인 것을 다루는 Freud의 정신분석에서 음악은 치료방법에서 의미가 없었다. 그러나 인간의 무의식적인 흥분영역이 쉽게 비언어적으로 충돌한다. 그리고 이들 비언어적인 내용은 어렵지 않게 비언어적으로 표현될 수 있다. 이것이 음악의 치료적 사용 가능성을 나타낸다.

Frey에 따르면 음악은 무의식의 자기만족경향, 치료경향에서 역동적으로 이합집산을 통해 통일화된 무의식적인 표현에 대한 어떤 음향적인 활성체라고 한다. 그리고 Haisch에게 음악은 생활감정의 어떤 표현이고, 음악행위는 자기애적인 자기만족을 의미한다. 여기서 리듬은 분별된 충동발산으로 해석된다. Lach, Mosonyi, Racker 이들에게서 소리 지르는 것은 노래가 되는 음들 또는 음악의 계통발생적인 뿌리이다. 소리 지르는 것은 이들의 이해에 따라서 고통, 두려움 그리고 공격성의 표현이다. 기쁨이나 환호 역시 마찬가지다.

Racker에 따르면 인간은 진화함에 따라 원초적인 표현들을 조절하는 것을 배운다. 그리고 Racker에게 음악은 자아를 위협하는 위험에 대한 방어기제로 이해된다. Kris에게서 음악행위는 자아의 활동 내에서 초기발달단계로의 퇴행으로 해석된다. 또한 Klausmeier에 따르면 음악청취는 어떤 초기발달단계로의 퇴행을 촉진한다고 한다. 어린이는 어른보다 더 쉽게 퇴행된다. 그리고 특히 여자아이는 남자아이보다 더 쉽게 퇴행된다고 한다.[384]

---

383) Heilen mit Musik, Hinrich van Deest, p.121

384) Musiktherapie: Grundlagen, Formen, Möglichkeiten, Wolfgang Strobel & Gernot Huppmann, p.60~61

발달심리학적인 관점에서 음악은 학습된 의사소통 매개체이다. 여기서 잡음은 음악의 전단계로 이해한다. 잡음은 젖먹이가 두려움이나 방어기제로 반응하는 위험에 대한 신호로서 가치를 지닌다. 잡음에 대해서 위험에 방치된 것으로 체험되는 어떤 무방비가 있다. 이것은 초기 언어 전단계의 음향적인 경험을 의미한다. 이것은 나중에 어머니의 목소리와 같은 쾌적한 음향적 경험들이 된다.

만약 정신적인 긴장인 두려움이 제거된다면 정신분석적인 관점에서 쾌락이 체험되기 때문에 에너지는 해소되고 쾌락이 시작될 수 있다. 이러한 상호관계에서 위협적이고 생소한 잡음들과의 초기 음향적인 경험은 결정적이다. 따라서 음악을 통하여 정신적인 긴장의 폐기가 이루어지고, 이를 통해서 쾌락이 체험되는 어떤 상황을 만들게 된다.[385] 정신분석적인 관점에서 Willms는 3가지 음악체험을 구분한다.

① 탐지체험은 음악과 함께하는 지적인 이해이다. 합리적으로 음악을 다룬다면 듣는 것은 자율신경적인 반응들이 매우 약하거나 전혀 없음을 의미한다.

② 청각체험으로서 어떤 퇴행적 체험의 감각에서 감정적인 음악청취를 나타낸다. 이는 자기애적인 퇴행을 백일몽이나 정화 안에 있는 것일 것이다. 음악의 정보, 연상적 연결 그리고 듣는 사람의 활동적인 참여에 종속되어 자율신경적인 변화들이 나타난다.

③ 소음공포에서 장기의 반응 그리고 정신적인 기관의 반응은 음향적인 표시로 이해된다. 어떤 새로운 전형을 측정할 수 없는 음향적 자극은 자율신경에서 내적 긴장 즉 두려움을 일으킨다. 이 두려움은 맥

---

385) Tendenz der gegenwartigen Musiktherapie, Fuchs Anja, p.40

박의 빠르기와 호흡의 변화를 나타낸다.

Freud는 인간의 행동에는 반드시 원인과 목적이 있으며, 무의식적 동기가 인간행동을 유발시킨다고 생각했다. 즉 Freud에 따르면 기초적인 욕구의 만족에 따른 쾌락의 원칙을 따르는 Es, Es의 충동을 수용하거나 좌절시키는 현실원칙을 따르는 자아(이때 **자아는 욕구의 즉각적인 충족보다는 지연을 통하여 만족을 얻는다.**) 그리고 이상과의 비교, 비판, 처벌들 윤리적인 기준을 따르는 초자아 사이에서 상반된 충돌인 갈등이 무의식 수준에서 나타날 수 있다고 한다. 여기서 중요한 점은 자아가 Es의 충동적 요구, 초자아의 도덕적 압력과 현실의 요구 사이의 균형을 성취하기 위하여 기능한다는 것이다. 이는 개인이 건강한 삶을 살기 위해서는 Es, 자아, 초자아가 서로 균형을 유지하며 공존할 수 있어야 함을 의미한다.

만약 균형을 유지하는 과정에서 이 세 요소들 중 어느 한 요소가 지나치게 강화될 경우 인간은 불안을 경험하게 된다고 본다. 이에 인간은 무의식적으로 방어기체를 형성하게 된다. 정신분석적인 치료에서 문제의 증상이 왜 존재하고 어디서 출발했는지에 대한 이해를 얻음으로써 정신건강이 성취될 수 있다고 이해한다. 즉 분석 작업을 통한 자기 이해와 성찰은 곧 증상의 제거와 본질적 치유를 가져올 수 있다고 생각 했다. 따라서 치료 목적은 무의식을 의식화 하는 것이고, 무의식적인 문제를 의식적으로 불러오는 방식으로는 꿈의 보고, 자유연상 등이 있다. 이때 모든 언어적 표현은 탐구되고 분석된다. 그리고 치료사와의 관계성 안에서 자기 자신에 대한 이해와 성찰을 찾아가게 된다. 즉 치료는 분석을 통해 자신도 모르던 무의식을 의식화 하고, 자기의 복합적인 동기와 소망을 마주해 낯설고 두려운 나의 모습을 깊은 통찰과 지혜로 수용하고 정리하면서 새로운 나로 통합해 가는 과정이다. 그런데

음악,
그리고 음악치료

치료 중 자유연상에 관여하길 무의식적으로 주저하거나 걱정하는 것은 저항이나 치료과정의 방해물로 간주된다.

Freud에 따르면 방어기제 중 하나인 이 저항은 억압실패에 대한 하나의 위협으로 발생된 불안을 피하기 위해서 나타난다고 한다. 또 다른 방어기제인 억압은 불안을 유발하는 관념적이며 지각적인 내용을 무의식적으로 잊어버리는 것을 의미하며, 이것이 의식으로 불러일으켜지는 것을 막는다. 이때 음악치료는 이러한 저항을 가능한 한 적게 할 수 있다. 일단 음악치료에서 연주되는 즉흥연주는 음악적인 법칙이 아니라 오로지 내면적인 표현만이 중시된다.[386] 이를 통해서 감정의 언어인 음악은 초자아를 넘어가는 것을 가능하게 한다. 그리고 무의식적인 갈등들을 나타나게 할 수 있다.[387] 이는 음악이 인간의 본능(Es)과 잠재적 욕구를 일깨우고, 사회적으로 용납되는 형태로 표현 가능하게 하며, 자아의 기능을 강화시킬 수 있을 뿐 아니라, 동시에 감정을 표현하거나 승화시키거나 통제할 수 있고, 이에 더 나아가 음악이 Es, 자아, 초자아의 균형을 유지하는 것을 도울 수 있다고 이해하는 Alvin의 주장과도 일맥상통하는 것이다.

M. Priestley 역시 음악치료가 자아, 초자아 그리고 Es의 작용이 조화적으로 통합할 수 있다고 한다. 자신도 인식하고 있지 못했던 과거의 경험이나 상처가 일시적으로 무의식적으로 음악으로 표현 될 수 있는데 이때 Es의 쾌락집중은 최소한 부분적으로 혹은 일시적으로 자신의 억압이나 희망에 상응하는 감정들의 자유로운 표현을 통해서 충족된다. 그러나 이는 Ich의 입장에서는 충분히 만족스럽지 못한 것으로 이해된다. 따라서 연주 후에 대화를 통해 무의식의 문제들을 의식화하고 명료화하는 과정이 동반된다. 이러한 과정에서 자아의 현실원리

---

386) Heilen mit Musik, Hinrich van Deest, p.128

387) Meta-Musiktherapie, Ruud & Mahns, p.129

는 자신의 자극들이 어떤 이합집산을 통한 질서를 기초로 하는 통일체가 주어지게 되기 때문에 만족에 있게 된다. 만약 이러한 과정을 거치지 않는다면, 문제는 다시 무의식 차원으로 돌아가 같은 문제가 되풀이 될 수 있다. 음악행위는 사회적으로 인정되는 활동이 중요하기 때문에 초자아의 도덕적인 정렬에 적당하다.[388]

음악을 중간 대상으로서 치료사와 내담자간의 치료적 관계를 발전시키고 치료적인 변화를 유도하는 매개체로의 사용은 Freud 이론과 유사한 기본 개념을 유지하면서 인간 행동의 대상을 찾고 다른 사람과 의미 있는 애착을 맺고자 하는 욕구에 초점을 두는 Melanie Klein과 D.W. Winnicott의 대상관계이론의 설명을 필요로 한다.

Hamilton이 설명하는 대상관계이론에 의하면 대상은 정서적 에너지가 투여된 사람이나 장소 또는 사물인 외적 대상과 사람이나 장소 또는 사물과 관계된 개념이나 환상이나 기억인 내적 대상이 있다. 대상관계는 "자기"와 내적 혹은 외적 대상과의 상호 작용이다. 대상과의 만족스러운 관계를 형성하는 데는 먼저 보통 신생아 때부터의 경험축적뿐만 아니라 신경생리적인 능력의 성숙이 이루어지면서 나타난 외적인 것과 내적인 것을 구별할 수 있는, 그리고 이를 통해 내적인 상으로 조직할 수 있는 능력이 있어야 한다. 생후 1개월 미만의 신생아는 자기를 어머니에게서 분리된 개체로 인식하기보다, 어머니와 타인간의 구별을 먼저 한다. Freud는 이런 상태를 원초적 자기애(primary narcissism)라 불렀는데, 대상을 구별하는 능력이 자기(self)를 분리된 개체로 인식하는 능력에 앞서 나타난다. 이러한 어머니와 자신과의 구분이 없는 공생(symbiosis)은 가장 미분화된 자기와 대상과의 관계이다. 자기가 대상과 분리되지 않음을 경험하는 공생은 전통적으로 사랑이나 황홀감 같은 유쾌한 정서 경험과 불쾌한 경험과도 연관되는데, 모든 정신생활은 이

---

388) Musiktherapie: Grundlagen, Formen, Möglichkeiten, Wolfgang Strobel & Gernot Huppmann, p.65

음악,
그리고 음악치료

공생에서 시작한다. 이때 신생아는 마치 환각에서 내적인 것과 외적인 것, 자기와 대상 간에 혼동이 일어나는 것처럼 인간 자극과 비인간 자극을 구별하지는 못한다.

또한 다른 사람의 생각과 의견이 자기 자신의 것이라고 생각한다. 그리고 시간과 공간 역시 구별되지 않는다. 생후 2~6개월에 필요를 충족시켜주는 대상에 대한 희미한 인식이 신경계의 성숙에 따라 기억과 인지 및 운동협응의 기능이 발달함에 따라 발전된다. 여기서 자기에 상응하는 자아는 지각과 기억, 인지, 정서, 행동과 양심의 요구 영역에서 비교와 대조를 통해 분별하고 통합하고 균형 잡고 조직하는 자아 본연의 정신기능을 시작하려고 한다. 만약 자아의 기능에 결함이 있을 때 정신적 장애가 나타난다.

진정한 양자관계로 발전하기에는 분화가 아직 완전하지 못하지만, 유아는 배고프고, 젖 먹여지고, 안기고, 바닥에 내려지고, 어머니의 몸과 자신의 몸을 보고 듣고 냄새 맡는 경험을 기억하고 조직할 수 있게 된다. 공생단계에서 어머니가 유아와 충분히 심리적으로 함께하면, 유아는 마치 소망과 성취가 하나인 것처럼 자신의 요구와 바람, 배고픔이 어머니의 존재로 충족된다고 연결 지을 수 있다. 만일 유아가 이런 관계를 갖지 못하거나, 자신의 요구를 알리는 단서를 어머니가 적절히 받아들여 반응하지 않으면, 유전적으로 입력된 유아의 자아기능이 제대로 발달하지 못한다.

극단적인 예로 Spitz는 고아원에서 자란 아이들을 안아주거나 흔들어주거나 어루만져주지 않으면, 상호작용이 부족한 가운데 아이는 꼼짝하지 않고 누운 채 시선을 한 곳에 고정시키고, 주위 환경에 무관심하게 된다고 설명한다. 반대로 최적의 상호작용을 경험한 아기는 자극을 지각하고 처리하며 기억하고 반응하는 능력을 점차 발달시키는 것을 보인다. 즉 유아는 공생적 애착이 안정될수록 낯선 사람에 대한 반응에서 불안이 더 적게 나타나고 관심이 더 크게 나타난다.

생후 6~24개월에는 자아가 더 성숙하므로 어머니에 대해 형성되는 자신의 정신적 이미지를 주위에 있는 모든 사람과 비교하고 대조하고, 분리와 개별화 단계를 시작한다. 또한 집요함과 목표지향성의 모습을 보인다. 어머니는 이전의 공생적 관계의 자기-대상의 잠재성을 유지하고 있으므로 유아는 어머니에게 매달린다. 그리고 아이가 자신의 분리와 무력감에 대해 점차 인식하게 되면서 재접근 단계가 시작된다. 또한 재접근이 해결되어 가면서 아이는 어머니가 때때로 부재하더라도 자신을 사랑하는 어머니의 존재가 계속된다는 확신이 커진다. 아이는 대상에 대해 점차 안정된 감각을 갖게 되면서 자신의 개별성에 대해 좀 더 안정되고 복잡한 감각을 발달시켜 나간다.

유아가 특별한 담요나 곰 인형 혹은 다른 부드럽고 유연한 물건에서 쾌감을 느끼기 시작하는 시기가 이때이다. 유아가 각별하게 여기는 소유물을 Winnicott는 중간대상이라고 불렀다. 이 단계가 진행되는 가운데 신생아의 운동기능들은 증가하고 이를 바탕으로 주변 세상을 탐색한다. 약 16~24개월 사이에 유아의 운동기술이 증가함에 따라 인지적 능력 역시 발달하고 유아는 의존과 독립에 대한 욕구를 동시에 표현한다. 이 표현은 언어라는 형태의 의사소통과 결합된다. 이 언어행동은 유아가 세상과의 관계에서 고유한 존재로서 자기에 대한 감각을 발달시키고 있음을 확인시킨다.

장애란 영아의 심리적 욕구를 채워주지 못한 최초 양육자의 무능에서 비롯된 발달의 억제에서 증상이 출발한 것으로 여겨진다. 정신병의 특징은 자기와 대상간의 혼동이지만 모든 사람은 이런 혼동을 경험할 수 있다. 따라서 많은 임상가들은 정신병 환자가 아닌 사람은 그들의 경계가 느슨해지는 상태를 필요에 따라 조절할 수 있지만, 정신병 환자는 그렇게 할 수 없는 것이 차이점이라고 생각한다. 대상관계 이론

음악,
그리고 음악치료

의 치료는 환자의 대상관계 문제에 초점을 둔다. 치료는 환자의 내사된 대상관계가 어떻게 현재의 외부관계에서 반복되는지, 그리고 그의 현재 대인관계 어려움의 근원인지에 관해 지각하도록 돕는 것이다. 따라서 치료사는 과거 관계의 재현에 참여하지 않지만 전이의 발전을 격려함으로써 환자의 초기 경험을 이해하고, 충족되지 않은 발달적인 욕구에 초점을 맞춤으로써 회복의 경험을 제공하려 노력한다. 즉 어머니 또는 어머니와 유사한 보호자와의 관계에서 충분히 좋은 경험을 하도록 환자에게 도움을 제공함으로써 관계에 대한 환자의 지각을 변화시키는 것이다.

Alvin에 따르면 음악은 Es, 자아, 초자아의 수준에서 작동한다. 이것은 원초적 본능을 불러일으키거나, 이를 표현하고 심지어 그것들이 해방되도록 돕는다. 이것은 자아를 강화시키고, 동시에 감정을 분출하고 조절하도록 도울 수 있다. 또한 음악은 투사의 수단이 될 수 있다. 환자는 이를 통하여 그의 문제, 강박관념, 그에게 금지된 것을 회상하고 그것에 직면할 준비가 되는 감정 상태를 창조한다고 이해한다. 그리고 음악은 현실과 환자가 고립되거나 피난처로 택한 비현실적 세계 사이의 다리가 될 수 있다고 이해한다.

정신역동적 관점에서 음악치료기법으로 Mary Priestley의 소리 표현을 통해 환자와 치료사가 함께 무의식의 세계를 탐구하고, 환자의 내면세계의 이해와 성숙을 위해 환자와 치료사가 함께 즉흥연주를 상징적으로 사용하는 과정중심적인 분석적 음악치료가 있다.

Meike Assen Crewett에 따르면 이 음악치료기법은 조울증(manic-depressive), 전환성 히스테리, 긴장적 정신분열, 경계성 장애(Borderline Störung), 정신신체적 장애, 성적 장애, 광장공포증(Agrophobie) 그리고 다른 공포증의 치료에 사용될 수 있다고 한다.[389] 자유연상기법과 비슷

---

389) Analytische Musiktherapie, Meike Assen Crewett, p.20

하게 음악활동을 통해 내담자의 현재와 과거의 경험, 내면세계, 대상관계 등이 소리나 음악구조, 악기 선택 및 악기를 다루는 방식 등을 통해 재연된다.

그러나 한 사람이 말하면 다른 사람은 듣는 형태를 띠며, 직접적인 행동을 하는 경우는 드문 전적 정신분석이어서 말하는 중립입장은 적용되지 않는다. 또한 정신분석에서 사용되는 언어는 비교적 명료한 표현인 반면 음악은 본질적인 모호성을 지닌다. 이 모호성으로 인해 개개인은 말로 표현할 수 없는 억압된 소망, 충동, 은밀한 사고나 감정 등을 음악이라는 형식을 통해 창의적으로 승화(상징화)시켜 일종의 자기해방을 이룰 수도 있고 안전하게 그 의미를 탐구하고 성찰해 볼 수도 있다. 특히 음악의 생동감 있는 리듬은 긴장을 완화하고, 미세한 리듬은 호기심을 일깨울 수 있으며, 화성은 감정들을 불러일으킨다. 그리고 조성과 협화들은 체계화와 안정화로 작용한다. 이로서 어떤 예술적 생산물과의 동일시 과정을 통하여 개개의 정신은 질서가 잡히고 통합된다.[390] 이들은 집약적인 감정들을 제어하기위해서 또는 해결하기 위해서 사용된다.[391]

음악치료에서는 치료사와 내담자가 동시에 음악을 통해 즉각적인 상호작용을 하며 관계를 발전시킬 수 있는데 음악을 만들어 가는 작업은 지금-여기의 경험을 형성해 가고, 치료적 과정이 진행되는 순간이며, 음악적 과정 자체는 진정한 변화를 가져오기도 한다. 여기서 어떤 악기를 선택하는가? 어떻게 연주하는가? 어떤 방식으로 치료사와 상호작용을 이어 나가는가? 하는 것들이 중요하다고 한다.

Priestley의 경우 음악을 치료적 상황에서 환자들의 퇴행과 자기표현을 용이하게 하는 데 사용하며, 연주는 대체로 녹음되었고, 녹음된

---

390) Grundlagen der Musiktherapie, Henk Smeijsters. p.109

391) Analytische Musiktherapie, Meike Assen Crewett, p.45

음악,
그리고 음악치료

음악을 함께 듣고 그것을 반영하는 대화의 시간을 가졌다. 치료 순서로는 첫 번째로 의식이나 무의식, Es, 자아 그리고 초자아, 이들 상호간의 관계가 정상적으로 작동하는지 안하는지를 내담자의 언어적인 논쟁을 도구로, 음악적인 즉흥연주로 그리고 육체언어의 관찰을 도구로 문제를 인지한다.

치료는 내담자가 치료자에게 과거의 감정이나 상황 그리고 짧은 사건에 관해서 설명하는 것으로 시작한다. 내담자가 당장 머리에 떠오르는 주제가 없다고 할 경우 둘은 주제 없이 즉흥연주를 함께 시작하는 것으로서 세션을 시작하고 이를 통해 주제를 파악하는 데 도움을 받을 수 있다.[392] 내담자는 현재 자신이 느꼈던 자신의 문제 또는 갈등의 원인을 언어화하는 것을 시도하고 기술할 수 있다.[393] 어떤 문제가 인식되는 즉시 즉흥연주 될 문제규정이 시도된다. 여기서 치료사는 내담자의 갈등존재를 고려한 문제명명을 제안한다. 문제명명은 즉흥연주를 위해서 충분히 동기유발이 되는 동시에 내담자의 투사들 그리고 감정들의 위한 공간을 허락한다.[394]

두 번째로 즉흥연주에서 역할을 결정하는데, 내담자와 치료자는 어떤 문제의 많은 일면들에 관해서 즉흥연주 되는 그리고 상응하는 다양한 역할들을 연주할 수 있다. 이 둘의 내적 감정의 탐색을 위해서 어떻게 역할이 할당되는가 또, 이 역할을 소화하기 위해서 내담자는 어떻게 준비해야 하는가 그리고 어떻게 자신의 감정을 무의식적·의식적 관점으로 탐색하는가를 고려한다.[395]

세 번째로 문제명명에 따른 즉흥연주를 하게 되는데, 이 단계에서 악기를 선택하는 것, 소리 만드는 것, 문제의 다양한 관점을 묘사하는 것

---

392) Analytische Musiktherapie, Meike Assen Crewett, p.25~26

393) Ibid. p.33~34

394) Analytische Musiktherapie, Meike Assen Crewett, p.35

395) Ibid. p.37

을 주시하는 것이 필수이다. 이때 즉흥연주를 통해 내담자는 직접적으로 어떻게 음악적인 즉흥연주가 방해 없이 감정들을 설명하기 위한 그리고 내적세계와 외적세계 사이의 어떤 다리를 만드는 분명한 수단인 비언어적인 의사소통 통로를 설명할 수 있는지를 발견한다. 그리고 리듬, 멜로디, 화성, 속도, 구절, 동기, 주제, 강약, 악기와 목소리의 사용, 음악적 언어, 음역, 표현력, 음색 등 음악적 특성들을 분석하고 설명한다. 분석적 음악치료는 음악적인 직관과 민감성을 지지하는데,[396] 치료사는 한 인간의 사고 구조의 뒤에 유력한 감정적인 환경이고, 어떤 인간의 내면의 소리이며 무의식적인 충동 그리고 Es의 감정을 드러내고 자아의 의식관념 안에 있으며 초자아의 법칙을 통해서 조절되는[397] 내적 음악을 듣고 내담자의 내적세계와 외적세계사이의 연결들을 찾는다. 여기서 Priestley는 이들과의 음악적인 접촉에 머무르는 믿을 수 있는 역전이투입이 효과적이라는 것을 주장한다. 이러한 역전이의 형태는 음악적인 동일시를 그리고 내담자의 내적음악과 함께하는 감정이입을 포함한다.

네 번째로 치료사와 내담자간의 즉흥연주에 관한 토론이 이루어진다. 여기서 내담자가 소리를, 음악치료사는 여기에 알맞은 감정을 받아들인 후 이러한 방식에서 자신의 분열된 감정을 어느 정도 다시 받은 다음, 소리를 단어들을 통해 묘사할 수 있다. 그러므로 어떤 음향적, 감정적, 인식적 수준에서의 통합이 발생한다. 만약 감정이 표현된 소리들이 단어로 환원된다면 소리는 명명된 것이지 해석된 것은 아니다.[398] 이러한 언어화 단계는 음악연주, 음성, 동작을 하는 동안 얻어지는 내적 상호경험과 내적 현실과 외적 현실을 연결해 통합하도록 도움을 주는 역할을 한다. 그리고 음악을 하는 동안 경험하는 감정들을 분석하

---

396) Analytische Musiktherapie, Meike Assen Crewett, p.38~39

397) Analytische Musiktherapie, Meike Assen Crewett, p.78

398) Grundlagen der Musiktherapie, Henk Smeijsters. p.106

음악,
그리고 음악치료

여 환자로 하여금 감정의 근원을 이해하도록 돕는다.

분석은 음악이 끝난 후 내담자와 함께 언어로써 이루어질 수 있다.[399] 또한 음악적 패턴의 동질화를 통해 내담자가 변화하고 싶은 삶의 방향이나 행동적 방식을 깨닫도록 돕는다. 즉흥연주는 자신의 연주가 다른 사람의 연주에 젖게 되는 것을 통해서 다른 사람에게 완전히 동화되어 많은 다양한 공생의 단계 그리고 개인화를 현실화시키는 가능성을 제공한다.[400]

음악은 소리에 맞추어진 내담자의 의사소통에 일치하는, 즉 동질성을 갖는 소리들로 구성되고 음악치료사는 이것을 가지고 의사소통을 할 수 있다. 이렇게 함으로써 음악치료사는 내담자가 리듬으로서, 멜로디 구조나 소리구조로서 표현한 것을 얻는다. 이러한 방식은 감정이입적인 것에 속하고 말하는 것을 지지한다. 음악치료사는 손상된 자아를 사용하는 내담자의 음악적 자아구조를 위해서 돌봐주어야 한다.

이 단계에서는 자유연상과 같이 어떤 제한이나 제제 없이 즉흥연주 동안에 내적으로 무엇이 일어났는가, 음악을 통하여 어떤 감정들에 일어났는가, 내면의 일어난 사건에서 음악적으로 반응하는 것을 내담자는 어떻게 시도했는가를 주안점으로 감정들을 음악으로 전환하고, 내담자가 즉흥연주를 듣고 자신의 내적세계 그리고 외적 세계에 대한 즉흥연주는 어떤 특성이 있었는지, 즉흥연주는 자신의 사고 또는 감정들에서 일치하지 않는 것이나 반박들을 갖는지, 내담자와 치료사의 음악이 어떻게 함께 울리는지, 어떤 사건들이 내적인 심상에 나타나는지, 내담자는 어떤 그림을 시각적으로, 음향적으로 그리고 체감각적으로 나타내었는지, 어떤 회상들이 일어났는지, 어떤 방해들이 경험되었는지 등 감정들을 단어로 전환하여 숙고한다.

---

399) Analytische Musiktherapie, Meike Assen Crewett, p.26
400) Grundlagen der Musiktherapie, Henk Smeijsters. p.104

이렇게 하여 치료사는 각각의 내담자를 위해서 자유로움과 구조 사이에 Es, 자아 그리고 초자아 기능들 사이에서 균형을 추구하는 최선의 길을 찾아야 한다. 역시 내담자는 초자아의 부분으로서 주어진 구조를 통해서 제한을 받아들인다.[401]

결과적으로 치료사들은 어떤 것도 미리 예상하지 않고, 내담자의 무의식에 접근을 획득하고, 의식의 관리 하에서 억압된 갈등을 끄집어내고, 의식평가 한다. 또한 인정되지 않는 부정적인 관점을 자아의 긍정적인 관점처럼 촉진하고, 변화원리 그리고 방어원리들을 통해서 막힌 에너지를 방출하고, 긍정적인 목표들로 에너지를 변환하고, 목표들과 에너지들 사이에 균형을 찾고, 부정적인 목표들에 투입하였던 창조성을 긍정적인 목표들로 바꾼다. 이에 따라 환자들은 자유로운 언어적 의사소통, 더 나은 상호관계 능력, 동기, 창조 그리고 자율성에 대한 더 큰 범위, 감정에 관계하는 더 큰 의식, 무의식적인 자극들과 충동들에 더 나은 조절, 개별적인 실패(좌절)의 처리에서 더 큰 관용 등의 변화들을 나타낸다. 심리성적인 단계의 분석에 따르면 구강기 음악의 특징은 쾌적하고 유쾌한 작용을 한다. 연주에서 다른 사람들을 완전히 인지하는 것 없이 다른 사람과의 어떤 상호관계 그리고 연합이 존재한다. 어떤 집단상황에서 개개의 소리는 집단으로 합한다. 그 결과 차이점이 없고 개인적인 태도가 없다. 취주악기가 여기에 상응한다.

항문기 음악의 특징은 종종 북채를 통해서 파괴환상을 가지고 표현되는 주도권 싸움을 통해서 나타난다. 음악은 흐르고 그리고 압도적이다, 갑작스럽게 끝나는 빠른 속도를 통하여 표현될 수 있다. 어떤 집단활동에서 사람은 자신의 소리 동질화를 주장한다. 그리고 전체적으로 의식 안으로 깊어진다. 음악은 구조와 조절에 반항한다. 타악기가 여기

---

401) Analytische Musiktherapie, Meike Assen Crewett, p.43~44

음악,
그리고 음악치료

에 상응한다.[402] 남근기의 음악의 특징에서 소리들은 처음은 개인에 관계하는 자신들의 동질성을 통해서 나타난다. 여기서 어떤 다른 사람들의 음악은 상대적으로 적게 인지된다. 성기기의 음악에서의 연주는 다른 사람의 의식을, 반대되는 관계를, 쾌락을 준다. 그리고 큰 구조들에 통합되는 것 없이 음악적인 역할은 나누어지고 변화된다. 경쟁과 긴장을 이끄는 전체 집단에 관계하는 대신 집단상황에서 1쌍을 이루는 경향이 있다. 현악기는 성기기에 상응한다.[403]

3) 인간중심적 음악치료

인간은 항상 자기실현의 목표에 집중한다.[404] [405] 이는 Rogers의 인간관과 관계가 깊은데 인간의 자아실현 경향성은 과정적이며 신체 전체의 생리적인 과정에 기초한다. 이것은 모든 인간은 긍정적인 발전을 위한 내적 욕구가 있다는 말과 동의어이다.[406] 그리고 Rogers에 따르면 인간은 능동적이고 자율적으로 분화, 협동, 성숙 등 변화를 지향하는 선천적인 경향성을 가지고 있으며 동시에 안정된 상태를 유지하려고 하는 성향을 가진다. 또한 인간은 존경과 신뢰의 기초에서 건설적이고 긍정적으로 발전할 수 있다.[407] 따라서 개인에게는 부정적인 감정이 있을 수 있지만 본질적으로는 부정적인 감정은 존재하지 않고 자신 스스로 자신의 문제와 문제해결을 위한 정확한 인식을 가지고 있다고 이해한다.

402) Analytische Musiktherapie, Meike Assen Crewett, p.110

403) Analytische Musiktherapie, Meike Assen Crewett, p.111

404) Meta-Musiktherapie, Ruud & Mahns, p.102~103

405) Musiktherapie, Leslie Bunt, p.53

406) 상담패러다임의 이론과 실제, 한재희, p.209

407) 상담패러다임의 이론과 실제, 한재희, p.207

결과적으로 인간은 스스로 자신을 통제할 능력을 가지며, 창조적으로 자신의 행동을 선택하고, 목표를 설정하는 능동적인 존재이다. 따라서 문제를 해결함에 있어서 이러한 내재된 본능이나 능력을 최대한 사용하여 문제를 극복하고 성장할 수 있다. Rogers에 있어서 창조는 곧 건강한 사람들이 누리는 삶이라고 이해한다. 즉 모든 경험에 개방적이고, 복합체로서의 개인이며 자신의 결정과 행동에 융통성이 있는 사람을 창조적이고 창의적인 삶을 살아가는 사람이라고 이해한다. 이들은 자발적이고 상황에 적절하고 유연한 대응을 할 수 있는 능력이 있다.

또한 Maslow는 인간에게는 타고난 인간 행동을 활성화 시키는 5가지 본능적이며 선천적인 욕구들, 즉 자아실현 욕구, 존중 욕구, 소속감과 사랑의 욕구, 안전 욕구, 생리적 욕구들이 있는데, 이러한 욕구를 충족시키기 위해서 우리가 하는 행동은 선천적인 것이 아니라 학습에 의한 것이고 따라서 이러한 행동은 사람마다 차이를 보이게 된다고 한다. 이들 욕구들을 살펴보면 하위 단계의 욕구는 무엇보다 생존에 필요한 욕구이고 상위에 있는 욕구는 성장에 필요한 것들이다.

Maslow의 위계 중 처음 4가지 수준이 충분히 만족되어야만 아동들은 지식습득과 이해의 발달 등과 같은 인지발달을 준비하게 된다고 이해했다. 그는 또한 인간에게 잠재되어 있는 창조성을 중요하게 생각했는데, 이 창조성은 환경에 따라 발휘된다. 음악은 창의성을 기본으로 하는 활동이다. 인간중심적인 치료들은 정신분석적 그리고 행동주의적 치료들에서 명확하게 강조되지 않는 치료적 관점들을 강조하는 많은 새로운 치료들은 인간중심이라는 테두리 안에서 통합된다. 이들의 주된 목표는 내담자들의 개별적인 가능성들을 이용하는 것을 돕는 것이다.

그리고 이를 위하여 개인과 개인의 유일한 고유성, 자치성, 자유의지를 존중한다. 즉 개개의 인간을 존중하고 각각 인간의 다양한 이해를 인정한다.[408] 치료 상황에서 치료사는 내담자 스스로 자신을 나타내고, 문제해결점을 찾고 창조성이 충분히 기능하도록 도와주는 조력자이다. 음악치료사들은 인간의 건강함을 의미하는 창조성 그리고 표현능력의 상승에 관심을 갖는다.[409] 따라서 내담자의 자유로운 표현을 격려하고, 표현속의 감정을 주의 깊게 다루면서 내담자의 자유로운 표현 속에서 긍정적이고 적극적인 감정을 점점 더 분명하게 해준다. 궁극적으로 치료자의 도움이 감소되고 내담자의 자발성이 확대되도록 노력한다.

인간중심적인 관점으로 시행되는 음악치료로서 먼저 창조적 음악치료가 있다. Paul Nordoff & Clive Robbins의 창조적 음악치료는 인간의 건강함을 의미하는 창조성의 치료적인 면을 중시하고, 이를 최대한 이용하기 위해 내담자의 성장과 발전을 촉진하도록 설계된 즉흥연주를 사용한다. 이들에게 있어서 음악은 정서적, 의식적, 무의식적, 신체적 상태를 나타내는 상징으로 개인의 정서적, 신체적 상태와 깊은 연관이 있다고 이해한다. 따라서 음악의 변화는 곧 개인의 변화이고 더 나아가 치료에서는 음악적 성장이 곧 치료적 성장이 된다. 치료에서 보이는 변화는 단순히 내담자의 외적 행동뿐만 아니라 지각, 사고, 감정의 내적 삶과 관련이 있다.

Paul Nordoff & Clive Robbins에게서 장애라는 것은 창조성이 결여되면서 비롯된다고 이해한다. 이들은 모든 인간의 선천적인 음악성을 강조하면서 음악을 통해서 의사소통이 가능한 음악아동(music child)을 강조한다. 이들은 음악적으로 표현하고 반응하고, 감정에 공명하며 또한 음악을 어떤 형식으로든지 즐길 수 있으며 표현력과 창의성을 가지고 있다. 치료목적으로서 장애라는 조건 때문에 차단된 장애아동 속에 있는 음악아를 깨우는 것이다. 음악아를 깨우는 것은 개인의 자기—

---

408) Meta-Musiktherapie, Ruud & Mahns, p.101

409) Musiktherapie, Leslie Bunt, p.53

자각을 증가시키고, 개인으로 하여금 치료 경험 속에서 의미와 즐거움을 발견하게 하며, 이는 결국 그의 음악적 반응 속에서 의사소통적인 의지를 발전시키게 한다.

정서적인 자각, 형식과 순서, 템포, 리듬, 노래를 경험하기 위한 개인의 능력은 개인의 이성 속에서 음악아의 수용적, 인지적, 표현적 능력이 점점 더 조직화됨에 따라 향상된다고 믿었다. 모든 아동 안에 존재하는 음악아동이 깨어나고 활동하기 위해서는 교류적이며 개방적 환경이 요구되고, 이렇게 함으로서 결국에는 음악적 경험 내에서 자발적인 표현, 자기실현이 촉진되고 궁극적으로는 자기 통합을 체험하게 된다. 이러한 자기−실현적인 잠재력은 즉흥연주 음악의 사용을 통하여 가장 효과적으로 일으킬 수 있는데, 인간의 내적인 창조성은 이러한 즉흥연주 속에서 정서적, 신체적, 인지적 어려움들을 극복하기 위하여 사용된다. 치료목표는 중요한 표현, 교류 그리고 개입의 주체인 음악을 통해 행동수정이나 학습이 아니라 음악아동의 창조적 힘을 통한 내적 성장과 발전이다.[410]

치료과정은 두 명의 치료사들이 한 팀을 이루어 작업하며, 주 치료사는 아동이 치료적 음악 경험에 참여하도록 피아노나 기타를 사용하여 즉흥연주를 하고, 협동 치료사는 반응을 유발시키기 위하여 내담자와 직접적으로 작업함으로 음악적 상호작용을 촉진시키고 주 치료사의 임상적 초점과 내담자의 노력을 지지한다.[411]

치료사와 내담자가 음악적으로 함께 작업할 때 형식이나 절차는 없으며, 단지 치료사가 내담자와 함께 반응하고 음악을 창조해 감에 따라 내담자의 요구를 사정할 수 있다. 음악적인 형식과 내담자와 치료사 사이의 방향성이 확립된다. 동작과 율동은 표현적인 움직임으로 여겨지

---

410) 노도프-로빈스 음악치료 - 음악치료 접근법, Alice-Ann Darrow, 김영신 역. p.145~146
411) Meta-Musiktherapie, Ruud & Mahns, p.109~110

음악,
그리고 음악치료

고 치료사의 음악과 연합된다. 보통 구체적인 표적 행동에 초점을 맞춘 데이터를 수집하지 않는다. 대신 각 세션은 오디오나 비디오로 녹음 또는 녹화된 후 팀 구성원들이 세션 후에 이를 검토한다. 그들은 내담자의 중요한 음악적/비음악적 반응, 변화, 음악적 관계와 팀의 협동 작업을 연구한다. 세션들은 시간에 기초하여 이야기체로 자세하게 기록한다. 치료사는 수용적이고 신뢰적인 분위기를 창조할 뿐 아니라, 내담자가 잠재적인 음악적 의사소통을 제시하는 것을 무조건적으로 수용하고, 인간적인 가능성을 최대한으로 발휘하는 성장을 목표로 한다. 이를 위하여 내담자의 표현능력이나 창조성을 상승시킨다. 그리고 치료사는 음악 즉흥연주를 사용하여 내담자의 개성을 묘사하고, 그 순간의 기분에 맞는 즉흥연주를 창조하며, 내담자의 얼굴 표정과 태도를 음악적으로 묘사한다. 또한 치료사는 내담자의 동작을 관찰하고 이를 음악에 반영한다.

인간중심적인 관점으로 시행되는 또 다른 음악치료로서 GIM 즉 Guided Imagery and Music/Bonny Method Guided Imagery and Music: BMGIM가 있다. 우선 GIM에 참여하는 내담자는 기본적으로 의식적이며 언어적 표현이 가능해야 하며 상상할 수 있어야 한다. 이러한 전제조건 하에서 GIM은 개인의 자각과 이해를 증가시키는 데 목적을 두고 음악의 영향력을 강조한다. 하지만 여기서는 어떤 장면에 따른 음악이지, 음악 독단적인 영향력은 현저히 떨어진다. 이를 위하여 내담자의 기본적 요구뿐만 아니라 정서적, 정신적, 영적 요구까지도 만족시키기 위해서 내면을 탐색하고 내적 세계에 대해 좀 더 이해하며 자신의 정체성을 향상시키도록 그들의 자아실현이나 창조성을 위해서 사랑을 기초로 격려한다. 이러한 탐색으로써 내담자는 내재된 욕구들을 규명하는 기회를 갖게 되고 존재의 의미 및 정체성을 확인하며 이를 통해 얻어진 통찰력은 현실에서 자기실현을 촉진하는데 기여한다. 또한 무의식적 자료를 분출하는 자극제로서 음악은 경험을 위한 구조와 방향성을 제시하고, 정서적 표현을 촉진시키며, 절정 경험에 기여한다. 여기서 무의식적 자료는 내담자의 현재와 과거경험과 연관된 심상, 감정, 사고를 포함한다. 그리고 형식, 다이내믹, 음색, 리듬과 같은 음악적 요소들은 예측할 수 있는 구조를 제공함으로써 결국 내담자에게 안전감을 부여하고 종국에는 심리적인 이해와 이에 수반되는 행동변화에 기여한다.[412]

인간의 외부세계와의 상호교류에서 일어나는 내적 갈등의 표상이며 이에 대한 긴장을 표현해 주는 상징적인 역할을 하는 심상들은 음악을 통해 자극된 내면적 문제나 감상동안의 경험을 감각적으로 표현한다. 결론적으로 GIM은 음악이 자기표현을 위한 기반을 제공하고 또한 이것은 자아를 조직하게 한다고 믿고, 치료목표에 적합한 음악 감상을 통해 다양한 내면세계를 경험하고 탐색함으로써 자신의 존재를 다양한 원형과 심상의 형태로 경험하고 전체적인 시각과 보다 깊이 있는 이해를 얻도록 한다.[413] 치료사는 먼저 내담자의 내적 갈등을 해석하고 적절한 음악을 동질성의 원리에 근거하여 선곡함으로써 내담자의 요구를 이해하고 있음을 보여준다. 이렇게 함으로 치료사의 투사와 전이는 치료환경 속으로 들어갈 수 있게 된다.[414] GIM에서 일어나는 경험들의 궁극적인 목적은 자기변화이다. 음악으로 유도된 심상을 통해 내면세계를 부분적으로, 또는 전체적으로 접하면서 자신에 대한 이해를 높이고 자신을 조율할 수 있는 능력을 개발한다. 또한 이 과정에서 존재의 목적과 책임감을 인정하고 진정한 자유로움과 자기 고유의 가치를 높이는 것이 GIM의 치료목표라 할 수 있다.[415]

---

412) 유도된 심상과 음악-음악치료 접근법, Alice-Ann Darrow, 김영신 역. p.110
413) 심상유도와 음악, Lisa Summer, 정현주 역, p.289
414) 유도된 심상과 음악-음악치료 접근법, Alice-Ann Darrow, 김영신 역. p.113
415) 심상유도와 음악, Lisa Summer, 정현주 역, p.291

음악,
그리고 음악치료

형태론적 음악치료
(Morphologische Musiktherapie/MMT)

Morphologie란 Gestalt와 비슷한 의미로 이해하면 큰 무리가 없다. 이 형태론의 기본개념은 J. W. Goethe에서 시작되었는데, 형태론을 형성과 변화의 이론이라고 정의 내리고 Goethe에게서 형태(Gestalt/Morphologie)란 과도(過渡)현상으로 이해되었다. 이러한 형성과 변화의 과도현상은 눈에 보이는 것 같은 선명한 경험 그리고 체계적이고 조직적인 재구성(재현/복구)들을 계통적으로 전달하는 것을 시도한다.

이를 기초로 MMT는 정신분석, 형태심리학을 기초한 형태론적 심리학, 자기심리학, 대상관계이론, 즉흥연주, 정신분석적 음악치료 그리고 Nordoff & Robbins의 창조적 음악치료의 영향으로 발달하였다.[416] 따라서 MMT에서는 다양한 영역에서의 기법들이 함축되어 있다. 이는 결정된 목적이나 목표를 위해서 다양한 기법들이 고정적이지 않고 유연하게 복합적으로 사용될 수 있음을 의미한다.

1) 형태론(Morphologie)에서 정신과정

이미 밝힌 바와 같이 형태론의 뿌리가 되는 Goethe의 형태개념은 끊임없는 변화과정인 과도(過渡)현상들로 이해되었다. 따라서 어떤 형태(Gestalt)로 이해되어지는 정신적인 것은 전혀 완성된 형태를 의미하는 것이 아니라 다른 형태들로의 과도이자 '되어짐'(창조/생성)이다.

416) Morphologische Psychologie, Resemarie Tüpker, p.59

Wilhelm Salber에 의해서 나타난 형태론적 심리학(Morphologische Psychologie)은 이러한 형태개념을 계승하였다. 항상 진행형이고 멈추지 않는 '정신적인 것'이라고 하는 의식, 무의식, 사물을 이해하고 판별하는 마음의 작용인 인식, 감각기관을 통해 외부의 사물을 인식하는 지각, 스스로 깨닫는 자각 등등 모든 정신적인 활동 과정들은 현실과의 교류에서 형태화특성을 갖고 '진행하는' 그리고 '진행한 것'으로 이해한다. 이를 기초로 '정신적인 것'은 기억들 또는 여러 이전 경험들과의 계통화나 범주화를 통해서 동시에 상보(相補)적인 관계에서 끊임없는 전진적인 나선(螺旋)형태로 움직이는 입체적인 이합집산(離合集散)의 과정을 통해서 도출된 결과물을 미완성적인 완성인 형태(Gestalt)라고 한다.[417) 418)]

이는 Morphologie나 Gestalt이론에서 어떤 형태로 이해되는 정신적인 것은 전혀 완성된 형태를 의미하는 것이 아니라는 것이다. 이렇게 형성된 형태는 동시에 총체(總體)가 되고 이 총체는 다시 형태화 과정을 통해서 형태가 되는 과정이 반복된다.[419)] 이러한 정신적인 과정은 전체적으로 함축에서 전개 또는 확장으로, 다시 함축으로의 꼬리에 꼬리를 무는 끊임없는 나선움직임으로 끊임없이 반복되는데[420))] 여기서 함축은 기초(Salber의 **표현으로는** Fundierung)가 되고 동시에 전개(Salber의 **표현으로는** Beschreibung)는 묘사로 이해된다. 이러한 형성은 이합집산적인 나선형 움직임을 통해서 항상 끊임없이 내용적인 상호관계를 찾는 과정적인 변화로 미완성인 완성을 향한 성향으로 이루어진다.[421)] 이 과정적이며

---

417) Ich singe, was ich nicht sagen kann, Rosemarie Tüpker, p.17~18

418) Wirkungseinheiten, W. Salber, p.41

419) Ibid. p.35~36

420) Ich singe, was ich nicht sagen kann, Rosemarie Tüpker, p.32

421) 알아차림은 욕구나 감정을 감지한 후 Gestalt를 형성하는 것을 말하고, 접촉은 형성된 Gestalt의 해소를 위해서 에너지를 동원해서 외부 환경과 만나는 것을 말한다. 이러한 과정은 배경-감각-알아차림-에너지 동원- 행동-접촉 이렇게 6단계로 구성되는데 꼬리에 꼬리를 물고 반복된다. 이러한 알아차림과 접촉의 반복과정을 알아차림과 접촉의 주기라 한다.

음악,
그리고 음악치료

역사성을 갖는 정신적인 형태들은 상대적인 관계 속에서 변화와 변형
이 일어나게 되고 여기에서 분화와 대응형태들에 영향을 주게 된다.[422]

이를 좀 더 단순하게 변증법에 빗대어서 다시 설명하면(분명히 말하지만
변증법이 아니라 변증법의 일부 사실을 가지고 설명을 시도하는 것이다), 사고는 正과
反의 두 축으로 정리되어 合을 도출한다. 여기서 우리는 각각의 구체적
인 현상으로 이해되는 형태(Gestalt)를 이 두 축들 사이들에서 전진적인
나선형 움직임을 갖는 이합집산의 결과로 이해한다. 이러한 두 축 사이
의 이합집산은 어떤 특별한 정신적인 상태의 이상적인 형태로서 다시
진보된 형태인 또는 총체적 합일체인 어떤 하나를 가져온다. 이것이 새
로운 正이 될 것이다.

물론 여기서 정과 반으로 분열은 원래의 변증법과는 차이가 있다. 즉
다양한 수준들에서 각각의 양극화들은 고정된 어떤 장소가 아니다. 오
히려 이합집산이 이루어지는 각각의 요소들이 다른 요소들을 동시에
표현하는 뚜렷한 나타냄이다. 또한 이 나선움직임은 어떤 경향성을 통
해서 계통화나 범주화되어 正이든 反이든 하나의 축으로 간다. 그런데
이 두 축은 모순적이게도 반대 성향을 갖고 있으면서도 상호보완적이
다. 어느 하나가 사라지지 않고 서로 대등하게 균형 속에 있으면서 존
재한다. 이합집산의 결과로서 형태들은 다른 것에(변증법에서 反에 해당한
다) 대한 보충으로 그리고 계속적인 것들과의 교류로서 이해된다. 이 과
정에서 일치와 비교는 중요한 역할을 하게 된다.

정리하면, 정신적인 현존 상황들은 기존 경험들의 범주화, 유형화, 계
통화, 등급화 과정인 이합집산을 통한 정신적인 통일체인 형태들이다.
또한 정신적인 현존 상황들은 항상 일정한 방식으로 합성된 형성물이
다. 즉 이들의 구성물들은 계층적으로 구성되어 있고 일정한 방식으로
정돈되어 어떤 총합을 이룬다. 그리고 정신적인 것은 항상 꼬리에 꼬리

---

422) Wirkungseinheiten, W. Salber, p.25

를 물고 미완성적인 완성으로 전개되는 어떤 방향을 갖는 과정이고, 이 과정에서는 '된 것'인 형성과 '되는 것'인 변화가 동시에 일어난다.

여기서 무엇이 서로 연관된 것으로 인지할 수 있는가? 어떻게 다른 것에서 하나가 발달되는가? 어디로 계속해서 이동하는가? 감각 속에서 무엇이 동기화되었는가? 등에 대한 답이 중요하다. 마지막으로 정신은 어떤 내적인 것에서, 현존에서, 사건에서, 표현형식에서 이합집산을 통해 일반적인 그리고 보편적인 원리들에 근거해서 형성된다. 그런데 여기서 총체인 정신의 형태논리를 이해하기 위해서 우리는 모든 부분들의 완벽함이 필요한 것이 아니다. 왜냐하면 정신적인 것은 완전한 것으로 발전하는 경향, 완전함을 만들기 위해서 보충적 경향이 있기 때문이다. 즉 미완성적인 완성이기 때문이다. 치료의 경우 이러한 내담자의 미완성 형태에 가려져 있던 자신의 가능성을 스스로 각성과 인간관계를 통한 활성화를 통해서 스스로 자신을 해석하고 이해하며 창조성의 재발견이 이루어져야 한다.

2) 형태요소

정신적인 것은 매순간 현실과의 교류에서 형성되고 그리고 다시 만들어져 새로운 형태로 만들어진 생산물로 이해된다. 이때 항상 상호작용하는 것으로 이해되는 이 생산물을 구성하는 형태요소들은 심리적인 이해의 체계적인 수준에서 각기 구체적인 상황들을 형성하는데, 이들 간의 상호작용은 항상 정반대의 그리고 예를 들어 긴장되는 추리소설을 긴장해소를 위해서 읽는 것과 같은 역설적인 상황들과 함께 완성된다.

일어나는 생산물인 한 사건을 형성하는 형태요소들은 Salber에 의하면 6가지가 있다고 하는데 이 6가지 형태요소들은 복합적인 조직으로부터 심리적인 이합집산을 통한 재구성은 제한되고 이해된다고 한다.[423] 항상 상호작용하고, 서로 중첩되어 관계하고, 보충되고, 유발되고 서로 필요로 하는[424] 것으로 이해되는 형태요소들은 각각 자신들의 형태논리를 따라 심리적인 이해의 체계적인 수준에서 구체적인 상황들을 형성하고 정신적인 사건의 감각경향들, 다양한 형태방향들, 포괄적인 모양들 그리고 이들과 연결되는 원리들에 관해서 표현한다.[425]

그러나 이 표현은 거듭 말하지만 완전한 완성이 아니라 미완성적으로 완성되는 것이다.[426] 미완성적으로 각각의 방식으로 각기 구체적이고 명료한 형태(Gestalt)로 완성되는 6개의 형태요소들을 설명하자면, 습득(취득, Aneignung/acquisition), 변형(Umbildung/transformation), 충격(영향, Einwirkung/ impact), 구조(Anordnung/structure), 확장(Ausbreitung/expansion), 숙달을 통한 자원(전문화를 통한 숙달, 공급원, Ausrüstung/resources)들이 있다. 이 개개의 형태요소들은 정신적인 사건의 질서들이고, 각각 상응하는 능동적 활동 가능성들 또는 운동이나 작용 가능성들을 갖는다. 그리고 이들의 형태논리는 인지, 사고, 감각, 행위, 열망, 소망 등 모든 정신적인 현상들에서 드러난다.[427] 이러한 형태요소들의 상호작용분석에서 개별적인 요소들이 어떻게 상호 촉진하게 되는지, 보충하는지 또는 지지하는지 알 수 있고[428] 또한 다른 형태요소들의 상호작용으로 극단적인 단순화를 통한 상호간의 반대적인 양극성이 나타남도 알 수 있다. 이 양극성이란 앞서 언급했듯이 형태형성과 동시에 일어나는 변형으로 이해한다. 즉 형태형성은 어떤 정적인 상태를 의미한다. 그러나 동시에 이것의 반대적인 의미인 동적인 변화가 존재한다는 의미를 지닌다는 것

---

423) Morphologische Psychologie, Resemarie, Tüpker, p.68

424) Wirkungseinheiten, W. Salber, p.136

425) Wirkungseinheiten, W. Salber. p.61

426) Ibid. p.64

427) Ibid. p.130~131

428) Ich singe, was ich nicht sagen kann, Rosemarie Tüpker, p.63

이다. 이 두 가지 의미를 동시에 포함하고 있는 것이 형태이다.

여기 6가지 형태요소들 사이에도 이러한 동시적이고 양극적인 관계가 역시 일어난다. 예를 들어 습득의 경우 고정화의 반대작용인 변화가 대립하고 변형경향 또는 변화경향에서 계속성의 보존 그리고 속행으로 다른 요소들이 작용한다. 여기서 정신적인 장애나 문제란 끊임없이 순환되는 나선 움직임 속에서 이 형태요소들의 잘못된 상호작용이나 요소들의 기능들이 손상된 것을 의미하는데[429] 이를 바꾸어 말하면 건강이나 정상적인 경우는 이 활동적인 형태요소들의 상호작용들이 균형을 이루는 상태를 말한다.

이들을 도식으로 나타내면 6각형의 모양이 된다. 이 6각형의 모양은 형태요소들 가운데 어디에서 시작하던지 균형을 이루어 6각형 모양이 유지되는 것이 중요하고 이러한 상태가 건강한 상태인 것이다. 따라서 치료란 이 완전한 6각형의 상태를 유지하고 보충하는 것을 목표로 한다.

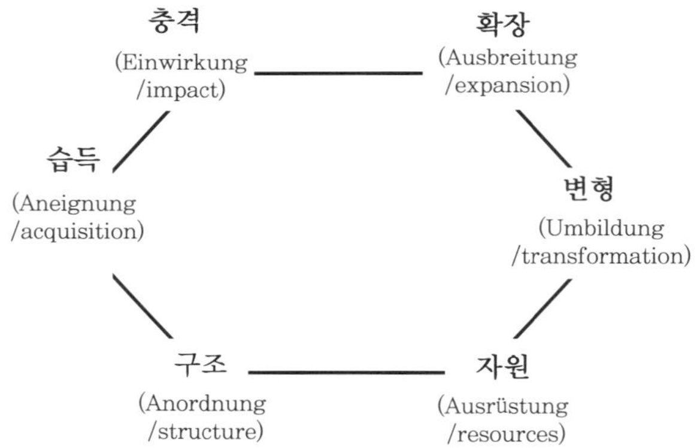

이 요소들을 구체적으로 살펴보면, 먼저 투사, 투영, 동화 또는 동일시의 과정으로 설명되는 습득은 '자신의 것', '자신이 가진 것' 그리고

---

429) Ich singe, was ich nicht sagen kann, Rosemarie Tüpker, p.120

'자신의 것이 될 것'에 초점을 맞춘다. 이러한 정신적인 사건인 습득은 압축, 집요함, 지속의 특징을 나타내고, 이로써 우리에게 정신적인 사건의 형태적인 관계, 감각, 활동 그리고 상징성격을 이해하게 만든다. 습득에 관한 장애들은 특히 정신분석적인 대상관계이론에서 잘 나타나는데 여기에 장애가 생기면, 낯선 것과 자신의 것을 구별하는 데 취약하고, 어떤 것을 자기 것으로 만드는 것이 불가능하고, 자아의식의 손상, 자신의 의지와 관계없이 정해진 원칙이나 규율에 따라 움직이는 타율성이 일어난다.[430]

이는 다시 말해서 병리적으로는 어떤 것을 '자기 것'으로 만드는 것이 불가능한 것을 말한다. 또한 더 이상 이를 해결하지 못하는 것이다. 따라서 변화가 불가능함을 의미한다. 더군다나 자신을 인식하는 데 문제가 있기 때문에 사회−감정적 상호관계에 대한 결핍, 다양한 발달단계에 걸맞은 역할놀이 또는 사회적 모방놀이의 부재, 하나 또는 그 이상의 고정 관념적, 제한적 흥미와 함께하는 포괄적인 돌봄 또는 대상들의 부분들에 대한 계속적인 관여, 종교적 관습, 어느 정도 기능하지 않는 습관들에 대한 눈에 띄게 경직된 고집을 나타내는 자폐적 장애와 관계가 있다. 습득에 관계하여 장애를 갖는 환자들은 다른 사람과 아무런 관계도 맺지 않는다. 그리고 아무것도 표현하지 않으며 악기들과도 힘든 관계를 갖는다.

음악치료에서는 습득은 어떤 음악적 동기를 받는 것을 의미하고 음악치료적인 상황에서 내담자가 악기에 접근할 때, 즉 내담자가 어떻게 음악적인 재료를 자신의 것으로 만드는지, 어떻게 스스로 음악적인 재료를 사용하는지 그리고 어떻게 자신의 정신적인 활동들을 즉흥연주에서 실현하는지 등을 통해서 우리는 이합집산을 통한 형태복합체인

---

430) Ich singe, was ich nicht sagen kann, Rosemarie Tüpker, p.50

습득을 탐지할 수 있다.[431] 또한 내담자가 음악적인 자극, 동기, 리듬적인 촉진 또는 역동적인 발전들에 어떻게 관심을 갖게 되는지, 어떻게 융화되는지 또는 어떻게 부주의해서 빠뜨리고 못 듣게 되는지를 관찰한다면, 음악적인 즉흥연주의 내적구조에서 우리는 습득의 흐름을 따라갈 수 있다. 우리는 여기서 음악적인 활동들이 큰 저항 없이 이미 함께 연주되는 것을 발견할 수 있다.[432]

두 번째 요소로 습득의 역설적 보충이며, 해결(해체) 그리고 구조전환 경향을 따르는 변형이 있다. 거듭되는 말이지만 습득과 동시에 변형된 새로운 것을 이합집산을 통해서 형태화하지만 서로 따로따로 아니면 순차적인 분리가 일어나는 것이 아니다. '일어난 것'을 '다른 것'으로 계속 지속시킨다. 정상적인 경우 습득과 서로 균형을 이루고 있는데 이 변형에 따른 장애는 무질서, 어떤 상호관계적인 형태가 생김이 없이 계속되는 변화를 말한다. 정신적인 것들은 항상 형성과 변화를 기초로 한다고 했다.

습득의 경우 역시 이 형성과 변화의 원리 아래 있다. 따라서 어떤 음악적인 형태의 고정화에서는 전환에 관한 욕구가 감지된다. 변형의 경우는 중지(정지)에 대한, 방향상실에 대한 결핍을 체험하고 외면하는 것을 시작한다.[433] 이 두 극들의 관계에서 모순은 어떤 환자가 치료진행에서 변화를 희망하고 기대하는 동시에 두려움을 얻는 긴장에 빠질 때 알 수 있다. 치료사는 변형의 형태논리를 음악치료 안에서 특히 즉흥연주에서 예를 들어 음악적인 과도전위 그리고 변화에서, 일정한 동기, 리듬, 양식의 해결과 발생에서 찾아낼 수 있다. '우연한 것들', '기대하지 못한 것들', 특징적인 교류, 그리고 음악적인 의미들의 교환에서 치료사가 설명한 의미가 음악적인 연주를 통해서 변하는가, 어떻게 기대하

---

431) Ich singe, was ich nicht sagen kann, Rosemarie Tüpker, p.50~51

432) Ibid. p.52

433) Ibid. p.54

음악,
그리고 음악치료

지 못한 상호종속관계가 나타나는가, 어떻게 새로운 설명들이 나오는 가 또는 어떻게 잊어버린 기억들이 나타나는가를 주의하여 볼 때 변형 은 음악과 언어의 교환에서 수행된다.[434] 사건은 폭넓게 체험되고 정신 은 전혀 정지하지 않는다. 치료에서 어떻게 스스로構造하는 습관이 발 생한 상태인지, 어떤 경험에서 스스로 구조하는 습관이 형성되었는지 에 관해서 질문한다. 그리고 치료행위는 생활에 알맞고 효과적인 해결 들에 관계하는 변화가능성의 문제에 목표를 맞춘다. 치료사는 어떻게 능동적으로 변환·형성할 것인지를 판단한다.

　세 번째 요소로는 유발, 실행에 관계하는 충격이 있다. 특징적으로 복종시킴, 복종된 상태, 지금−여기에 관계된 상태, 사실적 결정, 선택, 행동, 제한, 간섭 또는 포기들은 충동의 전개이고 의미 규정에 관계한 다.[435] 이 충격에 따른 장애는 집중력장애 또는 과도한 활동장애와 관 계가 있다. 즉 실생활에서 한곳에 머무르지 못하고 자주 여행을 하거 나, 자주 과도하게 많이 말을 한다거나, 질문이 끝나기 전에 갑자기 자 주 대답을 한다거나, 기다리질 못하고, 자주 다른 사람을 방해하는 것 으로 나타난다. 음악치료적인 상황에서 음악은 다른 사람의 마음을 움 직이거나 마음을 움직이도록 동기를 유발한다.

　충격의 병리적 의미는 음악을 재미없게 만들거나 또는 음악이 다른 사람을 과도하게 지배한다. 일정한 악기들이나 소리들의 선택을 통해 서, 구성과 절정을 통해서, 중요한 결정, 강조 그리고 사라짐을 통해서 어떻게 음악에 깊은 의미가 나타나는가 하는 것을 살펴볼 때 음악치료 에서 충격의 특성들을 감지할 수 있다.[436] 충격에 관계한 음악에서 치료 사는 종종 과도하게 극적인 사건을 갖는 음악들을 듣게 된다.

　네 번째 요소로 충격과 동시에 일어나는 보충적 원리로서 질서에 관

---

434) Ich singe, was ich nicht sagen kann, Rosemarie Tüpker, p.52~53

435) Ibid. p.56

436) Ibid. p.55

계하는 구조가 있다. 이 구조를 통해서 내적 질서에 지배되는 이상적인 법칙이 나타난다. 즉 전체–구성부분의 관계, 구조적인 조직, 통일체 그리고 다양함에 대한 포괄적인 모양들, 구속력 있는 조절들, 가공원리 또는 공통성들의 형성 등 이들은 구조의 특성이다. 정신적인 사건의 구조화되는 이합집산을 통한 형태가 생존능력이 있게 만들기 위해서 필요하다. 음악에서 선율, 화성 그리고 리듬의 법칙으로 나타난다.[437] 구조의 장애는 변화가 부족하고 더 나아가 형태화 또한 부족하다. 구조의 병리적 특징은 강박증에서 주로 나타나는데, 특징적으로 세밀한 부분, 법칙, 목록, 순서, 계획에 과도하게 집중한다, 자유로운 활동들의 제한/배제 하에서 일이나 생산 활동에 과도하게 몰두한다, 과도하게 양심적으로, 소심하게 그리고 완고하게 가치, 윤리 그리고 도덕의 문제들을 대하며 경직성 그리고 완고함(옹고집)을 나타낸다.[438]

다섯 번째로 확장이 있다. 경험의 범위를 벗어나 경향적으로 인생의 풍부함을 노력하는 것으로, 공상, 환상, 이상향, 理想형성, 동경 그리고 행복을 갈망함으로 나타난다. 확장은 정신에게 제공된 모든 것을 표현하려고 노력한다. 그리고 주어진 모든 것을 실현하는 것을 시도하는 것과 관계한다. 극단적인 삶의 실현, 전지전능한 느낌, 자기애적인 극단적인 상승 등을 감지할 수 있다. 또한 확장의 장애는 상상력의 부재를 의미한다. 그리고 자기애적인 극단화[439] 더 나아가 극단화의 결과로서 중독증상[440]에 관계한다.

마지막으로 확장의 동시적인 반대개념으로 전문화를 통해 생성된 숙달을 통한 자원이 있다. 정신적인 형태형성의 제한 또는 축소들 그리고 효과들을 강조하며, 행위들의 정확함을 강조한다. 더 나은 숙련 또는

---

437) Ich singe, was ich nicht sagen kann, Rosemarie Tüpker, p.56

438) Grundlagen der Musiktherapie, Henk Smeijsters. p.49~50

439) Ich singe, was ich nicht sagen kann, Rosemarie Tüpker, p.57

440) Ich singe, was ich nicht sagen kann, Rosemarie Tüpker, p.58

음악,
그리고 음악치료

노련함을 소망하는 경향을 갖고[441] 확산의 정신적인 사건에서 안정과 완성을 고려한다. 사고에 있어서 공식화에 관계한다. 자원의 장애는 특징적으로 숙달됨으로 인해 거의 모든 활동성들에 대한 수동성, 집중력 감소 또는 우유부단함을 보인다.

대표적으로 우울증과 관계한다. 음악치료에서는 어떤 감정을 표현하기 위해서 적당한 악기 그리고 적당한 연주방법을 선택하는데 자원의 병리적 의미에서는 적당한 음악적 요소들을 사용하지 못한다.[442] 음악적인 교육, 악기연주에서 기교의 습득가능성(능력), 연습 또는 실수는 어떤 숙달(자원)과 관계하는데, 음악치료의 즉흥연주에서 숙달(자원)은 종종 확산요구 그리고 표현요구의 제한·억제로서 특징지어진다.[443] 이로서 즉흥연주 활동은 방해받게 된다.

Henk Smeijsters의 책『Grundlagen der Musiktherapie』(p.49~50)에 의하면 습득의 '자기 것'으로 하기의 비활성은 자폐적 장애와 관계가 있다고 한다. 자폐적 장애는 다음과 같은 증상이 있다. 즉 사회−감정적 상호관계에 대한 결핍, 다양한 발달단계에 걸맞은 역할놀이 또는 사회적 모방놀이의 부재, 하나 또는 그 이상의 고정관념적 그리고 제한적 흥미와 함께하는 포괄적인 돌봄 또는 대상들의 부분들에 대한 계속적인 관여, 또는 종교적 관습, 또는 어느 정도 기능하지 않는 습관들에 대한 눈에 띄게 경직된 고집 등. 그리고 우울증은 복합적으로 충격과 전문화와 숙달을 통해 생성된 자원과 관계가 있다고 한다.

우울증은 거의 모든 활동성들에 대한 분명히 최소화된 기쁨 또는 흥미, 거의 매일 에너지가 없거나 권태, 측정불가의 과도한 죄책감 또는 무가치의 감정, 생각하기 또는 집중하기에 대한 능력의 감소 또는 미약하게 된 결정능력 등과 같은 증상이 있다. 또한 영향 단독으로는 집중

---

441) Ich singe, was ich nicht sagen kann, Rosemarie Tüpker, p.60

442) Grundlagen der Musiktherapie, Henk Smeijsters. p.48

443) Ich singe, was ich nicht sagen kann, Rosemarie Tüpker, p.60

력장애 또는 과도한 활동장애와 관계가 있다.

여기에 장애가 있는 사람들은 자주 여행을 하거나, 자주 과도하게 많이 말을 한다, 질문이 끝나기 전에 갑자기 자주 대답을 한다, 기다리질 못한다, 자주 다른 사람을 방해한다고 기술한다. 히스테리 환자의 경우 특징적으로 극적인 묘사능력을 가지고 있고 여기에 관중을 필요로 한다. 게다가 히스테리 환자는 집단을 통해서 제시된 생활 형태에 참여하고 다른 사람처럼 살길 원한다. 이러한 증상은 과거의 경험과 관계를 갖고, 과거와의 비교능력을 가지며 과거의 사실이 모방되고 변형된다.

의식에서 억압된 인식적, 감정적인 내용은 갈등의 의식적인 해결을 방해하고 이미 기능적으로 장애가 있는 활동적이고 능동적이고, 강화된 복잡한 방어기제들을 억지로 강요한다. 또한 가공 없이 저장된 정보는 간단히 히스테리 환자의 무의식에서 여전히 고립된 정보로서 형성된 상태이기 때문에, 이러한 억압된 정보는 히스테리 환자가 어떤 비슷한 정보와 마주친다면, 다시 언제든지 생성될 수 있을 것이다. 이것은 히스테리 환자에게 습득의 능력, 습득을 통해서 유발된 정보 분석 능력이 여전히 남아있기 때문일 것이다. 그리고 이러한 억압된 정보의 변형을 해결(해답, 분석)로 이해될 수 있을 것이다.

그런데 여기서 많은 문제점들이 발생하게 될 것이다. 왜냐하면 기억장애들은 항상 반복적으로 히스테리에서 나타나기 때문이다. 그리고 히스테리 환자의 감정화 그리고 정신이나 인격의 분열 때문에 형태요소인 구조는 잘 기능되지 않을 것이다. 다른 신경증적인 실행들은 어떤 사실적인 의미를 갖는 반면, 히스테리 환자는 어떤 의미가 미리 주어진다. 이 때문에 신경증 환자에게 기본요소로서 충격과 구조들은 상호작용하나, 충격은 과도한 기능으로 작용할 수 있다. 그리고 구조는 거의 자신의 능력을 잃어버린다.

미완성이 후의 소망과 완성을 위한 염려 사이의 저항은 히스테리 환

음악,
그리고 음악치료

자에게서 공공연하게 탐색된다. 완성을 향한 시도는 주변 환경과 자신 사이에서 안정을 찾으려는 스스로에 의해서 동의되고 보호되는 의식적인 부분이다. 그러나 어떤 저지되는 충동자극에서 무엇이 일반적 잠재적인 극복인지 아니면 병리적인 방어인지 구별하는 데서는 어떤 개념적인 문제가 나타난다. 형태요소 확장은 정신적인 것이 자신에게 제공된 모든 표현 시도를 보증하는 것이다. 떠받침, 상응하는 것들, 구축과 해체의 대립진행, 배열하기 또는 분리하기, 단계에서 단계로 진행하기 등으로 강제적인 논리 하에서 정신적인 숙달을 통한 자원은 실현된다. 구조화 과정 전체에서 숙달을 통한 자원은 무엇보다도 형태원리의 유지와 보존에 관계하는 평가(검열)체계를 목적으로 한다.

정리하면 히스테리 환자는 보통의 습득경향을 나타낸다. 그러나 나중 단계에서 환자가 전체와 구성물 사이의 상호관계에서 찾을 수 없는 문제들, 자신의 나약한 숙달을 통한 자원경향 때문에 정신적인 형태형성의 효과들이나 제한들을 불가능하게 만드는 문제들이 생긴다. 변환의 결과로서 히스테리적인 현상들에 존재할 수 있기 때문에, 숙달을 통한 자원은 비활동적이지 않다. 이를 6가지 형태원리들과 관계하여 도식화하면 다음과 같은 찌그러진 결과를 얻게 될 것이다. 따라서 히스테리 환자의 치료는 형태요소인 구조와 자원의 강화를 목적으로 하게 된다.

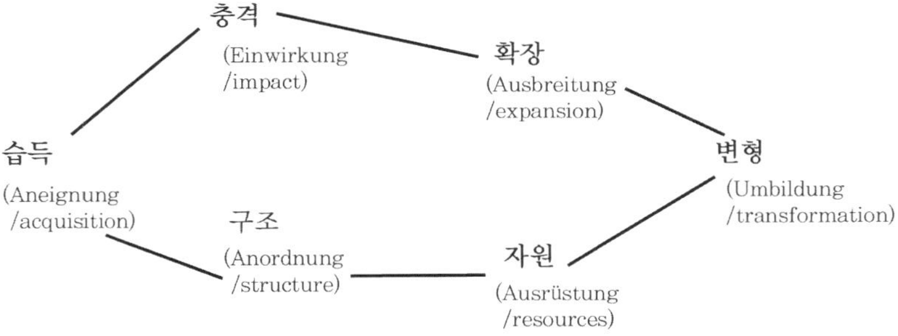

3) 즉흥연주

음향적으로 측정가능하고, 생리적이고 생화학적 현상들과 연관된 어떤 정신적인 사건이자 문화적인 현상인 음악은[444] 경계가 없어 보이는 변화나 저항적인 형태들의 해결을 위한 변형을 가능하게 할 수 있다. 이러한 가능성을 통해서 어떤 방해 받지 않는 삶의 실현이 가능하게 될 수 있다. 특히 음악치료에서 음악은 내담자의 정신적인 구조에 대한 이해를 구하는 인식도구이다. 여기서 심리학은 인식된 것을 해석하기 위한 도움역할을 하게 된다.[445]

음악치료에서 내담자들과의 즉흥연주는 내담자들의 일상, 일상에서의 문제, 고통 그리고 고통의 역사성을 나타내는 기초구조들을 나타나게 되기 때문에, 치료사는 어떤 내담자의 표현 또는 재현을 어떤 중계상황이나 다른 형식으로 바꾸는 전용(專用)상황(전이) 그리고 再중계상황(역전이)의 개념에서 다른 사람들에 대한 표현들로서 이해한다. 또한 구체적으로 표현된 정신적인 이합집산을 근거로 한 형태형성들은 이미 '된 것'에 관계할 뿐만 아니라 '될 수' 있음을 나타낸다.

치료사는 이러한 관계에서 유연하고 포괄적인 어떤 변화를 시작할 수 있다. 이 유연하고 포괄적인 관점에서 이루어지는 형태론적인 음악치료에서는 현실에서 일어난 각각의 상황에서 다양한 조건들에 알맞은 계획을 발전시키는 데 도움을 주고 개인적인 발달경향을 촉진하는 데 도움이 되고 형태론적 실행은 음악치료를 시종일관 어떤 심리—논리적인 치료로 발전하는 것을 시도한다. 이러한 형태론적 사고에 따라 음악치료에서는 각각의 변화문제를 이해하는 것 그리고 새로운 형태형성들을 유발하고 강화시키는 것이 또한 중요하다.

---

444) Ich singe, was ich nicht sagen kann, Rosemarie Tüpker, p.18

445) Ich singe, was ich nicht sagen kann, Rosemarie Tüpker, p.27

음악,
그리고 음악치료

이를 위해 우선 내담자와 치료사간의 공동의 즉흥연주에서 일어나는데 먼저 즉흥연주는 내담자와 치료사간의 그 무엇도 용인되고 무조건적인 격려 속에서 공동의 작품을 위한 기초를 형성하고 이러한 상황 내에서 치료사는 공동 작품에 대한 참가자이며 치료사의 감정은 일정한 형태진행 또는 변화진행에 관계하는 것으로 보인다. 그리고 즉흥연주는 발달장애를 유형화할 수 있고 내담자의 생활방식을 이해할 수 있게 되는 진단적인 도구가 될 수 있다.

음악치료에서 진단기능이 실행되기 위해서는 묘사와 이합집산을 통한 재구성이 이루어지고 이 후 즉흥연주는 장애된 생활 방식에 대한 개선 또는 치료와 연계하여 내담자의 고통과 이를 극복할 수 있는 능력을 일깨우고 강화할 수 있다. 이것이 무의식적인 문제해결방법이 될 것이다. 이합집산을 통한 재구성이란 평가 가능한 방법으로 감각은 검사된 즉흥연주에서 활동적인 형태형성으로 재구성된다는 것이다. 여기서 이론적인 관계범주 또는 어떤 일반적인 심리학적 본보기가 요구된다. 즉 심리학은 도움역할을 하게 된다는 것이다.

4) MMT 기법

W. Salber에 따르면 예술은 어떤 심리적인 세계상을 만든다고 한다. 예를 들어 그림은 현실에 대한 의미 있는 내용을 불러일으킨다고 하는데 이는 현실을 사진처럼 모사(模寫)하는 것이 아니다. 여기 심리적인 세계상에서 정신적인 상징의 역할은 교환가능성, 상대적 관계에서 생산적인 합성 그리고 명확함과 연결되는 변형의 배경에서 이해할 수 있다. 상징과 이합집산을 통한 형태들은 변형문제들과 이들의 해결가능성들을 표현하기 때문에 심리학의 주요 개념이 된다. 창조적인 음악치료와 다름없이 음악적인 경험을 언어로 번역하는 것은 형태론적 음악치료에

서 역시 중요하게 이해된다. 유희, 놀이, 연주, 연기들은 정신이 포괄적으로 이합집산을 통한 형태들로 구성되며 구조된다는 것을 나타낸다. 또한 이들의 움직임 경향들은 감각들을 기초한다.[446]

Tüpker는 음악적인 과정을 정신적인 과정으로 이해한다. 이는 음향적으로 측정 가능한 물리적, 생화학적 진행들과 관계된 현상들인 음악은 일차적으로 어떤 정신적인 사건이라는 것이다. 치료활동에서 음악과 언어, 언어와 음악의 교환을 통해 내담자는 음악, 일상, 즉흥연주 그리고 자신의 설명 가능한 문제, 정신적인 것과 육체적인 것, 체험과 실행 등이 서로서로 관계를 갖는다는 것을 경험한다.[447]

음악치료는 4가지 단계로 진행되는데, 여기서 각각의 변화문제를 이해하고 새로운 사고의 틀 형성(Formenbildung)을 유발하고 강화시키는 것이 중요하다. 초기상황은 실재적인 작업을 묘사하는 시도, 왜 그리고 어떻게 음악적인 즉흥연주가 심리치료적인 작업에 가능한가에 대한 설명을 찾는다. 왜냐하면 즉흥연주는 어떤 장애가 되는 생활방식의 발달 가능성을 나타내는 것이 가능하고 정신적인 것은 음악적인 형태에서 스스로 형태화되는 것이 가능하기 때문이다. 또한 내담자와 치료사간의 어떤 공동의 작품을 위한 기초를 형성한다.

정신적인 모형형성의 강화를 통해서 언어와 음악 사이의 교류 후에 다양한 세계들 사이의 전이들과의 교류에서 일반적인 문제들은 경우에 따라서 그림으로도 옮겨지기도 하는데 이는 정신적인 사고를 명료하게 이해할 수 있다면 음악과 다른 요소들이 혼합되어 실행될 수 있음을 의미한다.

---

446) Wirkungseinheiten, W. Salber, p.42

447) Ich singe, was ich nicht sagen kann, Rosemarie Tüpker, p.27

음악,
그리고 음악치료

① 문제와 능력의 탐색(Leiden/Suffer-Können/Ability)단계

먼저 언어를 사용하면서 첫 번째 단계가 시작된다. 내담자의 병력(病歷)과 현재의 태도를 탐색하고 더 나아가 현시점에서 삶의 방식은 내담자를 어떤 혼란으로 이끌었으므로, 내담자와 주변인을 포함하는 환경과의 관계도 탐색한다. 치료사는 내담자의 정신적인 상태는 능동적이며 인내한다는 것에서 출발하고[448] 내담자의 잠재능력들에 관심을 갖는다. 이때 무엇이 내담자에게 고통이 되는지는 무의식적이기 때문에 간단히 말할 수 없거나 또는 언어 구사에 문제가 있을 때 음악을 사용한다.

이 음악에서 고통을 들을 수 있을 뿐만 아니라 좋아하는 것, 싫어하는 것, 숨겨진 문제, 오랫동안 잊어버렸던 신뢰, 그리고 이전에 전혀 듣지 못했던 것들이 반영될 수 있다. 따라서 즉흥연주 동안에 내담자가 어떤 것을 괴로워하는지, 압박하는 상황에서 무엇을 거부하는지, 무의식적으로 내담자가 무엇을 괴로워하게 되는지에 주의한다. 그리고 더 나아가 치료사와 내담자의 연주가 진행되는 동안 내담자와의 감정이입적인 협동움직임을 통해서 기초적인 심리적 구조들을 탐색한다. 이러한 방식에서 우리는 환자들의 마음을 결정적으로 움직이는 심상들을 찾는다.

예를 들면 내담자를 움직였던 주요 심상과 부수심상, 환자의 삶의 방식을 설명하는 심상들이다. 이후 치료사는 내담자들의 일상에서 현실성을 경험하는 것에 노력한다. 이 단계에서 먼저 전반적인 생활방식이나, 대인관계 등 내담자의 개인적이고 자서전적인 정보를 얻는 대화를 통한 최초 묘사가 이루어지는데 언어적 묘사는 거의 단문장이며, 어떤 형식이 없는 자유로운 묘사 또는 기술이 이루어진다. 계속해서 어떤 정체가 "~대신"으로 또는 "마치 ~처럼" 으로 묘사되는 전도(顚倒)들의 도

---

448) Ich singe, was ich nicht sagen kann, Rosemarie Tüpker, p.100~101

움으로 실행되는 진술이 이어진다.

검사의 최초 단계는 대답을 이끄는 것이 아니라 '무엇'이라는 질문을 이끄는데, 이후 단계에서는 최초 단계의 '무엇'의 특징이 '어떤'에 대하여 질문하는 것이 가능하다. 이러한 질문하기는 우리가 반복되는 청취를 통해서 구성요소들에 주의할 때, 음에서 음으로의 음악이 점차적으로 드러나는 것에 주의할 때 두 번째 단계에서 뒤따라 나온다. 여기에서 일정구간을 여러 번 반복해서 들을 수 있게 되는 세밀함과 섬세함이 중요하다. 이 두 번째 단계는 첫 번째 단계의 조절 그리고 적용에 관계한다. 이를 Tüpker는 내적조절단계라고 한다. 즉흥연주가 이루어지는 최초의 치료이며 내담자의 음악행위들이 관찰된다.

예를 들어 어떤 악기를 고르는지, 어떤 음악적인 행위가 이루어지는지, 연주 전, 연주 중, 연주 후의 모든 행위들을 관찰한다. 여기서 어떤 음악을 들은 후 환자가 어떤 묘사를 하는데 이것은 신뢰가 가지는 않는 것이지만 일단 실행할 수 있는 재료가 생긴 것이라고 이해하고[449] 계속적인 다음 작업을 시작한다. 치료의 시작은 항상 즉흥연주와 녹음된 즉흥연주를 듣는 것이다. 이후 정신적인 상황(사실)들을 항상 구성물들이 계층적으로 만들어진 상호 복합되고 상호 합성된 전체형성물(생산물)로 이해하는 것을 바탕으로 기술집단은 같은 음악적 즉흥연주를 여러 번 듣는다. 그리고 기록으로 남긴다. 객관적인 기술(記述)이 이루어지기 위해 이 녹음된 것을 아무런 사전 정보가 없는 묘사 또는 기술하는 집단에 들려준 후 총체 또는 전체를 찾는다.

기술된 내용들은 집단 내에서 읽혀지고 관계된 표현이나 생각들은 서로서로 대화에서 비교되고, 토의 후 공통적인 것과 다른 것이 탐색되며 이해되지 못한 것이나 오해들은 가능한 한 설명된다. 여기서 묘사집단 구성원들의 다양한 주관을 인정한다. 심지어 구성원들이 일반적

---

449) Ich singe, was ich nicht sagen kann, Rosemarie Tüpker, p.71

음악,
그리고 음악치료

인 사실에 대해 반대로 생각하는 것까지도 인정한다. 이렇게 보고된 묘사내용은 음악치료적인 진단으로 이해되고, 이 묘사 또는 기술 작업의 궁극적인 목적을 한 사건에 대한 재구성(Rekonstruktion)으로 한다. 이 단계에서 먼저 치료사는 기술된 내용들의 짧은 요약으로 주제, 제목, 경우에 따라서 그림 등 어떤 즉흥연주의 전체의 체험 혹은 전체적인 인상에 대하여 질문한다. 즉 총체(總體)적인 체험을 질문한다.

또한 치료사는 치료사의 내면 안에 무엇이 드러나는지, 무엇이 공명 또는 동질화 안에서 나타나게 되는지, 무엇이 우리에게 질병으로 나타는지, 무엇이 행동으로 나타나게 되는지에 주의한다. 치료사역시 반복되는 청취를 통해서 구성물들과 음악을 생성하는 음들마다 집중해야 한다. 중요 질문은 기술적인 효과(결과)들을 가능하게 하기 위해서 어떻게 느낌을 소리로 만들었는지, 어떻게 음악적인 관계들이 구성되어 있는지 물어본다. 즉흥연주에서 내담자의 침묵이나 쉼이 나타날 수 있다. 그러나 이것은 정체, 연기(延期), 비운율을 통해서 나타나게 되는데 이들 역시 표현으로 간주한다.

자주 언급하지만 정신적인 것은 항상 과정적이고 형성과 변형을 동반한다. 이때 상징과 형태는 어떤 변형문제들 그리고 이들의 해결가능성들에 관하여 말하기 때문에 심리학에서 큰 의미를 갖는다. 내담자는 치료사와 함께 연주하는 것을 수동적으로 시작하고 자신의 연주가 치료사의 연주와 함께 혼합될 때 체계적(조직적, 계획적)으로 자신의 연주를 중단하는 것이 관찰된다. 즉 내담자는 동시적인 연주를 피한다. 여기서 내담자는 전체적으로 엄격하게 치료사와 합주가 아니라 자신만의 독단적인 연주를 고집하여 진행한다. 이때 내담자와 치료사 서로에게서 나타나는 불규칙적인 중단들을 통해서 악구들은 매우 빨리 불균형에 빠진다. 특히 내담자의 악구들은 중단과 지연을 통해서, 불균형을 통해서 나타나게 된다. 즉 대체적으로 규칙적인 맥박에 관계해서 발생한 막힘없는 흐름들은 결핍된다.

악구에서 악구로 치료사의 연주는 어떤 완전한 불균형을 방어·제거하는 것을 목적으로 한다.[450] 내담자가 치료사와 마찬가지로 약간의 음들을 연주하는 데 도달한 후에 내담자는 치료사의 음들을 모방하기 시작한다. 그리고 내담자가 치료사의 악구를 모방했던 개별적인 악구들에 따라서 치료사는 자신의 입장에서 내담자를 모방하는 것을 시작한다. 내담자는 여기서 이러한 것을 인지하고 다시 새로운 음들을 얻는 것을 시작한다.

이러한 단계를 통해서 이미 초기 청취에서 발생했던 혼란은 보다 가까운 귀 기울임에서 누가 여기서 어떤 것을 생산하는지에 대한 경쟁으로 분명하게 된다. 이것은 사실상 반영을 갖는 숨바꼭질로서 이해된다. 치료사는 처음에 내담자와의 혼합에서 막힘없는 어떤 자유로운 교환에서 출발하고 내담자는 지연을 통해서 흐름을 정체했으나 이것은 계속적인 연주에서 변화된다. 내담자도 치료사와 마찬가지로 적은 음들을 가지고 연주한다는 것을 인식한 후에(동질성을 느낀 후에) 치료사의 음들을 모방하는 것을 시작한다. 이것을 통해서 내담자가 자신의 것을 더 이상 듣는 것이 아니라 오히려 치료사에게 어떤 것을 만들어내는 역할을 넘겨주는 상황이 발생한다. 내담자가 치료사의 악구들을 모방했던 몇몇 악구에 따라서―지연의 몇몇 변화와 함께―치료사는 자신의 입장에서 내담자를 모방하는 것을 시작한다.

예를 들어 a–a, b–b, c–c에서 계속적으로 d–d, d–d, d–d가 나오게 되면, 환자는 이를 알아채고 다시 새로운 음들을 받아들이기를 시작한다. 환자는 자신이 어떤 반영을 나타내는 동안 어떤 것을 숨긴다. 치료사는 이것을 알아채고 자신이 받은 반영을 내담자에게 다시 반영한다. 연주는 일치 또는 합의되는 장소이다. 내담자가 치료사와 생산하

---

450) Ich singe, was ich nicht sagen kann, Rosemarie Tüpker, p.73~74

음악,
그리고 음악치료

는 것을 시도하는 것과 치료사가 자신이 만드는 것 사이에 어떤 성공적인 일치 또는 합일이 연주이다. 두 번째 단계에서는 그림 그리기가 추가되어 합주할 때 나타난 정체를 그림으로 나타내고, 어떤 재료를 가지고 정체를 그림으로 만들게 되는지를 나타내고 동시에 알맞게 다른 색깔을 입힌다. 이것은 내담자가 즉흥연주에서 생산한 것을 획득한 상태라는 것이 예측된다. 현실과 자신의 전형적인 교류를 알아채는 생활방식의 한 부분이 된다.

변형(Transformation)이 일어나는 세 번째 단계는 앞의 두 단계에서 얻은 정보들 이외의 재료(소재), 예를 들어 그림과 연결을 갖게 된다. 검사가 지금까지 연결된 음악적 재료들과 관계하는 반면, 변화에서 이미 얻은 그림들은 자신들의 확인(증명), 보충, 정정 그리고 무엇보다 환자와 치료사와의 대화에서 나온 정보, 자서전적인 재료들에서 나온 정보, 묘사에서 나온 정보 즉 자전적 역사, 병력 등에서 얻은 자신들의 공통적인 감각을 경험한다. 총체와 구성물들 사이, 처음 체험의 묘사 또는 기술과 총체의 생성물 분석 또는 체험의 실행사이 자유로운 교류에서 점차적인 해석은 감지할 수 있게 된다. 이러한 검사 상태에서 사람들이 총체를 이미 이해했고 환자가 자신의 방식으로 갈등을 파악하는 현상이 발생할 수 있다. 내담자와의 최초 즉흥연주에서 들었던 것은 우연한 것이 아니다.

또한 정신적인 이합집산을 통한 구성, 환자의 생활방식과 관계가 있다. 치료사가 이 첫 번째 즉흥연주를 통해서 경험했던 것에 추가해서 정보를 얻기 위해 치료사는 즉흥연주의 심리적인 통일체인 증상들을 넘어서야 한다. 즉 내담자의 비정상적인 행동방식, 태도, 대인관계 성향으로 나타나는 증상들. 그리고 계속적인 요소에서 유추 그리고 반대적인 것, 확산들, 보충들, 극단화들을 찾는다. 이러한 세 번째 단계에서 행하는 것은 과학적인 검사의 중요한 부분이 된다. 보통의 경우 내담자는 접촉에 좋은 가능성을 가지고 있음에도 불구하고 고립되어 있고 움츠려 있다. 이는 음악에서도 나타나는데, 노래의 리듬은 매우 다르게 지체된다. 결국 노래는 더 이상 인식할 수 없는 상태가 된다. 더 나아가 음들의 연결도 불분명하다. 다른 사람과 합주는 불가능하다.[451] 즉흥연주에서 치료사는 자발적인 의욕을 넘겨받고, 다양한 속도, 음량 그리고 중계들을 연주로 나타내는 것을 시도한다.

예를 들면 속도 상승의 가능성. 한번 이러한 Accelerando가 제시된 후에 내담자는 항상 반복적으로 이러한 Accelerando를 실행하였다. Accelerando의 가능성을 제시하자마자 내담자는 이것을 의욕적으로 받아들였다. 나중에는 아주 높은 속도까지 도달하였다.[452] 즉 동질성이 일어난다. 부분적으로 융합들이나 인접 그리고 조밀함이 처음 연주에서 생산되었던 격차에 대립한다. 즉 피아노와 북 소리들 간에 동질성, 순서에 따라 뒤따르는 음들 사이의 빠른 속도의 동질성, 나중에 즉흥연주에서 분리의 폐지가 동시에 연주하는 것을 통해서 어떤 규칙적인 맥의 흐름이 있다는 것이 분명하게 된다.[453]

묘사된 구조들은 질병증상에서 어떤 계속적인 유사(유추)가 나타난다. 만약 내담자가 간질을 겪고 있고, 사람들이 이 간질의 질병증상을 세심하게 살펴본다면, 음악에서처럼 일정한 조건들 아래에서 구조적인 극단화 즉 발작성 감정 폭발은 음악에서의 폭발과 일치한다. 이것은 리듬에서 어떤 동질화의 관계에서 발생한다. Klaus Poeck(1974)의 주장을 예로 들면, 간질발작의 확산에서 방해능력의 감소를 통해 중추신경에서 신경들의 활동성이 비정상적인 동조화로 이동한다. 이러한 동조화는 간질적인 활동성의 중요한 특성을 EEG에서 나타낸다.[454]

---

451) Ich singe, was ich nicht sagen kann, Rosemarie Tüpker, p.77~78

452) Ich singe, was ich nicht sagen kann, Rosemarie Tüpker, p.78

453) Ich singe, was ich nicht sagen kann, Rosemarie Tüpker, p.78

454) Ich singe, was ich nicht sagen kann, Rosemarie Tüpker, p.79~80

음악,
그리고 음악치료

그리고 묘사 또는 기술의 마지막 단계이자 목적인 재구성(Rekonstruk-tion)단계에 도달한다. 우리는 통합적으로 즉흥연주들의 형태·형성들에 관계한다. 왜냐하면 이러한 경우에서 내담자의 접근 가능한 정보들을 통해서 자신의 질병증상을 행동으로 나타내기 때문이다. 검사되는 즉흥연주에서 내담자와의 즉흥연주들 그리고 진단적인 문제제기가 중요하다.

이들의 결과 4번째 단계인 정신적인 생활의 기본조건들이 어떻게 행동과 체험을 구성하는 어떤 형태(Gestalt)가 제공되는지 이해할 수 있게 만든다. 이러한 기본형태(Grundgestalt)또는 정신적인 이합집산을 통한 구성이 한편으로는 솟아오르는 특별한 조건들 하에서 점차 형성된 것에 의해 현실에서 취급되는 것을 찾게 되는 해결형태로 이해되고(이는 우리가 치료의 시작과 기본특성으로 이해한다), 다른 한편으로 각각의 정신적인 이합집산을 통한 구성은 환자와 함께 치료적인 만남 안에서 어떤 특별한 치료요청으로 이끄는 자신의 특별한 문제와 갈등을 갖는다. 기본형태(형태요소)의 재구성에서 우리는 내담자와의 계속적인 작업을 구성한다.

② 조직화(질서화)되는(Methodisch–Werden, methodifying)단계

어떤 일정한 이합집산을 통한 구조는 정신적인 것의 생산물들을 형태화하고 조직화한다. 내담자는 치료적인 상황을 어떤 상응하는 방법을 가지고 형태화하는 것을 시작한다. 여기서 내담자의 생활방식과 이들의 문제들을 경험한다. 설명과 침묵, 음악적 형태형성의 모양형성 그리고 표현, 어떻게 음악과 언어 사이가 중계(과도전위)되는가, 어떻게 내담자는 치료사와의 관계를 체험하고 형태화하는가가 중요한 질문이다.[455] 전이와 역전이의 치료적 사용 그리고 상호관계, 외부로 표현된 이해가능성의 사용은 이 단계에 속한다. 기본적으로 치료자는 내담자

---

455) Ich singe, was ich nicht sagen kann, Rosemarie Tüpker, p.102~103

의 이러한 방법에 대해서 제지하지 않고 여기서 음악을 묘사하고 분석하는 서술을 시행한다.

구조화가 약하면 약할수록 이 방법적 되기는 더 많이 일어난다. 어떤 일정한 구조가 정신적인 생산물들로 구성된다는 생각은 내담자가 치료적인 환경을 어떤 일정한 방법과 함께 형태화되기를 시작한다는 것을 포함한다. 이러한 방법이 내담자가 자신의 인생을 형태화하고 치료사가 자신의 인생을 기초하는 것을 보는 동시적 특성들을 따르기 때문에 치료사는 여기서 생활방식 그리고 문제의 내적 구조를 경험한다. 이러한 관점은 우리가 정신분석에서부터 대상관계의 생성으로, 무의식적 표현으로 그리고 특별한 방어기제의 생성으로 이해하는 것을 포함한다. 음악과 언어 사이의 중계를 말한다.

치료사의 방법적인 진행 기초는 우선 언어세계와 음악적인 연주세계 사이를 중재하는 시도에 있다. 환자는 자신의 입장에서 "좋다, 나쁘다"의 조직(계통)결합에서 분열의 방식과 말하기에서 어떤 중재에서 발생한 불안한 체험을 만난다. 우선 연주된 것이 좋았는지 또는 나빴는지에 대한 모든 세세한 평가를 한다. 새로운 각성이 일어난 것이다. 치료사는 자신의 입장에서 연주된 것이 그림들 또는 간단한 치료진행들을 묘사하는 동안에 어떤 다른 연결가능성을 제시하는 것을 시도한다.[456] 좋은 것 그리고 나쁜 것으로의 비인격화된 형태형성에서 동시에 슬픔, 고독, 두려움 같은 금기시된 주제들이 동시에 연주에 나타날 수 있다.[457]

③ 치료의 결정적인 전환점으로 깨달음을 통한 변화인 다르게 되기
(Anders-Werden, Changing)가 나타난다

갈등들의 변화들, 구조변경들, 어떤 변화된 체험 그리고 세상에 대한

---

456) Ich singe, was ich nicht sagen kann, Rosemarie Tüpker, p.126~127

457) Ich singe, was ich nicht sagen kann, Rosemarie Tüpker, p.129

음악,
그리고 음악치료

어떤 새로운 시각의 생성을 의미한다. 즉 어떤 것을 다르게 체험하는 것, 다른 것으로 변하는 것, 같은 상황에서 다르게 이해되는 것을 의미한다. 이는 정신분석에서 의식화에 해당한다. 어떤 다른 것이 '됨'은 증상의 사라짐 또는 최소화됨을 표현한다. 더 나아가 생활방식의 변화를 말한다. 변화된 체험, 문제나 증상에 대한 새로운 관점, 음악적 형태화의 새로운 유형, 변화된 설명방식을 나타낸다. 정신분석의 의식화로 나타나게 된다. 따라서 문제점과 증상에 대한 새로운 관점이 중요하다. 여기서 구조의 변형은 언어와 관계하는 것이 아니라 음악적인 즉흥연주에 관계한다.[458]

④ **마지막 단계로 실행**(Bewerkstelligen, Implementation)**이 이루어진다**

어떤 공동의 작품이 생겼는지 안 생겼는지, 어떤 것이 효과적인 사실로 나타나는지에 대한 질문이 중요하다. 음악은 정신적인 것에 실행과 성취의 예술적 실현가능성들을 사용한다. 실행하기는 결정적인 형태의 방법이다. 예술에서 이것은 작품이다. 결정적인 형태는 또한 폐쇄와 개방의 모순적인 경향을 통한 행동 속에 있다. 음악은 변형 또는 변화될 수 있음을 통해서 작품이 가능하다.[459] 실행하기는 우리에게 내담자가 치료 안에서 다른 것을 만드는 것을 나타내고 정확하게는 내부적인 변화가 작품으로 나타나는 융합 그리고 차이의 유형을 의미한다. 우리는 실행·성취하기를 치료와 일상 사이의 연쇄로 이해한다. 여기서 실행·성취하기는 문제들, 증상들 또는 미성숙의 극복을 의미하는 것이 아니라, 된 상태, 요소적·집단적인 상황, 일상의 평범 그리고 우연과 함께 공동적인 치료 작품을 통해서 변화되는 교류를 의미한다. 치료의 결과는 항상 계속적으로 움직인다.[460]

---

458) Ich singe, was ich nicht sagen kann, Rosemarie Tüpker, p.105

459) Ich singe, was ich nicht sagen kann, Rosemarie Tüpker, p.106

460) Ich singe, was ich nicht sagen kann, Rosemarie Tüpker, p.107

이렇게 실행되는 치료단계를 히스테리 환자에 적용한다면, 우선 Stavros Mentzos가 소개한 일반적인 히스테리 환자 치료목적을 따른다. Mentzos(Hysterie, p.106)에 다르면 치료의 목적은 심리내적인 갈등의 억압된 부분들을 의식화하는 것이고, 전이 상황 안에서 환자의 감정반복과 이를 통한 자유로운 발달의 가능성을 여는 것이고, 또한 지금까지 갈등에 의해서 영향 받은 제한된 성격부분들의 재성숙이라고 한다.

그런데 치료 상황과 관계해서 Lucien Israël(Hysterie, p.117)에 따르면 히스테리 환자는 의사소통에서 비언어적인 언어로 증상들을 전달하는 것이 일반적이고 이들의 은폐, 묘사 그리고 표현의 체계는 심리적인 상황을 중계한다고 한다. 이러한 표현에서 긍정적인 방어기제로 이해되는 승화가 있다. 다른 방어기제와 마찬가지로 발달단계에서 충동이 초자아의 원리에 부합하는 승화가 발생한다. 이 승화의 도움으로 문화생활과 더 나아가 사회적으로 용인될 수 있는 어떤 창조가 가능하게 된다. 치료는 환자가 어느 정도로 질병유발요소를 포기할 수 있는가, 또는 환자가 어느 정도로 자신의 충동욕구를 승화시킬 수 있는가, 현실에서 실현할 수 있는가에 달려있다.

첫 번째 치료단계인 탐색에서 히스테리 증상 또는 현상으로서 총체가 출발점이다. 히스테리 환자의 고통과 고통감수능력을 질병과 건강 사이의 구별 없이 총체로서 이해한다. 감지할 수 있는 내담자의 고통 안에는 내담자가 무엇을 잘 견딜 수 있는지, 무엇을 고통으로 겪고 있었는지, 무의식이 되어버린 고통 대신 무엇을 인내하는지가 숨겨져 있다. 건강과 질병은 절대적인 개념이 아니라 상대적인 개념이다. 이는 문화적인 틀을 통해서 정해진 생활방식과 관계가 있다. 이러한 생활방식에서 견딜 능력이 있음과 견딜 능력 없음이 발달하고 구별된다. 이러한 관점 하에서 히스테리 환자의 치료는 개인적인 치료과제를 만드는 것에서 시작한다. 물론 여기서 묘사집단의 객관적인 묘사도 실행된다.

두 번째 단계 체계적으로 되기(Methedisch-Werden)가 시작되는데 이는 내적조절을 출발점으로 한다. 고통과 고통제거능력이 하나의 총체로 이해됨과 동시에 이 단계가 시작된다. 예를 들어 설명과 침묵, 음악적인 형태화, 언어 그리고 음악 사이의 전이사용이 실행된다. 여기서 기본적인 음악치료 방법이 실행된다. 히스테리 환자는 자신의 고통을 경험하고 이와 함께 동시에 변화할 수 있음을 체험한다. 치료자의 입장에서 일차적인 질병증상이 정의되고 승화의 가능성이 발견된다. 치료사에게 청취, 이해, 합주, 즉 음악적인 중재가 필요하다.

세 번째 단계인 다르게 되기(Anders-Werden)는 지금까지 갈등의 변형과 변화 그리고 변화된 체험, 세상이나 자신에 대한 새로운 관점이 음악적인 표현 형태로 나타날 수 있는 생활방식을 획득한다. 히스테리 환자를 위한 감각관계의 인식 또는 억압된 것의 의식되기가 포함된다. 중요한 것은 의식화가 어떤 변화된 체험과 연결되어야 한다는 것이다. 그렇지 않으면 '다르게 되기'가 아니다. 여기서 이해와 깨달음이 생긴다.

이 이해와 깨달음을 기초로 하는 마지막 종결단계인 구체적인 생활에서, 치료에서, 일상에서 적용되는 성취는 '다르게 되기'의 변화되는 내면화이다. 이는 정신적인 형태들의 폐쇄이자 동시에 개방이다. 즉 치료의 공동적인 작품을 통해서 변화된 교류를 의미한다. 성취는 다시 현실을 형성하는 과도형태이다. 이를 통해 히스테리 환자의 더 나은 증상개선이 이루어 질 수 있다.

[참고문헌]

Alfred Schöpf. Sigmund Freud, München 1982.

Alexander Trost. Psychiatrie, Psychosomatik und Psychotherapie für psycho-
soziale und pädagogische Beruf, Dortmund 2005.

Anja Fuchs. Tendenz der gegenwärtige Musiktherapie, Giessen 1987.

Anna Freud. Das Ich und die Abwehrmechanismen, München 2002.
Wege und Irrwege in der Kinderentwicklung, Stuttgart 1968.

Anne Müller. Aktive Musiktherapie, Frankfurt am Main 1994.

Aristoteles. Über die Seele, Hamburg 1995.

Aurelius Augustinus. De musica, Hamburg 2002.

Bernd Oberhoff. Psychoanalyse und Musik, Giessen 2002.

Charles Brenner. Grundzüge der Psychoanalyse, Frankfurt am Main 1997.

Christoph Schwabe. Musiktherapie bei Neurosen und funktionellen Störungen,
Stuttgart 1974.
Regulative Musiktherapie, Jena 1996.
Methodik der Musiktherapie und deren theoretische Grundlagen, Leipzig
1986.

David Aldridge. Musiktherapie in der Medizin, Göttingen 1999

Even Ruud und Wolfgang Mahns. Meta-Musiktherapie, München 1992.

Frank Rotter. Musik als Kommunikationsmedium, Berlin 1985.

Franz J. Schermer. Lernen und Gedächtnis, Stuttgart 1991.

Frederick S. Pers. Gestalttherapie, München 2000.

Georg Hörmann. Handlungsaktivierende Musiktherapie, Münster 1989.
Musiktherapie aus medizinischer Sicht, Münster 1988.

Gehart Harrer. Grundlagen der Musiktherapie und Musikpsychologie, Stuttgart
1975.

Gerhard Roth. Aus Sicht des Gehirns, Frankfurt am Main 2003.
Fühlen, Denken, Handeln, Frankfurt am Main 2001

Gertud Orff. Die Orff-Musiktherapie, München 1974.
Schlüsselbegriff der Orff-Musiktherapie, München 1990.

Hans-Helmut Decker-Voigt. Schulen der Musiktherapie, Müchen 2001.
Lexikon Musiktherapie, Göttingen 1996.
Handbuch Musiktherapie, Lilienthal/Bremen 1983.

Hans von Faber. Endokrinologie, Stuttgart 1995.

Heinz Kohut. Die Heilung des Selbst, Frankfurt am Main 1981.

Helga de la Motte-Haber. Musikästhetik, Laaber 2004.

Helga de la Motte-Haber und Günter Rötter. Handbuch der Musikpsychologie.
1996.

음악,
그리고 음악치료

Henk Smeijsters. Grundlagen der Musiktherapie, Göttingen 1999.

Musiktherapie als Psychotherapie, Stuttgart 1994.

Grundlage der Musiktherapie, Göttingen 1999.

Hinrich van Deest. Heilen mit Musik, München 1997.

Isagelle Frohne-Hagemann. Musik und Gestalt, Paderborn 1990.

Integrative Musiktherapie als psychotherapeutische, klinische und persön-
lichkeitsbildernde Methode, Paderborn 1990.

Rezeptive Musiktherapie, Wiesbaden 2004.

John R. Pierce. Klang, Heidelberg/Berlin 1999.

Joseph E. LeDoux. Das Netz der Gefühle, München 1998.

Joachim Küpper und Christoph Menke. Dimensionen ästhetischer Erfahrung,
Frankfurt am Main 2003.

Juliane Ribke. Elementar Musikpädagigik, Regensburg 1995.

Kurt Pahlen. Musiktherapie, München 1973.

Leslie Bunt. Musiktherapie, Weinheim und Basel 1998

Lucien Israël. Die unerhörte Botschaft der Hysterie, München 2001.

Manfred Spitzer. Musik im Kopf, Stuttgart 2005.

Mary Priestley. Analytische Musiktherapie, Stuttgart 1983.

Paul Nordoff und Clive Robbins. Schöpferische Musiktherapie. Stuttgart 1986.

Philip G. Zimbardo und Richard J. Gerrig. Psychologie, New York 1996.

Rainer Tölle. Psychiatrie, Berlin 1994.

Ralph Spintge und Roland Droh. Musik-Medizin, Stuttgart 1992.

Robert Jourdain. Das wohltemperierte Gehirn, Heidelberg 1998.

Ronald J. Commer. Klinische Psychologie, Heidelberg/Berlin 1995.

Rolando O. Benezon. Einführung in die Musiktherapie, München 1983.

Ronald W. Clark. Sigmund Freud, Fankfurt am Mein 1985.

Rosemarie Tüpker. Ich singe, was ich nicht sagen kann, Münster 1996.

Sigmund Freud. Das Ich und das Es, Frankfurt am Mein 1992.

Brüchstück einer Hysterie-analyse, Frankfurt am Mein 1993.

Stavros Mentzos. Hysterie, München 1999.

Ursula Brandstätter. Musik im Spiegel der Sprache, Stuttgart 1990.

Werner Kraus. Die Heilkraft der Musik, München 1998.

Wieland Ziegenrücker. ABC Musik Allgemeine Musiklehre, Leipzig 2004.

Wilhelm Salber. Wirkungseinehiten, Wuppertal 1969.

Morphologie des seelischen Geschehens, Wuppertal 1965.

Der psychische Gegenstand, Bonn 1965.

Wolfgang Strobel und Gernot Huppman. Musiktherapie: Grundlagen, Formen,
Möglichkeiten, Göttingen 1978.

[국내참고도서]

강영계 역, Curt Friedlein 저. 서양철학사, 서광사 1988.

김정규. 게슈탈트 심리치료, 학지사 1997.

김진숙, 김창대, 이지연 역, N.G. Hamilton 저. 대상관계 이론과 실체, 학지사 2008.

김종흡 역. 삼위일체론, 크리스챤 다이제스트 2007.

김　연. 음악이론의 역사, 심설당 2006.

김용숙 외 역, Françoise Gadet 저. 소쉬르와 언어과학, 동문선 2001.

김영신 역, Alice-Ann Darrow 편, 음악치료 접근법, 학지사 2006.

김태길 외, S. P. Lamprecht. 서양철학사, 을유문화사 2003.

김태규 역, Étienne Gilson 저. 아우구스티누스 사상의 이해, 성균관대학교 출판부 2010.

박문호. 뇌생각의 출현, 유머니스트 2009.

박종문 역, 소리의 현상학, 예전사.

손호연. 아름다움과 악, 한들출판사.

조규홍 역, Plotinos 저. 영혼-정신-하나, 나남.

　　　　Ch. J. Whitby 저. 플로티노스의 철학, 누멘.

이석원. 음악심리학, 심설당 1997.

이성준. 훔볼트의 언어철학, 고려대학교 출판부 1999.

이수연 역. 음악의 역사, 예경.

이재훈 역, Frank L. Summer 저, 대상관계 이론과 정신병리학, 한국심리치료 연구소, 2004.

　　　　D. W. Winnocott 저. 놀이와 현실, 한국심리치료 연구소 1997.

임성철 역, Karl Albert 저. 플라톤의 철학개념, 한양대학교 출판부 2002.

유원기 역, Aristoteles 저. 영혼에 관하여, 궁린 2005.

정현주 외. 음악치료 기법과 모델, 학지사 2006.

　　　　음악치료의 이해와 적용, 이화여자대학교 출판부 2005.

최병철 역, Kenneth E. Bruscia 저, 음악치료, 학지사 2003.

최승원 역, Ferdinand de Saussure 저, 일반언어학 강의, 민음사 2007.

최병철. 음악치료학, 학지사 2007.

한석환 역, Michael Bordt 저. 철학자 플라톤, 이학사 2003.

한승호 & 한성열 역, Carl Rogers 저. 카운슬링의 이론과 실체, 학지사 2002.

음악,
그리고 음악치료

음악, 그리고 음악치료

초판 1쇄 인쇄 2012년 9월 28일

지은이 김성기
발행인 김재홍
편집기획 이현주, 이은주
디자인 권다원
마케팅 이연실

발행처 도서출판 지식공감
등록번호 제396-2012-000018호
주소 경기도 고양시 일산동구 견달산로225번길 112
전화 031-901-9300
팩스 031-902-0089
홈페이지 www.bookdaum.com
전자우편 book@bookdaum.com

가격 20,000 원
ISBN 978-89-97955-21-3 13510